RODDY DOYLE

Die Frauen hinter der Tür

ROMAN

Aus dem Englischen von
SABINE LÄNGSFELD

GOYA

Die englische Originalausgabe erschien 2024 unter dem Titel
The Women Behind the Door
bei Jonathan Cape, London.

Dieses Buch ist auch als E-Book erhältlich.
Das gleichnamige Hörbuch erscheint bei GOYALiT.

Aus Verantwortung für die Umwelt hat sich der GOYA Verlag dazu entschlossen, auf Schutzumschläge sowie Plastikfolie zum Einschweißen der Bücher zu verzichten.

MIX
Papier | Fördert gute Waldnutzung
FSC® C014496

1. Auflage 2025

Henriettenstraße 42a, 20259 Hamburg, Deutschland
www.goyaverlag.de

produktsicherheit@jumbo-medien.de
Umschlagabbildung: Matthias Brandes
Satz: Hanna Robinson
Gesetzt aus der Garamond Premiere
Druck und Bindearbeiten: GGP Media GmbH, Pößneck
Printed in Germany
ISBN 978-3-8337-4967-4

Eine Art zu lesen
Eine Art zu fliegen

GOYA

Das Buch

Paula Spencer lebt endlich ihr eigenes Leben. Sie ist Mutter, Großmutter, Witwe, trockene Alkoholikerin und Überlebende. Sie hat einen Job bei einer Reinigung, der ihr Spaß macht, einen Mann – Joe –, mit dem sie ihre Gedanken teilen kann, Freundinnen, die sie so nehmen, wie sie ist, und vier erwachsene Kinder, die ihre eigenen Leben haben. Sie hat sich den Geistern ihrer Vergangenheit widersetzt und blickt nach vorn. Bis alles durcheinandergebracht wird, als ihre älteste Tochter Nicola vor der Tür steht. Die unabhängige, wohlhabende und liebevolle Ehefrau und Mutter – Paulas Vorzeigetochter – ist auf einmal fest entschlossen, alles hinter sich zu lassen. Mutter und Tochter finden sich zwischen Anekdoten, Witzen, Erinnerungen und Enthüllungen wieder, stellen sich der Vergangenheit und dem, was sie einander bedeuten.

Der Autor

Roddy Doyle, 1958 in Dublin geboren, ist ein mit dem Booker Prize ausgezeichneter Schriftsteller und Drehbuchautor. Der renommierte Schriftsteller studierte Anglistik und Geografie und arbeitete viele Jahre trotz großer literarischer Erfolge weiterhin als Lehrer, bevor er sich ab 1993 ganz dem Schreiben widmete. Spätestens seit Romanen wie *The Commitments*, *The Snapper* und *Fish & Chips*, deren Verfilmungen zu Kinohits wurden, besitzt er eine treue Leserschaft. Doyle zählt inzwischen zu den wichtigsten zeitgenössischen Autor*innen Irlands.

Die Übersetzerin

Sabine Längsfeld übersetzt seit über zwanzig Jahren Literatur aus dem Englischen und Amerikanischen ins Deutsche. Ihre Liebe für Zwischentöne und ihr feines Gespür für Dialoge haben schon manchem Titel in die Bestsellerlisten verholfen. Zu den von ihr übertragenen Autor*innen zählen u. a. Roddy Doyle, Glennon Doyle, Amitav Ghosh, Chan Ho-kei und Simon Beckett.

Für Dan Franklin

EINS

7. MAI 2021

Sie ist gerade vom Impfen zurück. Sie setzt Wasser auf. Weshalb, weiß sie selbst nicht. Sie will gar keinen Tee. Nicht schwarz, nicht Kamille, nicht Pfefferminz. Es ist reine Gewohnheit. Manchmal schimpft sie mit sich, weil sie Tee kocht, den sie gar nicht trinkt, aber dann denkt sie – weiß sie: Der Tee hat den Alkohol ersetzt. Sie sorgt dafür, dass Hände und Kopf beschäftigt sind. Besser eine Tasse in der Hand als ein Glas, auch wenn sie – daran muss niemand sie erinnern – ihren Gin oder Wodka auch aus dem Kohleneimer gesoffen hätte. Früher waren oft nirgendwo im Haus Gläser zu finden gewesen, das hatte sie nie abgehalten.

Sie hat etwa sieben verschiedene Schachteln Tee in der Küche. Das meiste hat ihr Nicola, ihre Älteste, angeschleppt. Paula könnte schwören, dass einer – Salbei – schon seit mindestens zehn Jahren in der Ecke neben dem Toaster herumliegt. Soll er doch da bleiben. Paula würde niemals Zeug trinken, das man eigentlich dem Truthahn in den Hintern schiebt. Sie kann sich nicht mal mehr an den Geschmack erinnern. Sie weiß nur, dass sie's hasst – sie hasst die Vorstellung.

Sie gießt Wasser in den Becher – »Glamourous Granny«, ein Geschenk von einem der Enkelkinder. Zögernd lässt sie die Hand über die Schachteln wandern und entscheidet sich für Kamille. Der besitzt beruhigende Eigenschaften, hatte Nicola behauptet.

– Genau wie der Tod, Liebes, hatte Paula gesagt.

– Sehr witzig.

– Bin ich dir nicht ruhig genug, Nicola?

– Vergiss es, sagte Nicola. – Ist übrigens auch gut bei prämenstruellen Krämpfen.

– Das sagst du mir jetzt!

Es ist seltsam, den eigenen Kindern beim Altwerden zuzusehen. Sie liebt es, mit Nicola zusammen zu sein, mit ihr unterwegs zu sein. Sie liebt es, wie die Leute sie anschauen, Frauen und Männer. Diese unglaubliche Frau, ihre Art, sich zu kleiden, sich zu geben, der Welt ins Gesicht zu schauen. Das ist meine Tochter, will Paula rufen. Ob ihr's glaubt oder nicht, sie ist aus mir rausgekommen. Wenn Paula am absoluten Tiefpunkt ist, kann sie immer noch Nicola ansehen und sich sagen, dass nicht alles schlimm war. Und es glauben. Nicola ist eine echte Göttin, o ja. Eine Göttin in den Wechseljahren. Paula hat eine klimakterische Tochter.

– Ich hab mich durch meine Wechseljahre durchgesoffen, sagte sie zu Nicola, als sie das letzte Mal sprachen.

Arme Nicola.

Sie nimmt den Tee mit vor den Fernseher. Sie wird ihn nicht trinken, auch wenn er beruhigend ist. Der Dampf wird ihr Gesellschaft leisten. Außerdem ist sie absolut ruhig, ein bisschen beschwingt sogar. Es war ein toller Tag.

Sie hatte sich vor ungefähr zehn Tagen zur Impfung angemeldet, als es im Radio hieß, alle über fünfundsechzig dürften sich registrieren. Sie war stolz, dass sie es allein hinbekommen hatte, den ganzen Online-Kram, vor allem die Sache mit dem sechsstelligen Bestätigungscode. Sie hatte sich die Zahl nur ein einziges Mal angeschaut und lange genug gemerkt, um die Ziffern in die Kästchen zu tippen – es hatte geklappt. Fast hätte sie Nicola geschrieben, aber sie hatte es bleiben lassen. Sie war registriert – eindeutig. Es stand auf dem Bildschirm ihres Handys. Innerhalb von vier bis sieben

Tagen würde sie eine Nachricht mit Datum und Uhrzeit bekommen. Sie hatte trotzdem damit gerechnet, dass es schiefging.

Sie trinkt den Tee nicht, und sie schaut auch nicht wirklich Fernsehen. Sie hat den Ton leise gestellt – sie kann kaum was verstehen. Ihre andere Tochter, Leanne, hat mal gesagt, sie hielte die Fernbedienung wie einen Zauberstab, um Voldemort abzuwehren.

– Welcher ist Voldemort?

– Ralph Fiennes.

– Den würde ich garantiert nicht abwehren.

– Er sieht aber nicht aus wie sonst.

– Ist mir egal.

– Sein Gesicht ist total zerdätscht, sagte Leanne, und sie lachten. – Er hat nicht mal 'ne richtige Nase.

– Keine Sorge, Süße, damit komm ich klar.

Sie schaltet jeden Tag um diese Zeit den Fernseher ein. Sie mag die Gesellschaft, aber eine Lieblingssendung hat sie nicht. Sie will einfach nur vor der Glotze hocken.

Als die Textnachricht kam, wurde sie nervös. Sie mochte keine Nachrichten von unbekannten Leuten oder Nummern. Die Kids, sogar ihre älteste Enkelin, haben sie alle davor gewarnt, zu antworten oder irgendwas anzuklicken. Das hätte sie sowieso nie gemacht. Paula besitzt ein Konto und eine Bankkarte, und ein paar Daueraufträge, die sie selbst eingerichtet hat. Manchmal ist sie stolz auf sich, wenn sie die Karte in der Hand hält. Sie hat einen langen Weg hinter sich, und sie hat keinen Bock, dass irgendein Penner am Arsch von Russland ihr das Konto leer räumt oder ihre Identität klaut. Paula war mit einem Dieb verheiratet und hatte Jahre gebraucht, um sich ihre Identität zurückzuholen. Das nimmt ihr niemand mehr weg. Nicht, wenn sie es verhindern kann.

Doch diese Nachricht sah sauber aus. »COVID-19-Reihenimpfung. Dosis 1, Teilnehmer/in: Spencer, Paula, Alter: 66 Jahre. Datum: Freitag, 7. Mai, 11:05h. Ort: Impfzentrum Helix Theatre (CVC). Helix Theatre DCU, Collins Avenue, Glasnevin, Dublin 9. Impfstoff: AstraZeneca. Bitte lesen Sie das Patienteninformationsblatt.« Sie sollte weder antworten noch irgendwas anklicken. Sie musste nur hingehen.

Paula hat eine gute Freundin, Mary. Sie sind gleich alt, zwischen ihnen liegen nur drei Wochen. Letztes Jahr hatten sie überlegt, gemeinsam ihren Fünfundsechzigsten zu feiern, doch dann hatte ihnen Corona einen Strich durch die Rechnung gemacht. Als die Nachricht vom Impfzentrum kam, hatte sie Mary angerufen.

– Ich hab meinen Termin.

– Ich auch.

– Freitag.

– Wie bei mir.

– Im Helix.

– Super. Wir machen einen Ausflug daraus.

Das Helix befindet sich 3,2 Kilometer von dort entfernt, wo Paula jetzt sitzt. Als die Nachricht kam, hatte sie auf Google Maps nachgesehen und sich gefragt, wie sie dort hinkommen sollte. Doch dann fuhr eine gemeinsame Freundin sie hin, Mandy. Sie war vor etwa zehn Jahren in ein Haus in Paulas Straße gezogen. Sie ist ein ganzes Stück jünger als Paula und Mary – zwei von ihren Blagen gehen noch zur Schule. Sie war also noch gar nicht mit Impfen dran, sie kam einfach nur so mit, zum Spaß.

– Dürfen wir das eigentlich?, fragte Mary, als Mandy den Wagen wendete. – Ich meine, zu dritt in einem Auto.

– Die Fenster sind unten, da passiert nichts, sagte Mandy.

Sie hatte sich umgedreht, um zurückzusetzen. Sie trug eine Maske mit Leopardenmuster, die Brille war total beschlagen. Sie sah Paula direkt ins Gesicht, ohne es zu merken.

– Ich kann nichts sehen – bist du das, Paula?

– Du starrst mir direkt ins Gesicht, du Pflaume.

– Sag mir bitte, wenn ich gleich wo gegenfahre, ja?

Sie fuhr rückwärts durchs Tor, bremste und nahm die Maske ab.

– Corona oder Crash – was ist euch lieber, Mädels?

– Corona, bitte.

– Mir auch.

– Gut, sagte Mandy und hängte die Maske an den Rückspiegel.

Sie mussten lachen. Sie waren albern wie kleine Kinder. Hätte Paula es nicht besser gewusst, hätte sie meinen können, sie wäre ein bisschen beschwipst. Aber sie wusste es besser.

– Sag mal ..., Paula lehnte sich so weit vor, wie der Gurt es zuließ. – Warum kommst du eigentlich mit?

– Ich geb dir einen Tipp, sagte Mandy. – Ich fahre.

– Mary hat doch auch ein Auto, sagte Paula.

– Ich hab sie darum gebeten, sagte Mary. – Ich hatte Angst, dass ich nach der Spritze nicht fahren kann.

– Und ich brauche dringend mal ein paar Stunden ohne die Kids, sagte Mandy.

– Die Kids sind in der Schule.

– Aber ihre Fotos nicht. Ihre Klamotten, ihr Essen. Einfach alles, was mit ihnen zu tun hat. Erinnerst du dich noch an unser Wochenende in Kilkenny letztes Jahr – nein, vorletztes Jahr?

– Ja, klar.

– Das jetzt ist für mich genau dasselbe, sagte Mandy. – Mein langes Wochenende.

– Okay.

– Wahnsinn, oder?, sagte Mary. – Kommt einem inzwischen wie ein anderes Leben vor.

– Stimmt.

Das Leben vor den Lockdowns ist inzwischen kaum noch vorstellbar. Auch wenn Paula das Ganze anfangs ziemlich vertraut vorgekommen war. Sie musste immer auf der Hut sein. Seit sie aufgehört hatte zu trinken und trocken geblieben war. Sie musste aufpassen, wohin sie ging und wie lange sie blieb. Sie musste mit ihren Freundinnen aufpassen. Aufpassen, was ihre Stimmung betraf. Absolut aufpassen in Sachen Geld. Es dauerte Jahre, bis sie lernte, darauf – das Auf-der-Hut-sein – stolz zu sein.

Sie sitzt allein vor dem Fernseher, mit einer Tasse Tee, den sie nicht trinkt. Genau dasselbe hatte sie vor gut einem Jahr getan, an dem Tag, als Leo Varadkar vors Mikro trat und das Land in den Lockdown schickte. Zum ersten Mal im Leben hatte Paula sich bereit gefühlt. Fähig dazu. Vorbereitet, den anderen einen Schritt voraus. Ihr ganzes Leben bestand seit Jahren aus Einschränkungen.

Sie kannte das Helix, war mit Joe schon ein paarmal dort gewesen, ihrem Freund. Hauptsächlich Opernzeug. Nur die gesungenen Arien, ohne das ganze Klimbim. Bei den ersten paar Besuchen mit ihm hatte sie sich vorgestellt, auf der anderen Seite neben ihr säße ihr Mann. *Was zum Teufel soll der Scheiß, Paula? Du bist nicht hier, Charlo, du bist tot. Stimmt – aber trotzdem. Ernsthaft, Paula – dieser Bockmist?* Sie hatte Charlo recht gegeben. Es war ein bisschen langweilig gewesen. Schön war es trotzdem. Und das Theater selbst war sehenswert. Außerdem hatte sie eine Schachtel Maltesers auf dem Schoß gehabt. *Früher warst du auf was anderes heiß als auf beschissene Schokokugeln im Schoß – stimmt's Paula? Verpiss dich, Charlo.*

Das tut sie oft, mit Charlo sprechen, aber sie gibt dabei den Ton an. Er sagt nur, was sie will. Keine Überraschungen – es wird nie fies. Er ist in ihren Gesprächen halb so alt wie sie jetzt, aber sie auch.

– Komischer Ort für ein Theater, oder?, sagte Mandy, als sie, dirigiert von zwei Kids mit Masken und Warnwesten, die Rampe zum Parkhaus hochfuhren.

– Keine Parkgebühren, sagte Mary. – Hier kommen wir öfter her, Mädels.

– Was ist denn daran komisch?

Paula hatte das Gefühl, sich verteidigen zu müssen.

– Wir sind hier schließlich nicht am Broadway, sagte Mandy. – Sondern fast schon in Ballymun.

– In Ballymun gibt's auch ein Theater, sagte Mary. – Das Axis. Die Kleinen von meinem John waren in einer Aufführung.

– Ein Theater in Ballymun macht ja auch Sinn, sagte Mandy. – Im Zentrum. Ballymun hat nämlich ein Zentrum – eine richtige Ortsmitte. Im Gegensatz zu hier. Wo sind wir hier eigentlich?

– Glasnevin.

– Whitehall – glaub ich.

– Versteht ihr, was ich meine? Wir sind am Arsch der Welt. Wir wissen nicht mal, wo genau.

– Das ist eine Uni, sagte Paula.

– Ja, ich bin mir sicher, dass es ganz toll ist, sagte Mandy. – Trotzdem ist die Location schräg – mehr sage ich doch gar nicht. Ich meine, würdet ihr etwa herfahren und euch hier *Les Misérables* ansehen?

Sie waren ausgestiegen und schauten, ob sie die Masken und alles andere dabeihatten, was sie brauchten.

– Klar, sagte Paula.

– Ich auch, sagte Mary. – Ich hab hier schon echt viel gesehen.

– *The Wizard of Oz*, sagte Paula. – Ich war mit Nicola und ihrer Bande hier.

– *The Wizard of Oz* als Theaterstück?

– Nein. Wir haben den Film gesehen.

– Warum geht man denn in ein Theater, um einen Film zu gucken?, fragte Mandy.

Sie folgten der Beschilderung zum Impfzentrum.

– Ein Orchester hat die Filmmusik gespielt, sagte Paula.

– Oh, das war sicher toll.

– Ja.

Sie war froh, dass ihr *The Wizard of Oz* eingefallen war. Sie hatte keine Lust, zu erzählen, dass sie mit Joe hier gewesen war. Die Mädels kapierten die Sache mit Joe nicht wirklich, was Paula mit ihm anfing, wie das zwischen ihnen lief. Obwohl sie nie ein Wort sagten, änderte sich bei beiden der Gesichtsausdruck, sobald das Thema Joe aufkam. Sie ließen die Rollläden runter. Ehrlich gesagt, wusste Paula selbst nicht, was das mit ihnen beiden war. Vor allem momentan, wo sie ihn so gut wie nie zu Gesicht bekam.

Sie standen außerhalb des eigentlichen Parkhauses, der nackten Betonschachtel, und schauten durch die Glasfront nach unten zum Theatereingang.

– Wie kommen wir da runter?

– Entweder Treppen oder Lift.

– Treppen habe ich zu Hause, sagte Mary. – Wir nehmen den Lift.

Als sich die Türen öffneten, trat ein Mann aus dem Aufzug. Die Maske bedeckte nicht mal ansatzweise sein Riesengesicht.

– Ist das hier? Ja, oder?

Er schaute sich suchend um, wahrscheinlich nach einem Mann, der ihm eine Antwort gab, dachte Paula. Aber es waren keine Männer da.

Er schaute Mary an.

– Was meinen Sie?, fragte sie.

– Das Impfen?

– Das hier ist der Parkplatz.

– Immer noch? Nein, oder? Ich dachte, ich wäre draußen.

– Das Zentrum ist da drüben, sehen Sie?

Mandy deutete auf die Glasscheiben, auf das Theater und das große Zelt vor dem Eingang und auf die Schlange, die Paula plötzlich so vorkam, als würde sie sich bis raus auf die Collins Avenue erstrecken.

– Ich dachte, das wäre hier, sagte der Mann. – Herrgott.

Er zog sich wieder in den Lift zurück und blieb mittig stehen.

– Die Treppen, Mädels, flüsterte Paula.

Als sie unten ins Freie traten, lachten sie immer noch. Die Schlange war doch nicht so schlimm und bewegte sich einigermaßen zügig vorwärts. Sie drehten sich um und sahen den dicken Mann hinter der Glasscheibe, der immer noch einen Weg ins Freie suchte, inzwischen im Erdgeschoss.

– Der Ärmste, sagte Paula. – Er ist nervös.

– Er ist einfach nur scheißblöd.

In der Nachricht vom Gesundheitsamt hatte gestanden, dass Paula nicht mehr als fünf Minuten vor dem Termin da sein sollte. Sie schaute auf ihr Telefon und freute sich. Sie war goldrichtig. Mary war eine Viertelstunde zu spät dran.

– Die schicken mich garantiert nicht wieder nach Hause, sagte sie. – Seamus, der Typ von meiner Schwester Jenny, kam einen ganzen Tag zu spät, und sie haben ihn trotzdem reingelassen. Das Wichtigste ist, dass sie uns alle geimpft bekommen – wir sind hier schließlich nicht in der Schule.

Die Schlange schob sich vorwärts, Frauen wie Männer, alle einzeln, mit Abstand, und Paula und die anderen setzten sich die Masken auf und reihten sich ein.

– Ist gar nicht so schlimm.

– Nein, läuft super.

– Da kommt ja unser Großmaul.

– Sei still.

– Dem hängt die Zunge unten aus der Maske raus.

– Sei still, verdammt.

Der Mann mit der Visage kam auf seinem Weg ans Schlangenende an ihnen vorbei. Er sah immer noch nicht glücklich aus. Er war nicht sicher, ob es die richtige Schlange war.

– Jetzt mal im Ernst, Mandy, sagte Paula. – Du solltest nicht hier sein.

– Wo ist das Problem?

Paula wollte Mary für sich allein. Das steckte dahinter. Nur kurz. Nur sie beide. Sie wollte etwas Gemeinsames mit ihr, ohne Eifersüchteleien oder Komplikationen.

– Die flippen aus, wenn die dich entdecken, sagte Paula. – 'ne Junge zwischen den ganzen Alten.

– Wobei, sagte Mary. – Hör mal.

Sie hatte die Stimme gesenkt. Paula musste mit dem Ohr nah an ihren Mund ran.

– Wir haben uns gar nicht schlecht gehalten, Mädels. Wenn man sich manche hier so anschaut.

Paula prustete in ihre Maske. Sie hatte genau dasselbe gedacht. Soweit sie sehen konnte, war sie auf ihrer Seite der Schlange die Einzige ohne Schlagseite. Alle vor ihr waren entweder nach links oder rechts geneigt oder kurz davor vornüberzukippen. Marys Brille war vom Lachen beschlagen. Es war, als könnte Paula das Lachen sehen, wie es die Gläser ausfüllte und dann verebbte.

– Die tragen alle denselben Riesentrainingsanzug – schaut doch mal, sagte Mary. – Diese Typen ... Grundgütiger!

Tatsächlich, jede Menge Grau.

– Halt die Klappe, sagte Paula. – Die hören dich.

– Glaub ich nicht, sagte Mary. – Wetten, die sind auch noch stocktaub?

– Aber die Frauen, sagte Mandy. – Wenigstens ein bisschen Farbe.

Sie schaute sich mit gerecktem Hals um – glotzte – wie ein großes, nervöses Mädchen auf der Suche nach ihren Freundinnen.

– Auweia, Mädels, sagte Mary. – Ist das hier die Schlange für die Hüft-OPs oder wie?

In der Broschüre hatte was von möglichen Nebenwirkungen gestanden, aber bis jetzt: rein gar nichts; Paula fühlt sich bestens. Schmerzen im Arm, Bluterguss, Schwindel, erhöhte Temperatur – nichts davon, allerdings ist sie auch gerade erst wieder zu Hause. Joe hatte seine erste Impfung vor ein paar Wochen. Er ist ein gutes Stück älter als Paula. Ihm ging's auch gut, hatte er ihr erzählt – er hatte sie am Tag danach angerufen. Wieder ein paar Tage später hatte sie sich mit ihm getroffen, unten am Wasser. Sie waren zum Kreisel am Ende der Causeway Road gelaufen und wieder zurück zu seinem Auto auf der Watermill Road. Das Pflaster klebt noch auf der Einstichstelle an ihrem Arm, deshalb sieht sie nicht, ob sie einen blauen Fleck hat. Aber ihr tut nichts weh. Es hatte Zeiten gegeben, da waren ihr Arm und der ganze restliche Körper mit Blutergüssen übersät.

Joe ging es gut, erzählte er ihr.

– Alles bestens, sagte er. – Nichts Ungehöriges.

Scheiße, Paula – ungehörig? Verpiss dich, Charlo. Zieh Leine.

Sie hatte Joe seitdem nicht gesehen, aber sie hatten telefoniert, und er hatte ihr, fünf Minuten nachdem sie aus dem Helix raus war, eine Nachricht geschickt. Er hatte recht gehabt. Rein und wieder raus in fünfzig Minuten. Er hatte seit letztem März keine einzige Nacht in ihrem Bett verbracht, und sie hatte nicht in seinem geschlafen. Vierzehn Monate. Zu Weihnachten hatte er sie geküsst. Das war alles. Auf die Wange. Sonst keinerlei Körperkontakt. Sie haben sich nicht an den Händen gehalten. Er nicht den Arm um sie gelegt. Sie könnte ihn anrufen. Könnte sie. Aber Paula fühlt sich wohl in ihrer Blase. Es war ein toller Tag. Morgen wird vielleicht nicht so toll.

Die Schlange hatte sich schnell auf das Zelt vor dem Eingang zubewegt, wo sie auf vier unterschiedliche Reihen aufgeteilt wurden und ein Mädchen in Warnweste mit Klemmbrett und Marker auf sie zugekommen war. Sie wollte die Uhrzeit wissen, zu der sie dran waren.

Paula nannte ihren Termin und rechnete damit, gesagt zu bekommen, dass sie sich irrte, obwohl sie wusste, dass sie recht hatte. Sie sah zu, wie das Mädchen ihren Namen auf der Liste suchte und mit gelbem Marker darüberging. Sie hatte bestanden. Das Mädchen reagierte nicht, als Mary ihren Termin nannte, und interessierte sich auch nicht für ihre Ausrede – sie hörte ihr gar nicht zu. Sie blätterte nur ein paar Seiten zurück und suchte Marys Namen.

– Gut, sagte sie und markierte den Namen mit ihrem Gelbstift. – Haben Sie Ihren Ausweis dabei?

– Ja, hab ich, sagte Paula und griff in ihre Hemdtasche.

– Noch nicht, sagte das Mädchen. – Für drinnen. Die wollen den sehen.

– Ach so, sagte Paula. – Gut.

Mandy war plötzlich verschwunden, Paula hatte es gar nicht mitbekommen. Sie entdeckte sie an der Tür zum Parkhaus und winkte. Jetzt waren sie nur noch zu zweit, Paula und Mary.

– Ich bin ganz schön aufgeregt, Paula, sagte Mary. – Muss ich zugeben.

– Ja, ich auch, sagte Paula.

– Mich von einem attraktiven Doktor stechen lassen – nette Art, sich den Vormittag zu vertreiben.

– Du bist ein verdammtes Schandmaul, Mary.

– *Lockdown-Leidenschaft*, sagte Mary. – Gib's zu, das würdest du dir nicht entgehen lassen. Egal, ob Film oder Buch.

– Na gut.

– Selbst in deinem Alter.

– Besonders in meinem Alter.

– Wart's ab, Süße, das wird noch besser. *Corona-Nächte*.

– Ja, auf Netflix – genial.

– *Spritzen in Spitzen*.

– Wer spielt mit?

– Ich.

– Im Negligé.

– Ja, in meinem besten, sagte Mary. – Wie gefällt dir übrigens meine neue Strickjacke?

– Ach, ist die neu? Sehr hübsch.

Vor ein paar Jahren war sie zu dem Schluss gekommen, dass sie Strickjacken nicht ausstehen konnte. Sie hatte sich eines Tages – eines Abends – in der Ulster Bank am Bahnhof Tara Street im Spiegel einer Damentoilette gesehen, wo sie zum Putzen war. Sie trug eine Strickjacke, und weil sie sich ständig bückte und streckte und bückte und streckte, war die Jacke um die Taille herum so ausgeleiert wie ein platter Fahrradreifen. Die Jacke war ein Geschenk von Leanne gewesen, aber das war ihr egal – sie zog das Ding nie wieder an und auch keine andere Strickjacke.

– Von Dunnes, sagte Mary. – Ich bin total glücklich damit.

– Steht dir super.

– Tja, sagte Mary. – Du weißt ja, wie das ist, Süße. Wenn man's tragen kann – man sollte nie mit seinen Reizen geizen. Hab ich recht?

– Absolut.

– Du und ich und Naomi Campbell. Wir wissen, wie man's machen muss.

– Aber so was von, sagte Paula. – Wo steckt Naomi eigentlich?

– Die kommt doch immer zu spät, die Kuh, sagte Mary. – Ich schau mal, ob ich eine für dich finde.

Sie klopfte sich auf die Strickjacke.

– So eine hier.

– Das musst du nicht, sagte Paula.

– Kein Problem, sagte Mary. – Aber in 'ner anderen Farbe – nicht, dass du dich mit Farben auskennen würdest, Paula.

– Ach, halt's Maul.

– Wir können unmöglich rumlaufen wie Zwillinge.

– Nein.

– Ob Zwillinge immer noch gleich aussehen, wenn sie in unser Alter kommen?

– Keine Ahnung, sagte Paula.

– Das wäre ziemlich schräg, sagte Mary.

Sie schaute sich um, als wäre sie auf der Suche nach Zwillingen im Seniorenalter.

– Ich sehe meiner Schwester kein bisschen ähnlich, sagte sie. – Gott sei Dank. Sie ist meinem Vater wie aus dem Gesicht geschnitten – inklusive Glatze.

– Hör auf!

Paula liebte das. Sie kam sich vor wie in der Schule, beim Anstehen vor dem Klassenzimmer. Mit ihrer besten Freundin, vertieft in ihre eigene Geheimsprache. Sie wurden von einem Mann mit Funkgerät ins Foyer geschickt, der sie weder ansah noch mit ihnen sprach. Er winkte sie einfach weiter, wie Schafe oder Autos.

– Der kriegt keine Rolle in dem Film, sagte Mary.

– Garantiert nicht.

– Fettes Schwein.

Irgendwie – es hatte was mit der niedrigen Decke zu tun – hallte Marys Stimme plötzlich sehr laut. Sie prusteten los – Paula spürte, wie ihr die Maske ins Fleisch schnitt. Sie waren von Menschen umzingelt, wortwörtlich, auch wenn die meisten versuchten, die zwei Meter Abstand einzuhalten – nicht alle. Sie konnten nicht aufhören zu lachen. Sobald sie sich ansahen, ging es von vorne los.

– Ich frage mich, ob schon mal jemand beim Lachen mit Maske in Ohnmacht gefallen ist.

– Würde mich nicht wundern.

Ein netterer Mann wies Paula einen Schalter zu. Ein junger Kerl – sie sah ihn hinter der Maske lächeln. Er redete sogar mit ihr.

– Die Nummer zehn – gleich da drüben. Danke.

Es war seltsam – nicht schön –, das Theater so zu sehen. Es war wie eine Szene aus einem Krieg oder nach einer Naturkatastrophe, einer Überflutung oder einem Großbrand vielleicht. Oder wie eine Kirche, die in einen Baumarkt oder einen Puff umgebaut worden war. Die Schalterreihe sah provisorisch aus, als wäre sie hektisch ins Foyer geworfen worden, aber das Mädchen hinter der Scheibe war nett – und geduldig, als Paula nach ihrem Ausweis kramte.

– Lassen Sie sich Zeit.

– Ich bin ein bisschen nervös, sagte Paula.

Es stimmte, merkte sie. Allein war sie nervös. Eher nervös als aufgeregt.

– Keine Sorge, sagte das Mädchen. – Ich hab meine auch schon bekommen. Ist gar nicht schlimm und tut auch nicht weh, wirklich nicht.

– Danke.

– Außerdem bekommen Sie einen Anstecker.

Das Mädchen lächelte.

– Super, sagte Paula.

Sie musste schon wieder lachen, aber diesmal unfreiwillig.

Das Mädchen schob ihr den Ausweis wieder zurück durch den Schlitz und eine Broschüre dazu.

– Das sollten Sie lesen.

– Super, sagte Paula. – Taugt es was?

Sie lachte und sah, dass das Mädchen an ihr vorbeischaute.

– Danke noch mal.

Sie folgte den Pfeilen auf dem Boden durch eine Tür in den Saal, der mal das Theater war. Durch dieselbe Tür war sie gegangen, als sie mit Nicola und den Kids und dem Jüngsten ihres Sohnes Paul hier gewesen war, um sich *The Wizard of Oz* anzusehen. Das war sicherlich zehn Jahre her – länger sogar. Sie erinnerte sich noch – in der Pause war Nicola mit Lily, ihrer Jüngsten, aufs Klo gegangen, und als sie sich an Paula vorbeiquetschte, hatte sie ihr etwas zugeraunt.

– Wir trennen uns.

Paula erinnerte sich, wie ihr Herz zu pochen angefangen hatte, als hätte es, noch ehe Paulas Kopf etwas mitbekam, schon kapiert, was Nicola gesagt hatte. Als sie nach dem Film in Artane bei McDonald's gewesen waren, hatte Paula Gelegenheit gehabt, nachzufragen.

– Geht es dir gut?

Sie hoffte, dass es die richtige Frage war, wichtiger als die ganzen anderen Dinge, die sie wissen wollte.

– Klar, sagte Nicola. – Mir geht's gut – danke. Alles in Ordnung.

– Gut. Bestens. Warum hast du – ich meine, warum hast du mir das ausgerechnet vorhin im Theater erzählt?

– Wegen dem Blechmann.

– Was?

– Wegen seinem Gesicht.

– Tony sieht doch nicht aus wie der Blechmann, Liebes.

– Ein bisschen schon.

– Nein.

– Der Blick.

Ihre Köpfe waren ganz dicht nebeneinander gewesen. Sie hatten sich zueinander gelehnt. Paula liebte diese Intimität. Trotzdem mochte sie Tony, Nicolas Mann.

– Wie lange seid ihr zwei verheiratet?

Nicola seufzte, atmete lang aus.

– Spielt doch keine Rolle.

– Weiß er es?

– Was?

– Weiß er, dass du ihn verlässt?

– Ich verlasse ihn nicht. Ich gehe nirgendwohin. Klar weiß er es. Er denkt, ich hätte einen anderen.

Nicola richtete sich etwas auf, weg von Paula, um sie anzusehen.

– Habe ich aber nicht.

– Nein.

– Er kann sich einfach nicht vorstellen, dass es auch andere Gründe geben könnte, sagte Nicola. – Dass es was mit ihm zu tun haben könnte.

Sie ließ sich zurück neben Paula sinken.

– Es ist alles in Ordnung, sagte Nicola. – Mit Tony, meine ich. Er ist nett und – so wie immer. Aber ...

– Was?

– Ich will ihn nicht mehr in meinem Rücken spüren. Weißt du, was ich meine?

– Ich glaube schon, sagte Paula. – Ja.

Sie war sich nicht sicher, ob sie es verstand, aber das spielte keine Rolle. Sie machte es richtig, dachte sie. Sie hörte zu. Sie urteilte nicht. Sie dachte zwar, dass Nicola wahrscheinlich den Verstand verloren hatte, aber sie behielt es für sich. Ließ sie reden. Schuf Vertrauen. Nicola war jahrelang Paulas Mutter gewesen, sie hatten in vertauschten Rollen gelebt, seit Nicola fünfzehn war – nein, noch jünger, seit sie mit angesehen hatte, wie Paula ihrem Vater die Bratpfanne über den Schädel gezogen und ihn aus dem Haus gejagt hatte. Aber jetzt war alles anders. Paula war wieder die Mutter, und das war einfach wunderbar. Und beängstigend.

Sie hatten sich nicht getrennt. Sie mussten sich ausgesprochen haben – hatten es wieder hingekriegt. Nicola erwähnte die Sache nie wieder, und Paula hakte nie nach.

Mary war jetzt vor ihr in der Schlange. Zwischen ihnen standen zwei Frauen und ein Mann. Es war der arme Volltrottel, der vorhin nicht den Weg aus dem Parkhaus gefunden hatte. Paula hoffte, dass Mary sich jetzt nicht umdrehte und ihn ebenfalls entdeckte, mit der Maske stramm auf seinem Riesengesicht, denn dann würde es sofort wieder losgehen, und er würde wissen – oder zumindest vermuten –, dass sie über ihn lachten. Er würde davon ausgehen. Das sah sie ihm an.

Alles an ihm schrie Loser – er war verloren in seinem eigenen Körper. Sie beobachtete, wie er die Stufen zur Bühne hinaufstieg – sah seinen riesigen Rücken, die fetten Beine, wie er sich auf der zweiten Stufe die Jeans hochzog. Eine Frau am Ende der Stufen zeigte auf eine der Reihen, und der Typ verschwand.

Jetzt ging sie selbst die Stufen hoch. Sie fragte sich, ob sie gemerkt hätte, dass sie auf einer Bühne stand, wenn sie nicht schon einmal hier gewesen wäre. Die Bühne musste riesig sein, viel größer, als sie vom Zuschauerraum aus aussah. Sämtliche Impfkabinen waren hier untergebracht. Sie sah eine »39« und eine »38«. Auf der Bühne war genug Platz für den ganzen Impfbetrieb. Paula war jetzt nicht mehr ganz so nervös. Mary war nirgends zu sehen. Paula fühlte sich allein. Sie fühlte sich gut. Sie wartete – sie lächelte der Frau zu. Eine Frau in ihrem Alter, dachte Paula. Wahrscheinlich eine Freiwillige. Die Frau blickte in eine der Reihen hinein. Dann schaute sie Paula an.

– 27, sagte sie.

Sie machte kein Handzeichen.

Paula entdeckte die Nummer im Mittelgang, zumindest sah es so aus – da, wo in ihrem örtlichen Centra die Chips und die Kekse platziert wären. In der Kabine wurde sie von einem groß gewachsenen Mann erwartet. Er hielt ihr den Vorhang auf. Ende dreißig, schätzte sie. Hatte die Ausstrahlung eines Arztes, aber er schaute sie an und er lächelte und er machte einen Schritt zurück, um ihr genug Platz zu lassen, an ihm vorbeizukommen. Er trug ein hübsches blaues Hemd und eine seriöse Brille.

Die Kabine war so schmal wie das Klo in einem Pub – ein bisschen breiter vielleicht, aber genauso geschnitten. Nur dass hier statt einer Kloschüssel ein Tisch und zwei Stühle standen. Der Mann stand jetzt an dem Stuhl, der weiter vom Vorhang entfernt war. Paula hatte nicht gemerkt, dass er an ihr vorbeigegangen war. Er schaute sie an. Er hatte etwas gesagt, aber sie hatte es nicht gehört. Das passierte ihr manchmal – dass sie nichts hörte. Wenn sie nervös war oder Angst hatte, etwas falsch zu machen.

– Sie können sich setzen, sagte er – wieder, dachte sie.

Sie setzte sich.

– Danke.

Ihr fiel auf, dass er wartete, bis sie saß, ehe er sich selbst setzte. Er war wohlerzogen. Sie konnte es nicht fassen – sie spürte, dass Röte in ihr aufsteigen wollte, dass es direkt unter ihrer Haut warm wurde. Sie hatte geglaubt, dieser Teil von ihr wäre endgültig tot; war er hoffentlich auch. Es wäre schrecklich, hier zu sitzen und rot anzulaufen. Aber auch witzig. Sie hatte sich nie sehr weit von ihrem inneren Teenager entfernt. Es war peinlich, aber genial.

Sie hörte aufmerksam zu und antwortete an den richtigen Stellen – ihr Geburtsdatum, ihr Gesundheitszustand. Gut. Allergien. Keine. Allgemeinzustand. Auch bestens – der ging ihn nichts an. *Ein bisschen inkontinent, Herr Doktor, aber nicht schlimm. Außerdem bin ich manchmal etwas einsam. Und manchmal finde ich mich zu Hause plötzlich im Flur wieder – also, ich komme wieder zu mir, meine ich, und habe keine Ahnung, wie ich dorthin gekommen bin. Aber ansonsten alles bestens.*

Er war wieder aufgestanden. Er wartete darauf, dass sie den Ärmel hochkrempelte. Sie trug ein Hemd – ein Hemd, keine Bluse –, das Leanne ihr geschenkt hatte. Jeans und ein kariertes Baumwollhemd. Sie war Dolly Parton. Aber sie kriegte den Ärmel nicht schnell genug hoch. Sie musste das Hemd aufknöpfen und den Ärmel über die Schulter schieben. Wenn Mary das hörte! Nein – das würde sie ihr nicht erzählen. Es gab Dinge, die sie für sich behielt – die nur ihr allein gehörten.

– Ich verabreiche Ihnen jetzt den Covid-19-Impfstoff von AstraZeneca, sagte er. – Haben Sie das verstanden?

– Klar, sagte sie. – Schießen Sie los.

Er lachte leise. Sie hörte es durch seine Maske.

– Den Einstich werden Sie wahrscheinlich spüren.

– Kein Problem, sagte sie.

Sie schaute nicht hin. Er hatte recht – es tat weh. Hätte er ihre Haut in dem Zustand von damals gesehen – so lange war das noch gar nicht her –, als sie noch der Lieblings-Punching-Bag ihres Mannes war, hätte er den Stich der Nadel mit Sicherheit nicht erwähnt. Er hätte überhaupt nichts gesagt. Aber vielleicht irrte sie sich. Vielleicht wäre er der eine Arzt in der Notaufnahme gewesen, der sich ihre Prellungen angesehen und gefragt hätte, wie das passiert war – er musste damals allerdings noch ein Kind gewesen sein, falls er überhaupt schon am Leben war, als sie das letzte Mal wegen Charlo im Krankenhaus gelandet war. Jedenfalls war er nett. Sie hatte ihn zum Lachen gebracht – es hatte ihm gefallen.

Sie zog sich das Hemd wieder über die Schulter und schloss die Knöpfe. Sie sah zu, wie er die Karte ausfüllte. Es war ihr Impfnachweis. Das wusste sie, weil Joe ihr ein Foto von seinem geschickt hatte.

Er hielt ihr die Karte hin.

– Bringen Sie das bitte mit, wenn Sie zur zweiten Impfung kommen. Er lächelte. Seine Maske bewegte sich mit seinem Gesicht.

– Paula.

Er flirtete mit ihr. So ein Bengel. Halb so alt wie sie. Sie wäre fast zu den Treppen auf der anderen Seite gerannt, um vor ihrem einfältigen Ich zu fliehen. Sie musste sich noch zehn Minuten in den Zuschauerraum setzen – es sah immer noch aus wie ein Zuschauerraum. Wahrscheinlich, um sicherzugehen, dass sie nicht in Ohnmacht fiel. Oder anfing zu kotzen. Mary war schon da. Sie saß in der Nähe der Treppe. Neben ihr stand ein freier Stuhl.

– Wie war's?

– Die reinste Hölle, sagte Mary in einem Tonfall, der Paula zum Lachen brachte.

– Bei mir auch.

– Aber weißt du was, Paula?

– Was?

– Ich fühle mich großartig.

– Stimmt.

– Beschwingt.

– Stimmt.

– Das ist das richtige Wort, oder?

– Glaub schon, sagte Paula.

Sie hatte damit gerechnet, erleichtert zu sein. Sich sicher zu fühlen – jedenfalls sicherer. Aber nicht damit. Beschwingt. Wie nach dem Sex. Auf dem Nachklang des Orgasmus' schwebend.

Sie sagten beide eine Zeit lang nichts, und Paula fragte sich, ob es Mary genauso ging. Manchmal vergaß sie, dass Mary eine Frau war. Mary war ein Clown, ein Witzbold, hatte immer einen lockeren Spruch auf den Lippen. Und sie, Paula, war ein Miststück, weil sie so dachte. Dabei konnte sie froh sein, in ihrem Alter jemanden zu haben, den sie als beste Freundin bezeichnen durfte. Sie konnte froh sein, an der Seite dieser Frau alt werden zu dürfen.

– Wie war deiner?

Die Stimme – so nah an ihrem Ohr – erschreckte sie.

– Herrgott!

Sie lachte.

– Entschuldige, Mary. Ich war gerade meilenweit weg. Was hast du gesagt?

Sie wusste nicht, warum sie fragte. Sie hatte gehört, was Mary gesagt hatte. Sie wollte Zeit schinden, Zeit, um sich zusammenzureißen.

– Wie war dein Stecher?

– Mein Stecher?

– Du weißt, was ich meine.

– Wie war *dein* Stecher denn?

– Ein echtes Sahneschnittchen, sagte Mary. – Der Mann mit der Maske.

Sie lachten. Paula wusste nicht genau, was daran so komisch war. Es war einfach so.

– Und was ist mit deinem?, fragte Mary.

Paula schüttelte den Kopf.

– Nix, sagte sie. – Nichts Erwähnenswertes.

– Aber schon ein Mann?

– Ja.

Sie sieht ihr Telefon aufleuchten, auf der Couch, neben ihrem Bein. Es ist immer noch stumm gestellt, seit heute Morgen in der Schlange vor dem Helix. Paula hat es oft auf stumm; sie hasst das Gebimmel.

Sie nimmt das Telefon in die Hand. Sie hält es sich vors Gesicht – die Brille liegt in der Küche. Es ist Nicola – sie hat es gewusst. Nicola hat es aufgegeben, darauf zu warten, dass Paula auf ihre Nachrichten antwortet. Paula lässt es klingeln. Sie wird Nicola in einer Minute zurückrufen, damit es sich wie ihre eigene Entscheidung anfühlt.

Sie hat die Nase voll von ihren Kindern. Nur ein bisschen. Sie darf so denken – das kann ihr niemand verbieten. Sie hat das Haus für sich allein, und sie liebt es. Leanne war als Letzte ausgezogen – endlich. Seitdem wohnt Paula allein – inzwischen sind es fünf Jahre, ein bisschen länger. Es tut ihr nicht gut, den Kindern beim Altwerden zuzusehen. Zuzusehen, wie sie Paula einholen. Das ist nicht richtig – nicht für die Kinder und nicht für sie. Es macht nur Sinn, wenn sie weggehen und dann zu Besuch kommen. Wenn ihnen ihr Leben selbst gehört. Manchmal ist Paula einsam – das gibt sie offen zu. Aber es hat nichts damit zu tun, allein in dem Haus zu leben. Es hat viel mit dem Tod zu tun. Glaubt sie. Ihr Mann – Ex-Mann. Nein, ihr Mann – sie ließen sich nie scheiden, er hatte es geschafft, sich umbringen zu lassen, ehe die Scheidung ins Land kam. Ihre

Schwester Carmel. Die wichtigen Menschen sind tot. Einmal hat Joe ihr vorgeschlagen, angedeutet, auf seine verkackt höfliche Art, bei ihm einzuziehen. Nicht er bei ihr. Sie war diejenige, von der erwartet wurde, umzuziehen. *Es könnte eine Überlegung wert sein.* Der konnte sich verpissen, wirklich. Sie wollte in keine Wohnung ziehen, und sie wollte ihn nicht hier haben. Sie wollte überhaupt nicht mit ihm zusammenleben, egal wo. Sie erinnert sich nicht mehr daran, wann er den Vorschlag gemacht hatte. Vor Corona. Vor anderthalb Jahren. Vor zwei. Fünf. Sie weiß es nicht. Die Zeit funktioniert anders als früher.

Sie ist glücklich genug. Paula gefällt das – glücklich genug. Es heißt nicht, dass sie glücklich ist. Sie ist sich nicht sicher, wie sich Glücklichsein anfühlen würde. Aber sie weiß, dass sie glücklich genug ist. Ich bin glücklich genug – das bedeutet: Lass mich in Ruhe.

Sie schaut auf die Uhr am Telefon. Fast sechs Uhr.

Sie hält die Fernbedienung Richtung Fernseher, stellt den Ton lauter. Sie wird ihn wieder runterdrehen, wenn sie Nicola anruft. Damit sie denkt, Paula wäre beschäftigt, sie würde etwas Produktives tun. Auch wenn es nur Fernsehen ist. Sie scrollt durch die Nachrichtenkanäle und stoppt bei CNN. Das klingt schön seriös. Anfang des Jahres hatte sie auch CNN geschaut, als diese Typen in ihren Halloween-Kostümen versuchten, in Washington das Kapitol zu stürmen. Damals, als es aussah wie der Beginn eines Bürgerkriegs oder so was. Jack – ihr Jüngster – lebt in den Staaten, in Chicago. Sie schrieb ihm, um ihm zu sagen, dass sie vor dem Fernseher saß. Er schrieb zurück und sie ihm wieder. Sie saß währenddessen da und sah, was passierte und was nicht passierte, und wusste, dass Jack zur gleichen Zeit auch vor dem Fernseher saß. Es war wunderbar gewesen. Aufregend. Sie hatte durchgehalten bis drei Uhr früh und dann direkt auf der Couch geschlafen. Sie hatte sich die Federdecke aus Leannes altem Zimmer geholt. Und die Couch war ein Geschenk von Nicola. Gewissermaßen waren also ihre drei Kinder bei ihr gewesen, als sie der Demokratie beim Straucheln zusah. Auf dem Kamin steht ein Foto von John Paul und seiner Gang, er war also auch mit dabei. Alle waren sie da gewesen. Aber vor allem Jack.

Nicolas Nummer steht unter Favoriten. Sie ist absichtlich nicht ganz oben auf der Liste. Für den Fall, dass eins der anderen Kinder die Liste mal sieht. Dabei müsste sie eigentlich ganz oben stehen, aber nicht, weil Nicola ihr Lieblingskind wäre. Es ist die Nummer, die sie am häufigsten angerufen hat – die Nummer, die sie gerettet hat. Zuoberst auf der Liste stehen die Enkelkinder, dem Alter nach – das jüngste zuerst. Sie wettet, dass derjenige, der diese Funktion des Telefons entworfen hat, oder derjenige, der das Ding Favoriten genannt hat, keine Kinder hat. Maximal eins. Sie wettet, dass es ein Mann war.

– Hallo.

Nicola geht sofort dran. Sie hatte das Telefon garantiert in der Hand.

– Warte, ich stelle kurz die Kiste leise, sagt Paula. – Jetzt.

– Wie ist es gelaufen?, fragt Nicola.

– Bestens.

– Bestens?

– Ja, gut.

Paula ist der Teenager – sie gibt nur das absolute Minimum von sich preis.

– Hat es wehgetan?, fragt Nicola.

– Nein.

Nicola ist noch nicht geimpft worden. Ihr voraus zu sein, fühlt sich für Paula wie ein Sieg an. Ein Schauder rieselt durch sie durch, der so was wie Glück sein könnte.

– Und wie geht's dir jetzt?

– Super.

– Müde?

– Nein.

Sie ist müde, aber das würde sie nicht zugeben. Es ist unwichtig. Auch wenn sie weiß, dass es ein bisschen fies ist.

– Heute war ein richtig toller Tag, sagt sie.

– Wieso das denn? Himmel.

– Warte doch mal, sagt Paula. – Schon klar, es war weder Tayto Park noch Disneyland. Aber es war – es war ein schöner Tag. Mary war dabei. Und Mandy.

Nicola toleriert Mary, aber Mandy kann sie nicht ausstehen. Mandy und Nicola sind gleichaltrig – vielleicht ist Mandy sogar ein, zwei Jahre jünger als Nicola. Paula hat Verständnis dafür. Ihre Mutter macht mit einer Frau in ihrem Alter auf Freundin. Sie müsste Mandy nicht erwähnen, aber sie tut es trotzdem. Mit Absicht. Sie hört Nicola nichts sagen, hört sie Worte runterschlucken.

– Mary hatte ihren Termin auch heute, sagt Paula. – Und Mandy hat uns gefahren. Wir haben einen Ausflug draus gemacht. Mandy wollte endlich mal ohne ihre Kids zu McDonald's.

Nicola sagt immer noch nichts. Paula kommt sich ein bisschen grausam vor. Aber nicht grausam genug, um es bleiben zu lassen.

– Also sind wir losgezogen, sagt sie. – Nur so, zum Spaß. Wir waren im Drive-in. Reingehen ging nicht. Dafür haben wir die Sachen mit nach Dollymount genommen. Mary hatte eine Thermoskanne Kaffee und ein bisschen Kuchen dabei.

Paula fasst sich beim Reden an die Stirn.

– Ich glaub, ich hab mir tatsächlich einen kleinen Sonnenbrand geholt, sagt sie. – Wir waren den ganzen Nachmittag am Strand. Die Mädels haben sich sogar ein Glas Wein gegönnt.

– Nicht zu fassen, ihr habt ein Picknick gemacht?

– Ja. So habe ich es noch gar nicht betrachtet, aber du hast recht.

Paula lacht.

– Verrückt, sagt sie. – Wie geht es dir, Süße?

Sie fühlt sich gesättigt. Das Wort hat sie von Joe. Gesättigt. Es klingt schöner als satt, und sie war überrascht gewesen, dass sie es nicht kannte, als sie es – zumindest bewusst – zum ersten Mal hörte. Paula lächelt bei der Erinnerung daran, wie er es sagte und wo und wann. Aber das wird sie Nicola nicht erzählen. Nicola ist wirklich die Beste, aber jetzt gerade und für den Rest dieses Tages kann sie ihr den Buckel runterrutschen. Sobald sie es gedacht hat, löst sich der Gedanke wieder auf – verschwindet einfach.

– Weißt du, wie ich mich hinterher gefühlt habe, Nicola?, sagt sie. – Nach der Impfung, meine ich. Nach der Erfahrung.

– Wie?

– Beschwingt, sagt Paula.

– Wie meinst du das?

Nicola gibt sich Mühe, das muss sie ihr lassen. Es liegt kein Unterton in ihrer Frage – keine Aggression, kein Sarkasmus.

– Ich hab mich einfach ... Ich kam mir vor, als hätte ich meine Prüfungsergebnisse bekommen und richtig gut abgeschnitten.

Sie lacht. Nicola weiß Bescheid – sie muss nichts erklären. Paula hat in ihrem ganzen Leben noch keine Prüfung abgelegt. Nicht in der Schule und auch sonst nirgendwo.

– Außerdem hab ich jetzt meinen Teil beigetragen, weißt du? Ich stecke schon mal niemanden an. Jedenfalls war es toll.

– Gut.

– Und weißt du was?

Sie mag Nicola, sie liebt sie. Dieses »Gut«, es war ganz weich gewesen, so wie Nicola es sagte. Sie hatte verstanden. Sie hatte mit Paula auf Augenhöhe gesprochen. Als würde sie ihr vertrauen. Es lag sogar ein bisschen Neid darin.

– Wir haben Stare gesehen, sagt sie. – In Dollymount.

Paula weiß, wie Stare aussehen und konnte Mary und Mandy

sagen, was das für Vögel waren.

– Das sind nicht einfach nur irgendwelche Vögel, Mary, hatte sie gesagt. – Das sind Stare.

Das wusste sie von Joe. Sie hatten an einem eiskalten Tag vor Jahren einen ganzen Schwarm Stare gesehen, eine Murmuration – es gibt einen Fachbegriff dafür –, eine Formation, die sich vor ihren Augen in der Luft verwandelte, wie eine Flugshow. Etwas später hatten sie dann auf der Stuhllehne vor einem Café einen einzelnen Vogel hocken sehen, und Joe hatte ihr gesagt, dass es ein Star war. Als sie heute in Dollymount die Vögel sah, draußen auf Bull Island, zwischen parkenden Autos und Motorrädern, direkt neben dem Happy Out, war sie – schon wieder – beschwingt gewesen. Es hatte sich schön angefühlt, sie benennen zu können.

– Das sind wirklich wunderschöne Vögel, erzählt sie Nicola. – Dieses schillernde Gefieder – meine Güte.

Paula fühlt sich ein bisschen high. Nicola könnte denken, sie wäre betrunken. Sie kann ihr nicht sagen, dass sie es nicht ist – das würde das Gegenteil beweisen.

– Es waren total viele, sagt sie. – Stare, meine ich. Auf der Suche nach Futter, Krümel und so. Und weißt du was?

– Was denn?

– Du glaubst nicht, was die für Geräusche machen. Sie haben die Autoschlösser nachgemacht.

– Wie bitte?

– Stare sind super Schauspieler, sagt Paula. – Sie machen die Rufe von anderen Vögeln nach und – das ist jetzt nicht gelogen, okay? Du kennst doch dieses Geräusch, wenn man auf das Schlüsseldings drückt und das Auto absperrt?

– Ja klar.

– Genau dieses Geräusch haben sie gemacht, sagt Paula. – Die Mädels waren total begeistert.

Paula hatte sich so über die Gesichter der anderen gefreut, als ihnen klar wurde, was sie da hörten, was Paula ihnen da erklärte. Sie war sich vorgekommen wie eine Dompteurin, als hätte sie das mit den Vögeln zusammen geprobt.

– Ich hatte einfach einen richtig schönen Tag, sagt sie. – Keine Angst, morgen bin ich wieder ganz normal.

Jetzt wäre Nicola mit Reden dran. Aber sie sagt nichts.

– Und du, Süße? Wie geht es dir?, fragt Paula wieder.

– Na ja ...

– Nicola?

– Super, sagt Nicola. – Nein, wirklich, alles gut. Bin nur müde. Ich wollte nur wissen, wie es gelaufen ist.

Nicola hat aufgelegt. Paula lässt das Telefon aufs Sofa fallen. Sie ruft sie morgen noch mal an und redet wirklich mit ihr, fragt sie richtig, wie es ihr geht, ist ihr eine Mutter und Freundin. Aber nicht heute Abend. Sie würde ihr nicht zuhören. Joe ist sicher der Nächste – als Nächstes wird Joe sie anrufen. Joe mit seinen Scheißworten. Sie ist unfair zu ihm. Denkt sie manchmal. Der gesättigte Joe.

Sie hatten im Bett gelegen. In Joes Bett, in Howth. Er hatte ihr erzählt, dass die Japaner ein Wort für den mentalen Zustand des Mannes direkt nach dem Orgasmus hatten.

– Den Zustand des Mannes?, hatte sie gesagt.

Sie deckte sich wieder zu, wollte aber nicht, dass es zu hektisch oder zu offensichtlich wirkte.

– Ja.

– So wie keuchen und schwitzen?, sagte sie. – Ist das der Zustand, von dem du sprichst?

– Ich keuche nicht, sagte Joe.

– Aber du schwitzt, sagte sie. – Will ich doch hoffen.

Sie legte ihm die Hand auf den fleischigen Rücken. Er war feucht und warm. Sie fühlte seine Atemzüge unter ihrer Hand, sein höfliches kleines Keuchen.

Er lachte.

– Nein, den Zustand meine ich nicht, sagte er. – Ich meine den mentalen Zustand.

– Was für einen mentalen Zustand denn?

– Gute Frage.

– Ich dachte, nach einem guten Ritt wäre man hohl in der Birne?

– Ja, ganz genau.

Er setzte sich auf und lehnte sich gegen das Kopfteil. Er bedeckte sich nicht. Joe war eine seltsame Mischung. Beim Wort »fuck« zuckte er zusammen, aber wenn es um Sex ging, nahm er kein Blatt vor den Mund. Er redete total offen über einfach alles – fast wissenschaftlich. Außerdem verlor er beim Sex jede Unsicherheit. Es war ihm egal, dass er zweiundsiebzig war. Es war ihm egal, was sie sah oder was er von sich selbst sah.

– Hab ich gelesen, sagte er.

– Wo?

– In der Zeitung, sagte er. – Ist schon eine Weile her. Ich meine, es stand im *Observer*.

Joe las sonntags zwei verschiedenen Zeitungen, von der ersten bis zur letzten Seite. Er ging bei jedem Wetter los, um sie zu besorgen. Selbst ein Krieg hätte ihn nicht davon abgehalten. Joes Angewohnheiten waren mehr als nur Angewohnheiten. Ein paar Monate in Joes Gesellschaft hatten Paula gelehrt, dass es mehr Süchte gab als Alkohol und Glücksspiel.

– Na ja, jedenfalls dieser japanische Begriff, sagte er.

– Wie heißt das Wort?

– Weiß ich nicht mehr, sagte er.

– Sprichst du eigentlich Japanisch, Joe?

– Eine der wenigen Sprachen, die ich nicht beherrsche, sagte er.

Auch das, diese Antwort – so was hätte er nie gesagt, wenn sie unterwegs gewesen wären oder auch nur in der Küche. Es hätte ein bisschen gedauert, bis er gecheckt hätte, dass sie sich über ihn lustig machte. Diese Version von Joe existierte ausschließlich im Bett.

– Jedenfalls, dieser Begriff, sagte er. – Wenn ich mich richtig erinnere, bedeutet dieses Wort übersetzt »Zeit des weisen Mannes«. Der Mann ist hinterher gelassen, weise, rational – solche Dinge eben.

– Ach was?

– Soweit ich mich erinnern kann, sagte er. – Ich finde das faszinierend.

– Die sind lustig, die Japaner.

– Findest du das nicht beeindruckend, Paula?

– Frauen kriegen ihre Tage und tragen Kinder aus, aber zu Männern sagt man weise, wenn sie sich einen runterholen?

Er lachte. Lauter, als er jemals sonst irgendwo lachte.

– Und überhaupt, sagte sie. – Was hat so ein Mist eigentlich in der Zeitung verloren?

Er lachte wieder. Sie fand es schön, den Kerl zum Lachen zu bringen. Er nahm es ihr nie übel, dass sie von ihnen beiden die Witzige war. Er zahlte ihr nie etwas heim.

Er packte sie am Knöchel und tat, als würde er sie zu sich zerren.

– Für die Japaner kann ich nicht sprechen, sagte er. – Aber als Bürger Irlands würde ich nicht für mich in Anspruch nehmen, weise oder besonders rational zu sein, wenn ich einen Orgasmus hatte – was mir in deiner Gesellschaft übrigens ausnehmend leichtfällt.

– Vielen Dank.

– Ehre, wem Ehre gebührt.

– Du solltest Viagra danken, nicht mir.

– Das solltest du auch tun, sagte er. – Finde ich. Soll ich dir sagen, wie ich mich gerade fühle?

– Na gut, spuck's aus.

– Gesättigt, sagte er.

*

Er wird anrufen.

Warum ruft sie ihn nicht an?

Er hatte ihr vor der Impfung geschrieben, ihr Glück gewünscht, ihr gesagt, dass er an sie denkt. Sie fragt sich, ob das stimmt. Sie denkt nicht besonders viel an ihn. Ob das stimmt, weiß sie auch nicht. Ihr fällt die Vorstellung schwer, wie sie ihm die Hand auf den Rücken legt, oder sich daran zu erinnern, wie er ihr die Hand auf den Rücken legt – es ist alles so lange her. Körperkontakt ist eigentlich keine Erinnerung. Oder es ist ausschließlich Erinnerung.

Neulich wäre sie fast aus den Latschen gekippt – das ist jetzt vielleicht eine Woche her –, weil sie plötzlich Finger an ihrem Hals spürte, direkt unter dem Ohr – unter dem rechten. Es waren keine Finger da – keine echten. Sie war allein, aber es passierte trotzdem – die Finger, es waren zwei, lagen plötzlich auf ihrem Hals, nur ganz leicht, aber eindeutig spürbar, bewegten sich abwärts, streichelten ihre Haut, und sie glaubte ein Handgelenk zu spüren, das sich sanft gegen ihre Brust drückte. Dann war das Gefühl wieder verschwunden. Sie hatte sich gegen den Tisch gelehnt – es war in der Küche passiert. Sie wollte den Druck der Tischkante an ihren Beinen spüren. Es sollte nicht aufhören. Das Gefühl. Sie stöhnte, sie seufzte irgendwas – was, wusste sie selbst nicht –, es kam von tief unten. Die Finger waren weg. Es waren nicht Joes Finger gewesen – der letzte Mann, der sie angefasst hatte. Sie gehörten niemandem. Diese Finger waren ihre eigene Erfindung – ihre Einbildung. Trotzdem waren sie real gewesen, streichelnd, zärtlich. Übten Druck aus, waren lebendig. In dem Moment, als sie die Finger an ihrem pochenden Hals gespürt hatte, war sie von ihrer Realität überzeugt gewesen.

Es waren nicht Joes Finger gewesen. Vielleicht waren es die Finger einer Frau. Der Gedanke hatte sie nicht abgeschreckt. Ganz und gar nicht. Er tut es immer noch nicht. Jedenfalls waren sie aus dem Nichts gekommen. Keine Erinnerung, keine Fantasie. Zwei Finger an ihrem Hals. Ein Zeigefinger und ein Ringfinger. Und sie gingen ihr nicht an die Kehle. Sie wollten sie weder packen noch zerren, noch stoßen oder würgen.

Sie sitzt auf der Couch und presst die Beine zusammen. Zu ihrer Linken, ein paar Schritte entfernt, ist das Fenster. Sie kann durch die Gardine nach draußen schauen. Sie könnte die Leute vorbeilaufen sehen, wenn welche da wären. Die Leute könnten sie wahrscheinlich auch sehen, ihren Umriss jedenfalls, wegen des Lichtscheins vom Fernseher. Sie weiß es nicht genau. Diese Finger jedenfalls – sie sind nicht da, aber für Paula ist es ein Kinderspiel, sich vorzustellen, dass sie da wären. Sie am Hals berühren würden.

Sie ist eine Schande, die Leute zerreißen sich das Maul.

Sie lacht – sie schnaubt.

Wenn sie inzwischen Joes Namen auf dem Telefon aufleuchten sieht, braucht sie eine Ewigkeit, um zu kapieren, dass er es ist und wer er ist und warum sein Name überhaupt da steht. Daran ist Corona schuld. Anderthalb Jahre inzwischen, und sie haben sich nicht angefasst. Sie haben sich kaum gesehen. Es war ihre Entscheidung – sie wollte nicht zu ihm ziehen. Aber seine auch – er hatte sich nicht dagegen gewehrt und nicht versucht, sie zu überreden. Das ist unfair. Das weiß sie. Sie hatte sich nicht einfach nur geziert. Das hatte er gewusst und respektiert und sie nicht noch mal gefragt. Sie hatte ihren Freiraum gebraucht, zumindest hatte sie das zu ihm gesagt. Ich brauche meinen Freiraum, Joe. Sie hatte sich selbst reden hören und, als es raus war, nichts als Erleichterung gespürt. Außerdem hatte sie offensichtlich überzeugend geklungen, denn er hatte nicht noch einmal nachgehakt. Jetzt wünschte sie, er hätte es getan. Sie wünschte, er wäre mit seinem Auto um die Kurve geschlittert, wäre vor dem Haus quietschend in die Eisen gestiegen, zwei Räder auf dem Gehsteig – in der zweiten Woche vom ersten Lockdown vielleicht. Sie wünschte, er hätte mit der Faust gegen ihre Haustür gepocht und zu ihr gesagt, sie solle gefälligst vor die Tür kommen und ihm zuhören. Bei der Vorstellung grinst sie. Sie erlaubt sich zu grinsen – grinst absichtlich. Joe, der sie aus den Latschen haut. Joe, der ihr die Füße küsst. Das hat er schon getan – daran erinnert sie sich noch. Sie fand es toll. Glaubt sie. Aber sie kann nichts fühlen. Sie hat die Turnschuhe ausgezogen und die Socken. *Das sind keine Turnschuhe – das sind Sneakers. Danke, Nicola. Teure Sneakers. Ja, Süße.* Jetzt, wo sie darüber nachdenkt, fällt ihr ein, dass sie die Schuhe gar nicht von Nicola geschenkt bekommen hat, sondern von Leanne. Wieder mal. Sie stöhnt und lehnt sich ein Stück zurück, um die Füße unterm Hintern rauszuziehen, damit sie Luft kriegen und sich wieder erinnern können. Aber ihre Füße erinnern sich nicht. Es sind nur Füße. Sie nimmt einen in die Hand. Sie rubbelt ihn.

– Drecksviecher, sagte Mary. – Die sind genauso schlimm wie die Möwen.

– Das sind Stare, sagte Paula.

– Na und?

Sie waren nach Dollymount gefahren, nach Bull Island. Vor dem Aussteigen hatten sie gezögert, wollten nicht aus der Atmosphäre raus, die im Auto herrschte, seit sie vom Helix weggefahren waren.

– Es ist zu früh im Jahr für das Zeugs da draußen, sagte Mary.

– Meinst du die viele frische Luft?, sagte Mandy.

– Genau, sagte Mary. – Frische Luft. Himmel. Vögel. Elefanten.

– Meerkatzen.

– Männer auf Rädern.

– Aber wunderschön, sagte Paula.

– Es ist feucht.

– Woher willst du das wissen?

– Es ist immer feucht. Ist so, Paula. Da – siehst du? Das Scheißmeer.

Sie stiegen aus. Paula nahm die braune McDonald's-Tüte mit.

– Ich glaub, ich hab eine Decke im Kofferraum, sagte Mandy.

Hatte sie nicht.

– Die war definitiv da, sagte sie.

Im Kofferraum lag ein aufgeplatzter Plastiksack voller Kinderklamotten. Sie schob ihn in die Ecke, aber darunter lag keine Decke.

– Die hat garantiert Jayo rausgenommen, sagte Mandy. – Was will er denn damit?

– Auf diese Frage gibt es keine Antwort, Mandy-Liebling, sagte Mary.

– Auf diese Frage gibt es jede Menge Antworten, Mandy, sagte Paula.

– Die kannst du gern für dich behalten.

– Wir können uns auf unsere Jacken setzen.

– Superidee, wirklich – du bist ein Genie.

– Halt den Rand.

Sie gingen nicht weit. Sie konnten das Auto von ihrem Platz aus noch sehen.

– Deine schönen weißen Sneaker, Paula, sagte Mandy.

Sie stützten sich gegenseitig, als sie sich ins Gras setzten.

– Die sind hinterher garantiert ruiniert.

– Ist doch kein Dreck hier, sagte Paula. – Die sind super. Hat Nicola mir geschenkt. Zu Weihnachten. Dann kam der Lockdown, und ich hab sie kaum angezogen.

– Die sind echt schön.

– Ja danke.

– Schon komisch, oder?, sagte Mary – Ich habe mich seit Jahren nicht mehr draußen auf den Boden gesetzt.

– Da kommen Erinnerungen hoch, was?
– Allerdings.
– Das Zeug ist bestimmt längst kalt, sagte Mandy.

Es machte ihnen nichts aus. Sie saßen im Gras, aßen kalte Fritten und Burger, lachten und sagten zwischendurch über lange Strecken gar nichts. Draußen an der frischen Luft zu sein, der Erde und dem Meer so nahe, war bewegend. Zu Hause saß Paula nicht gerne auf dem Fußboden, schon gar nicht in der Küche, auch nicht, um mit den Enkeln zu spielen. Sie wurde dann immer ein bisschen hibbelig, benommen sogar. Sie war so oft zu Boden geschlagen worden – das Wiederhochkommen war jedes Mal schrecklich gewesen, angsterfüllt. Vor ihr Charlos Füße – ein Stück auseinander, so, wie er immer dagestanden hatte. Sie konnte nicht zu ihm hochschauen. Sie wartete – erwartete, wieder geschlagen zu werden, wieder niedergeboxt zu werden. Dieser Gedanke, dieses Zittrigsein lauerte jedes Mal. Selbst wenn sie nur irgendwas unter der Spüle rausholte. Auch Jahre später noch, nachdem er sie zum letzten Mal geschlagen hatte.

Aber das hier war anders. Es war schön.

– Hier gibt es mehr Hunde als Menschen, sagte Mary.
– Ich hätte auch gerne einen Hund, sagte Paula.
– Echt?
– Glaub schon, ja.
– Du kannst unseren haben, Paula, sagte Mandy. – Ich überlass dir den Scheißköter mit Kusshand.
– Cindy?, fragte Mary. – Cindy ist doch niedlich.
– Ja, wenn's dir nichts ausmacht, morgens als Erstes in einen Kackhaufen zu treten, dann ist sie richtig niedlich.
– Ist sie denn nicht stubenrein?
– Logisch ist die stubenrein, sagte Mandy. – Die weiß genau, was sie tut. Haargenau weiß sie das. Wenn er als Erster aufsteht, ist alles super. Oder die Kinder. Aber wenn sie mich oben auf der Treppe hört,

hockt sie sich hin und kackt. Wenn ich könnte, würd ich ihr das Zeug zurück in den Arsch schieben, das schwör ich euch.

Paula legte sich lachend auf den Rücken und schaute in den Himmel. Sie spürte das kalte Gras im Nacken. Sie spürte beim Zurücklegen den Zug in den Bauchmuskeln.

– Paulas Hund würde natürlich niemals irgendwohin kacken, sagte Mary. – Stimmt's, Paula?

Paula setzte sich wieder auf. Sie musste sich dazu ein bisschen seitwärts drehen, von der Jacke runter. Ihre Bauchmuskeln schafften es nicht, sie wieder hochzuhieven.

– Allerdings, sagte Paula.

– Eier ab, Hintern zugenäht.

– Genau der richtige für mich.

– Die meisten hier haben zwei Hunde, sagte Mary.

– Ja, das macht man inzwischen so, einer reicht nicht mehr.

– Warum eigentlich?

– Keine Ahnung.

– Dieser Typ, mit dem Willo sich geprügelt hat.

– Was? Willo hat sich geprügelt?, unterbrach Mandy.

– Allerdings, dieser Vollidiot, sagte Mary. – Gleich am ersten Abend, als die Pubs vor Weihnachten wieder aufgemacht haben. Hab ich dir das nicht erzählt?

– Kann sein, dass ich's vergessen habe.

– Es war keine richtige Prügelei – mehr ein Gerangel.

– Warst du dabei?

– Nein, sagte Mary. – Wenn ich dabei gewesen wäre, wär's eine echte Prügelei geworden. Also. Willo will gerade aufs Klo, mit Maske, und da kommt ihm dieser Typ entgegen, ohne Maske. Willo, der Idiot, sagt also zu ihm, er soll seine Maske aufsetzen, worauf der andere natürlich meint, er soll sich verpissen. Willo denkt sich nichts weiter und geht aufs Klo und tut das Nötige – Händewaschen und so weiter – ich hab ihn gut erzogen. Als er wieder rauskommt, steht der Typ auf dem Gang vor der Klotür und passt ihn ab, dieser Wichser.

– Wie alt ist Willo?

– Erst vierundsechzig, sagt Mary.

– Ach, ist er jünger als du?

– Wer behauptet das denn?

– Sag schon.

– Ja, sagte Mary. – Ein oder zwei Jahre. Warum?

– Na ja, sagte Mandy. – Ich meine ja nur, wer prügelt sich denn in dem Alter noch?

– Wer sagt denn, dass er sich geprügelt hat?

– Du? Gerade eben.

– Es gab 'ne Prügelei, sagte Mary. – Und Willo war da. Soll ich weitererzählen, Paula?

– Ja, bitte.

Paula kannte die Geschichte. Sie hatte in der Zeit vor Weihnachten drei verschiedene Versionen davon gehört. Marys Version unterschied sich von den beiden anderen, aber das war egal – darum ging's nicht. Paula hätte Mary den ganzen Tag zuhören können.

– Gut. Der Typ wartet also vor dem Klo.

– Wer war das eigentlich?

– Ich kann mir seinen Namen nicht merken.

– Power, sagte Paula.

Sie konnte nicht widerstehen.

– Richtig, sagte Mary.

– Michael Power.

– Genau.

Michael Power war ein Freund von Paulas totem Mann gewesen. Jünger als Charlo. Eine Art Schützling. Ein Lehrling. Ein Wichser. Das behielt sie für sich.

– Dieser Typ steht also draußen vor dem Klo, sagte Mary. – Versperrt ihm den Weg. Willo kann nicht zurück zu seinen Kumpels an den Tisch. Keine Chance, an dem Kerl vorbeizukommen, ein echter Schrank.

Das stimmte. Er wog inzwischen doppelt so viel wie damals, als er, ein paar Tage nachdem Charlo erschossen worden war, an Paulas Tür geklopft hatte, um ihr sein Beileid auszusprechen und allerlei Dienste anzubieten. Fast dreißig Jahre war das jetzt her. Er hatte, als sie aufmachte, auf der obersten Stufe gestanden, direkt vor der Haustür. Hatte direkt über ihr gehangen mit seinem, wie er dachte, gewinnenden Lächeln. Ihr gesagt, dass es ihm leidtue, und dabei nicht aufgehört zu lächeln. Er hatte an den Türrahmen gelehnt dagestanden und an ihr vorbei in den Flur geschaut. Charlo hatte damals längst nicht mehr bei ihr gewohnt – Paula hatte ihn lange vor seinem Tod rausgeworfen. Als Paula die Tür zuknallte, wurde Powers Jackenärmel eingeklemmt, so schnell war sie gewesen – hatte ihm nicht mal die Zeit gegeben, einen Schritt zurückzumachen. *Scheißdreck, Paula – mach mal halblang!* Sie erinnerte sich noch gut an den Tag, als die Polizei gekommen war, um ihr zu sagen, dass Charlo tot war, und an die Tage danach. Sie hätte gerne Arme um sich gespürt, warme Hände auf ihrem Rücken. Aber nicht die Hände von einem Mann, den sie kannte – einer ihrer Fantasiemänner wäre ihr lieber gewesen. Robert Kennedy oder Nicolas Geschichtslehrer. Sie hatte eine ganze Kladde voll mit geeigneten, nicht existenten Männern in ihrem Kopf. Männer, die sie hochhoben, ohne zu grunzen oder sie fallen zu lassen oder ihr wehzutun. Die nicht schwitzten oder nur, wenn sie auf ihr lagen, und dann aber bitte Rum Black Currant; sie würde es ihnen vom Rücken und vom Brustkorb lecken. Aber Michael Power garantiert niemals. Nichts von dem Typen hatte es je in Paulas Kladde geschafft.

Die Kladde gibt es immer noch.

– Das Drecksschwein steht also da und hustet Willo mitten ins Gesicht, sagte Mary.

– Himmel!

– Mit voller Absicht. Willo weicht natürlich zurück. Bei ihm gibt's ja durchaus ein paar Risikofaktoren. Er muss echt aufpassen. Aber er kann nirgendwohin, außer zurück aufs Klo. Das Männerklo, also die Tür, ja?, die ist irgendwie in die Ecke gequetscht. Da ist es sowieso schon eng, dann auch noch überall diese Corona-Trennwände. Willo sitzt in der Falle, er hat keine Ahnung, was er tun soll. Schließlich holt er tief Luft und macht sich darauf gefasst, sich an dem Kerl vorbeizudrängeln. Kennt ihr solche Typen? Fett wie ein Schwein, aber ganz festes Fett, wisst ihr, was ich meine? Der könnte einen glatt zerquetschen.

In einer der Versionen, die Paula gehört hat, steckte Willo zwischen Power und dem Zigarettenautomaten fest.

– Aber in dem Moment – zu Willos Glück, sagte Mary, – wollte jemand anders an ihm vorbei, an – wie hieß der Typ noch mal?

– Power.

– Ja. In dem Moment versuchte irgendwer, an Power vorbei aufs Klo zu kommen. Es blieb ihm nichts übrig, er musste ein Stück zur Seite gehen, und Willow witschte durch die Lücke. Aber Power packte ihn am Gürtel.

– Ist doch scheiße!, sagte Mandy.

– Willo konnte gar nichts dafür, sagte Mary. – Sei mal ein bisschen fair, Mandy, er kam nur zurück vom Klo. Er war echt nicht auf eine Prügelei aus.

– Ja, okay.

– Willo ist wirklich nicht mehr der Schnellste, aber er hatte offensichtlich ganz schön Tempo drauf, denn er zerrte Power mit sich und beide flogen hin.

In Paulas Version – wieder einer anderen – krachten sie dabei gegen einen Tisch und eine Corona-Trennwand und blieben dann nebeneinander Gesicht an Gesicht liegen wie ein Liebespaar in einem alten Film und gingen mit den Krallen aufeinander los.

– Sie lagen beide auf dem Teppich.

– Da ist Holzfußboden.

– Fall mir nicht ständig ins Wort, verdammt! Sie lagen also beide auf dem Boden, okay? Plötzlich holte Power mit dem Kopf aus und widderte Willo.

– Was?

– Er hat ihn gerammt, Mandy, sagte Mary. – Ihm 'nen Kopfstoß verpasst.

Paula glaubte diese Version der Geschichte. Charlo hatte immer lieber die Stirn als die Fäuste benutzt. Sie konnte sich noch mühelos daran erinnern, wie sie sich vom Küchenboden hochrappelte, schwankend, und versuchte, das Blut wieder die Nase hochzuziehen, während ihr klar wurde, was passiert war. Wie es dazu gekommen war, dass sie auf dem Boden lag, direkt vor dem Kühlschrank. Warum sie nicht richtig sehen konnte, warum sie durch den Mund atmete. Er hatte ihr einen Kopfstoß verpasst, und sie hatte es nicht kommen sehen. Sie hatte es nie kommen sehen.

– Ach du meine Güte, sagte Mandy.

Ihr blieb der Mund offen stehen, es dauerte, bis sie wieder etwas rausbrachte. – Dein Ernst?, sagte sie und klappte den Mund wieder zu.

Paula war ein Miststück, weil ihr das auffiel – wie Mandy dämlich den Mund wieder zuklappte. Aber es sah witzig aus.

Mary nickte heftig. Kurz dachte Paula, sie würde Mandy demonstrieren, wie ein Kopfstoß aussah.

– Mein absoluter Ernst, sagte Mary.

Sie unterbrach die Erzählung und biss herzhaft in ihren Burger.

– Ich hab Willo neulich gesehen, sagte Mandy. – Letztes Wochenende, glaube ich. Ich meine, es war Samstag.

– Das Ganze ist schon vor Weihnachten passiert, sagte Mary. – Hab ich dir doch gesagt. Außerdem war auch gar nichts gebrochen. Er, dieses Power-Arschloch, erwischte Willo an der Backe.

Sie fasste sich ins Gesicht, rechts, direkt unters Auge.

– Die Nase hat er verpasst.

– Gott sei Dank.

– Ja, zum Glück, sagte Mary. – Der Knochen hier war auch nicht gebrochen.

– Sie tippte sich mit zwei Fingern ans Jochbein.

– Er hat ihn also nicht wirklich verletzt, sagte sie. – Jedenfalls nicht ernsthaft. Die Prellung sah natürlich krass aus, der Bluterguss. Dunkellila. Das hat Willo echt mitgenommen.

– Kann ich mir vorstellen.

– Genau, sagte Mary. – Und weißt du was, Mandy? Als du Willo neulich gesehen hast, da hatte er ein bisschen Schminke drüber.

– Ach so.

– Obwohl es inzwischen Monate her ist und er es eigentlich nicht mehr bräuchte.

Auf Marys Wange war dort, wo sie die Finger hingelegt hatte, ein winziger Spritzer Ketchup, nicht mal ein Klecks. Paula beugte sich zu ihr und wischte es mit ihren Fingern weg. Mary zuckte nicht zurück und schaute sie auch nicht an. Es war, als wäre es ganz selbstverständlich. Paula wischte sich die Fingerspitze an einer Papierserviette aus der McDonald's-Tüte ab.

– Armer Willo, sagte Mary. – Und das zu einem Zeitpunkt im Leben, wo niemand auch nur im Ansatz damit rechnet, noch mal in eine Prügelei reingezogen zu werden.

– Trotzdem ist es passiert.

– Es ist total demütigend, sagte Mary. – Und außerdem völlig absurd. Verrückt. Trotzdem ist es passiert. Du hast ihn ja gesehen, Mandy – Samstag, richtig?

– Genau.

– An dem Tag ist er zum ersten Mal wieder aus dem Haus gegangen.

– Nicht dein Ernst.

– Doch, sagte Mary. – Das ist jetzt – wie lange ist das her? Fast sechs Monate. Das will mir einfach nicht in den Schädel – von seinem Schädel ganz zu schweigen. Nein, so meine ich das nicht. Es war schrecklich für ihn.

Paula spürte langsam die Kälte unter sich. Die Feuchtigkeit – das Wetter. Aber es fühlte sich an wie durch mehrere Schichten. Es war trotzdem gemütlich. Ihre Knöchel waren blank. Blank – noch so ein Wort, das sie mochte; es machte was mit ihr, hatte es schon immer getan. Ihre Knöchel waren nicht kalt. Sie betrachtete einen davon genauer. Wie alt sah er aus? Sie hatte keinen Schimmer. Jedenfalls gar nicht so schlecht.

– Der arme Kerl, sagte sie.

Sie meinte es ernst.

Mary und Mandy hatten Charlo nicht gekannt. Er war seit fast dreißig Jahren tot. Sie wussten nur, dass Paula Witwe war. Sie wussten, dass ihr Mann von der Polizei erschossen worden war. Außerdem wussten sie – vermutlich –, dass er es drauf angelegt hatte. Das hatte man ihnen höchstwahrscheinlich Minuten nach ihrem Einzug gesteckt. Paula hatte garantiert ihren Ruf weggehabt, ehe sie sich persönlich kennenlernten. Paula, die Gangsterbraut und so weiter. Aber das juckte sie nicht – meistens. Charlo war der Vater ihrer Kinder. Er hatte Paula geliebt. Er hatte den Knöchel geküsst, den sie eben unter die Lupe genommen hatte. Einer der Knochen, die Charlo ihr nie gebrochen hatte – aber Paula ließ nicht zu, dass sie zu sentimental wurde. Sie hatte ihn geliebt, sie hatte sich immer nach ihm gesehnt. Von Anfang an. Seit sie zusammengekommen waren und noch lange danach – sie hatte sich zusammenreißen müssen, um nicht laut aufzustöhnen, wenn sie sich vorstellte, ihn zu spüren, oder wenn sie ihn tatsächlich spürte, direkt hinter sich, seine Hände auf ihren Hüften, sanft, ohne Druck, wenn er sie aufreizte, sie hinhielt. Sie hatte jeden Zentimeter an ihm geliebt und er jedes Stückchen von ihr. Früher mal. Davon war Paula immer noch überzeugt, sie hatte nie daran gezweifelt. Wenn Charlo wollte, konnte er sehr zärtlich sein. Hart und zart. Damals, als ihre Hand auf der Rückseite seines Oberschenkels ihn dazu brachte, zu tun, was sie wollte. Als er ihren Knöchel küsste, während er in sie eindrang. Als seine Zunge auf ihrem Hals sie verschwinden ließ. All das hatte Paula niemals vergessen, trotz all dem anderen. Sie waren füreinander bestimmt gewesen. Aber Charlo hatte ihr auch schrecklich Angst gemacht. Das war von Anfang an so gewesen – heute war ihr das klar. Charlo hatte ihr Angst eingejagt, und das war nie etwas gewesen, das sie gewollt hatte, das war für sie nie Teil eines Spiels gewesen. Es war nie ihres gewesen, immer nur ganz seine Sache. Sein Talent, ihr Angst zu machen – seine Begeisterung dafür. Sie konnte sich Willos Angst sehr gut vorstellen, bedroht von Michael Power. Ein Mann, der bei Charlo in die Lehre gegangen war. Allein die Vorstellung, Power über den Weg zu laufen! Allein die Möglichkeit! Sie glaubte zu wissen, nein, sie wusste, was Willo durchgemacht hatte.

Dabei fiel ihr wieder etwas ein.

– Hunde!

– Was ist mit Hunden?

– Du wolltest was über Hunde sagen.

– Echt? Nee, wollte ich nicht, oder? Was meinst du?

– Was über Hunde und Michael Power.

– Ach ja, stimmt. Jetzt weiß ich, was du meinst. Warte kurz.

Mary griff nach der Einkaufstüte, die sie aus dem Auto mitgenommen hatte, und zog sie zu sich auf den Schoß. Sie schaute hinein, nahm eine durchsichtige Plastikdose mit vier riesigen Cupcakes heraus und ließ sie zwischen ihnen auf die Erde plumpsen.

– Süßkram, sagte sie.

Die Hand verschwand wieder in der Tüte und brachte zwei winzige Weinflaschen zum Vorschein. Piccolo hieß die Flaschengröße. Paula erinnerte sich noch.

Marys Hand verschwand ein drittes Mal. Sie zog eine Dose italienische Limonade heraus, San Pellegrino.

– Magst du so was, Paula?

– Du bist der Hit, sagte Paula. – Das ist super.

Mary beäugte die Cupcakes.

– Eins von den Dingern ist blau.

– Die sehen doch toll aus, sagte Mandy.

Sie drehte den Deckel von ihrer Flasche.

– Hab die Gläser vergessen. Was solls? Hoch die Tassen.

Mary nahm die Flasche zum Mund und hielt sie schräg.

– Hervorragend, sagte sie, nachdem sie einen Schluck genommen hatte. – Gut gealtert. Er wurde erwischt, das Haus war vollgestopft mit Hunden und Welpen.

– Du meinst Power, sagte Paula.

– Genau.

– Die waren geklaut.

– Genau.

– Die Polizei hat ihn erwischt.

– Auf frischer Tat, quasi, sagte Mary. – Das muss man sich mal vorstellen. Sich so was anzutun. In seinem Alter, meine ich.

– Ist er verheiratet?

– Die ist längst über alle Berge.

– Tot?, fragte Mandy.

– Abgehauen nach Coolock, sagte Paula. – Hat wieder einen anderen, hab ich zumindest gehört.

– Einen, der keine Hundebabys klaut.

– Oder meinen Mann verprügelt, sagte Mary.

Das war der Moment gewesen, als ein Hund, ein kleiner Kerl ohne Leine, den Staren hinterherrannte. Das war der Moment gewesen, als Paula zum Besten gab, was sie wusste. Als sie das Wort »Murmuration« anbrachte.

Sie wird Joe nicht anrufen. Sie wartet, bis er sich bei ihr meldet.

Sie legt das Telefon zurück auf die Couch, mit dem Bildschirm nach unten, damit sie nicht ständig nachschaut, ob eine Nachricht oder eine WhatsApp aufleuchtet. Das meiste Gesirre – die Benachrichtigungen – hat sie ausgeschaltet. Das hatte sie eines Tages völlig allein hinbekommen, nachdem sie beinahe die Treppe runtergesegelt wäre, nur weil das Telefon mal wieder mit einer Nachricht sirrte. Paula hatte es zwischen zwei Stufen aus der der hinteren Hosentasche angeln wollen, sich dabei den Ellbogen an der Wand gestoßen und das Gleichgewicht verloren. Ihr Fuß war ins Leere getreten, sie hatte zwei Stufen ausgelassen und erschrocken nach dem Geländer gegriffen. Sie hatte geglaubt, sie hätte nicht genug Kraft, um den Sturz aufzuhalten. Doch selbst da hatte sie das Telefon nicht loslassen wollen, um sich mit beiden Händen festzuhalten. Hinterher war sie zitternd in die Küche gegangen, hatte sich mit dem Telefon hingesetzt, die Einstellungen geöffnet und fast alle Benachrichtigungen ausgeschaltet.

Sie hat ihre Bilder in Alben sortiert. Sie hat die Favoriten so sortiert, wie sie es möchte, zuerst die Enkelkinder nach Alter, dann ihre vier Kinder. Jack, Leanne, John Paul, Nicola. Von oben nach unten. Das ist ihre Reihenfolge – schon eine ganze Weile. Jack steht ganz oben, weil er so weit weg ist. Weil er ihr Baby ist. Ihr zweiunddreißig Jahre altes Baby. Weil er sie von ihrer besten Seite kennt. Weil er sich nicht an seinen Vater erinnert. Jack ist ihr Triumph, das Eine, das sie hinbekommen hat.

Nach Jack kommt Leanne, weil Leanne toll ist. Sie ist auf dem Weg der Besserung. Schrecklicher Ausdruck – »auf dem Weg der

Besserung«. Der Friedhof ist voll mit Leuten, die auf dem Weg der Besserung waren. Aber Leanne steht auf der Siegerseite, inzwischen schon seit einer ganzen Weile. Paula wird sich um Leanne immer Sorgen machen, und sie wird sie immer bewundern. Leanne ist von ihren Kindern das kaputteste. Früher hatte sie gedacht, das wäre John Paul, vor allem in den Jahren, als sie sich nicht sahen, als er nicht in ihre Nähe kam. Aber jetzt glaubt sie, es ist Leanne. Wenn Leanne das Zimmer betritt, hat sie immer die Schuld in der Tasche. Paulas Schuld. Aber Paula kann sich ihre Schuld ansehen, und manchmal schafft sie es sogar, ihr zu sagen, sie soll sich verpissen. Sie kann damit leben. Meistens.

Nicola steht zuunterst, bei den Kindern, nicht bei der Favoritenliste – da steht Joe –, weil sie so verlässlich ist. Zuverlässig. Lesbar. Paula kann Nicolas Sprüche vorhersagen, ehe sie den Mund aufmacht. Sie kann sie riechen, ohne Nicola sehen zu müssen. Sie wird älter, aber ihre Sprüche bleiben dieselben. Sie ist die allerbeste. Wortwörtlich, genau das denkt Paula. Mehrmals am Tag. Wäre Nicola nicht gewesen, wäre sie längst tot. Sie liebt sie, sie hat Respekt vor ihr. Aber sie nimmt ihr all das auch übel. Kleine Scheißmiss Perfect. Nicola hat in Paula, in ihrer Mutter, noch nie eine Erwachsene gesehen. Sie haben sich noch nie einfach so unterhalten. Ihre Gespräche sind immer wie eine Prüfung, ein Kreuzverhör. Fehlt nur noch der weiße Mantel. Sie hatte sogar mal einen, einen richtig weißen Mantel, und sie sieht toll aus darin, das Miststück. Nicola ist immer auf der Hut. Außer in letzter Zeit vielleicht. Seit Neuestem ist Paula die, die auf der Hut ist. Vielleicht. Wer weiß. Wer weiß, warum. Wer weiß überhaupt irgendwas?

John Paul ist da, wo er ist, weil sie ihn nicht kennt. Sie hat seine Telefonnummer, sie weiß, wo er wohnt. Er lässt sie die Enkelkinder sehen, sooft sie will. Aber sie ist lediglich zu Besuch. Genau wie er.

Sie kann es ihm nicht verübeln.

Sie hat die Liste seit Monaten nicht verändert. Bei Joe schwebte ihr Finger schon ein paarmal über der Löschtaste. Sie weiß nicht, warum – fair ist es nicht. Corona ist nicht Joes Schuld. Sie vermisst ihn nicht. Trotzdem will sie, dass er sie anruft. In Dollymount vorhin, beim Starenflug – bei der Murmuration –, hat sie ihn vermisst, da hat sie an ihn gedacht. Sie hat das Wort von Joe. Ohne ihn würde sie es nicht kennen. Und direkt im Anschluss, ganz kurz nur, nahm sie ihm das übel, die Tatsache, dass sie dank ihm Dinge weiß, und sie musste an sein Gesicht und seine Stimme denken, wenn er ihr Dinge erklärte, ihr was beibrachte. Noch während sie darüber nachdenkt, schiebt sie den Gedanken wieder beiseite, vertreibt ihn wie der Hund vorhin die Stare. Ihr fällt ein, wie sie sich einmal gemeinsam einen Film ansahen.

– Was meinst du, Paula? Wollen wir *Die Vögel* schauen?

– O ja – super Film.

– Hitchcock.

– Wenn du das sagst, Joe.

– Einer seiner besten.

– Hab ich schon mal gesehen. Ein Horrorfilm. Ich liebe es.

– Streng genommen ist es kein Horrorfilm.

– Aber so was von. Streng genommen.

Sie war ihm die ganze Zeit auf die Nerven gegangen. Er wollte einfach nur den Film sehen, und sie wollte mittendrin sein. Sie krallte sich an sein Bein, er schrie auf. Zuerst war er sauer, doch dann fing er an zu lachen. Er spulte zurück bis zu der Stelle, ehe sie ihn gepackt hatte, wo die Kinder aus der Schule geführt werden und die Vögel, die sich auf dem Spielplatz versammelt haben, anfangen, sehr laut mit den Flügeln zu schlagen und dann auf einmal alle zusammen auffliegen, wie eine Explosion. Beim zweiten Mal wusste Paula nicht mehr, weshalb sie nach seinem Bein gegriffen hatte, weshalb sie gedacht hatte, er müsste sie beschützen, oder warum sie seine Aufmerksamkeit wollte. Als der Film vorbei war und sie aufstand und sich streckte, nachdem sie den ganzen Film lang zusammengerollt auf dem Sofa gelegen hatte, drehte er sich zu ihr um und lächelte.

– Ich muss schon sagen, Paula, du trägst durchaus zu dem Erlebnis bei.

Sie hätte ihn am liebsten geschlagen.

– Die Vögel sind super, aber die Menschen sind ziemlich scheiße, sagte sie.

– Da muss ich dir recht geben.

Sie wollte ihn umarmen. Umarmen und schlagen. Den herablassenden Arsch.

– Angeblich hat Hitchcock Tippi Hedren das Leben zur Hölle gemacht.

– Das glaube ich gern, sagte Paula. – Sie ist gut.

Das Telefon leuchtet auf – an, aus, an, aus – sie kann es auf dem Sofa sehen. Sie sieht die Krümel und den Dreck auf dem Bezug. Sie nimmt das Telefon hoch.

Es ist Joe.

Sie geht nicht ran. Sie weiß nicht, wieso, das ist Grund genug. Nicht wissen. Sie legt das Telefon wieder neben sich.

Falls er's noch mal versucht, geht sie ran.

Sie dreht das Telefon um, sodass der Bildschirm nach oben zeigt. Sie will die Krümel nicht mehr sehen und den Dreck. Es ist kein Dreck, keine Vernachlässigung. Es sind nicht nur die Krümel, es ist das Haus – es fällt auseinander. Wenn sie hinsieht.

Sie sieht nicht hin. Und sie will auch nicht, dass andere hinsehen. Ihr geht es gut.

Das Telefon leuchtet wieder auf.

Es ist Nicola.

– Hallo, Liebes.

– Ich steh draußen, sagt Nicola. – Ich hab meinen Schlüssel vergessen.

– Draußen? Wo, draußen?

– Machst du mir bitte die Tür auf?

– Schau dir die an, sagte Mary leise.

Paula war abgedriftet, hatte einem mit grünen und gelben Containern beladenen Schiff bei der Einfahrt in den Hafen zugesehen, vorbei am Poolbeg-Leuchtturm, der ihr die Sicht versperrte. Sie zählte die Container, aber nicht wirklich. Versuchte, auf Deck irgendwelche Gestalten zu entdecken, irgendwelche Menschen. Aber nicht wirklich. Sie ließ sich treiben. Dachte darüber nach, dass sie noch vor sechs oder sieben Jahren niemals einfach so hätte dasitzen können. Sie hätte Angst gehabt, dass ihr die Feuchtigkeit in die Knochen kriecht, bis zu den verheilten Knochenbrüchen. Sie hätte niemals so lange still sitzen können – sie hätte nicht gewusst, wie. An feuchtkalten Tagen kamen die Schmerzen, das war immer noch so, aber vielleicht lag es daran, dass sie jetzt älter war und Schmerzen in diesem Alter was Normales; vielleicht hatte sie sich selbst eingeholt. Sie wusste es nicht. Sie war in der Lage, die Charlo-Zeiten in Schach zu halten. Auf Abstand zu halten. Da war der Charlo, mit dem sie Witze riss, der erfundene Charlo, und dann gab es den echten. Der echte Charlo blieb jetzt länger weg. Allein zu leben half. Das war ihr eines Tages klar geworden, als sie merkte, dass sie ständig auf das Geräusch der Haustür lauschte, darauf wartete, dass Leanne nach Hause kam – noch Monate nachdem Leanne ausgezogen war. Sie würde die Haustür nicht mehr hören, sie musste Leanne nicht mehr anschauen. Sie musste nicht mehr sichergehen, dass sich ihre Sorgen, die Enttäuschung, die Angst, dass sich nichts von alldem auf ihrem Gesicht spiegelte, wenn sie Leanne ansah. Oder ihre Verachtung. Der Hass. Sogar solche Gedanken waren jetzt möglich – dass sie ihre Tochter manchmal hasste, all ihre Kinder –, ohne sofort im Erdboden versinken zu müssen.

Schuld. Das war Charlos Erbe. Das war der Familienschmuck. Eine Halskette mit Perlen aus tintenschwarzer Schuld. Die sie würgte. Sie fasste sich an den Hals. Da war nichts.

Sie schaute Mandy an. Sie schlief. Paula grinste. Sie lachte.

– Verflucht noch mal, sagte sie. – Wie hat sie das hingekriegt?

Mandy lag auf ihrer Jacke und hatte den Kopf in die Kapuze gesteckt, als hätte sie sie beim Hinlegen schon aufgehabt. Hatte sie aber nicht. Paula hatte ihr zugesehen, als sie sich vor ein paar Minuten langmachte. Inzwischen hatte Mandy ihren Kopf, hatte sie das ganze Gesicht in die Kapuze reinmanövriert. Sie lag breitbeinig da, mit abgespreizten Füßen, die Zehen nach oben gereckt, wie eine Karikatur.

– Wie die aussieht, sagte Mary.

Paula freute sich – sie hatte Mary schon wieder für sich.

– Das liegt an den Kindern, sagte sie.

– Ich erinnere mich, sagte Mary. – Undeutlich. Einmal bin ich mit dem Kopf im Kühlschrank eingeschlafen. Ungelogen. Mit dem Schädel auf einem Gitterfach.

– Du lügst.

– Ich schwöre bei Gott – die eine Gesichtshälfte war hinterher noch wochenlang orange von dem Käse, auf dem ich lag.

– Orange ist deine Farbe.

– Reifer Cheddar, sagte Mary. – Willo hat mich danach monatelang immer nur auf diese Seite geküsst. Er meinte, das wäre der Geschmack einer reifen Frau.

Paula lachte.

– Zum Valentinstag hat er mir eine Schachtel Calivita geschenkt, sagte Mary.

Paula musste noch mehr lachen, es tat beinahe weh.

– Woher willst du das eigentlich wissen?, fragte Mary.

– Was denn?

– Dass Orange meine Farbe ist. Was weißt du schon von Farben?

Damit sagte Mary Paula, dass es ihr genauso ging. Dass sie ebenfalls froh war, Paula für sich zu haben.

– Ich kenne mich aus mit Orange, sagte Paula.

– Wie das denn? Wie kannst du dich damit auskennen?

– Ist eben so.

Das mit den Farben war der Grund, weshalb sie so enge Freundinnen geworden waren. Mary arbeitete in der Reinigung ein Stück die Straße runter, bei Brand New Cleaners, und hatte Paula irgendwann – das war etwa acht Jahre her, vielleicht auch neun – erzählt, dass dort ein Job frei wäre. Zwar nur in Teilzeit, aber falls Paula ihn wollte, würde sie ihn kriegen – Mary würde ein gutes Wort für sie einlegen. Das war, nachdem Paula Mary erzählt hatte, dass sie nicht mehr lange Büros putzen konnte.

Die Putzerei hatte Paula fast umgebracht. Das bringt mich noch um, hatte sie gedacht, als sie auf dem Heimweg an der Bushaltestelle Mary getroffen hatte. Sie konnte kaum laufen. Die Rückenschmerzen waren grausam, die reinste Hölle. Sie konnte nichts dagegen tun. Sie flammten immer wieder auf, aber normalerweise gingen sie auch immer wieder weg. Diesmal waren sie aufgeflammt, hatten sie innerlich fast zerfetzt und waren nicht wieder weggegangen. Seit sechs Tagen. Sie hatte zwischendurch immer wieder geweint, auf dem Nachhauseweg hatte sie wieder geweint. Sie hatte mit dem Paracetamol aufgehört – das Zeug half ihr nicht mehr. Am Abend davor hätte sie auf dem Rückweg fast am Off-Licence haltgemacht, zum ersten Mal seit einer Ewigkeit, und ihre Scham war das Einzige gewesen, was sie schließlich abhielt, was sie dazu brachte, auf direktem Weg nach Hause zu gehen. Sie hatte durchs Fenster gesehen, dass einer der Nachbarsjungen – Eric, Rita Kavanaghs Jüngster – hinter dem Tresen arbeitete.

An diesem Abend hatte sie den 29A nach Hause genommen. Der Weg von der Haltestelle war zwar länger, dafür musste sie weder am Off-Licence noch am Pub vorbei. Mit dem DART fuhr sie überhaupt nicht mehr, obwohl die Haltestelle näher lag als jeder Bus. Am Bahnhof gab es kein Personal mehr. Es war inzwischen alles automatisch – unbemannt, hatte irgendjemand es genannt. Manchmal war sie die Einzige gewesen, die ausstieg, an einem menschenleeren Bahnsteig – nur ab und zu lungerten irgendwelche Jugendliche dort rum, Teenager, die sie nicht kannte. Eines Tages hatte einer von denen sie angerempelt – nicht fest, aber es hatte ihr Angst gemacht. Der Zugang zu den Bahnsteigen lag nicht direkt an der Straße, man musste einen schmalen Fußweg entlang, um dorthin zu kommen. Und es war dunkel. Sie hatte gezittert, als sie nach Hause kam.

Sie war auf dem Nachhauseweg noch bei Centra vorbeigegangen, weil sie nicht wusste, ob Milch im Haus war, und sich garantiert weder Leanne noch Jack darum gekümmert hätten – damals wohnten beide noch zu Hause –, als Mary aus dem Laden kam und sie sah.

– Himmel, Paula – geht's dir gut, Süße?

Paula nickte.

– Alles gut, Mary, danke, hatte sie gesagt und war sofort in Tränen ausgebrochen.

Ein paar Tage später hatte Mary dann bei ihr an die Tür geklopft und ihr von dem Job bei Brand New erzählt. Paula hatte wieder geweint. Sie hatte geweint, gelacht, sich entschuldigt.

– Ich bin eine dumme Kuh, hatte sie gesagt und dabei weiter geweint. Ihr war klar gewesen, dass sie weniger Geld nach Hause bringen würde, und ihr war klar gewesen, dass sie jetzt schon jeden einzelnen Cent brauchte, eigentlich mehr. Doch noch ehe sie Mary sagte, dass sie den Job annehmen würde, löste sich der Klammergriff der Schmerzen an ihren Rippen ein bisschen. Allein das Angebot hatte gereicht.

Damals hatten sie auch festgestellt, dass Paula farbenblind war. Nach ein paar Tagen im neuen Job hatte Paula das Sortierkarussell gedreht – sie liebte diesen Teil ihres Jobs – und gewartet, bis der Rock der Kundin langsam um die Ecke kam, und dann hatte sie ihn an sich vorbeiziehen lassen.

– Der da, Paula – jetzt ist er an dir vorbei, schau doch. Der blaue – nein, der blaue, Paula.

Mary hatte sich an Paula vorbeigebeugt, das Karussell abgeschaltet und den Rock heruntergeholt. Die Kundin zahlte und ging, und Mary platzte fast vor Lachen.

– Du bist farbenblind!

– Bin ich nicht – bin ich nicht! Wie soll ich denn farbenblind sein? Ich bin fast sechzig.

Mary kriegte sich nicht mehr ein. Sie musste sich an den Schalter lehnen.

– Das ist wirklich die Höhe, sagte sie. – Okay, schau mal hier, bitte.

Sie zeigte auf eine Bluse.

– Was ist das für eine Farbe?

– Pink. Scheißpink, verdammt! Lass mich in Frieden, Mary.

– Eins zu null für dich, sagte Mary. – Bei Rosa kann man dir jedenfalls nichts vormachen. Jetzt das hier – schnell.

– Blau.

– Wie bitte?

– Grün.

Paula konnte zwischen den dunkleren Blau- und Grüntönen keinen Unterschied erkennen.

– Flieg ich jetzt raus?

– Was?, fragte Mary. – Wer sollte dich denn feuern?

– Dermot.

Dermot war der Eigentümer der Reinigung. Paula hatte ihn an ihrem ersten Arbeitstag ungefähr zwei Minuten lang gesehen. Er war ganz okay gewesen.

– Mach dir wegen Dermot keinen Kopf, sagte Mary. – Das merkt der gar nicht. Außerdem ist Dermot super. Du müsstest schon mit Armbinde durch die Gegend laufen, damit Dermot dich feuert. Ich finde das scheißwitzig, du etwa nicht? Welche Farbe hatte deine Schuluniform?

– Weiß ich nicht mehr.

– Weil du's noch nie wusstest.

– Nein, im Ernst. Ich kann mich nicht erinnern.

Schon möglich, dass Dermot super war, Paula hatte trotzdem Angst um ihren neuen Job gehabt. Der Gedanke, wieder putzen zu gehen, schien völlig unmöglich. Allein bei der Vorstellung, wieder zur Bushaltestelle zu laufen, wollte sie sich sofort irgendwo verkriechen und sterben – falls ihr Rücken es überhaupt zuließ, dass sie sich irgendwo verkroch. Doch Mary und die anderen Mädels in der Reinigung hatten ihr beigestanden und dafür gesorgt, dass Paulas Farbenblindheit ihr kleines Geheimnis blieb. Ihr ganz privater Witz. Wenn Paula am Karussell stand, behielten die anderen sie im Auge. An Paulas Geburtstag sangen sie für sie die alte Vicky-Leandros-Schnulze.

– BLUE – BLUE – MY LOVE IS GREEN –

– Haha, sehr witzig.

Sie hatten sogar einen Kuchen für sie gebacken.

– Na, Paula, welche Farbe hat die Glasur?

– Ihr könnt mich mal, ihr blöden Weiber.

Paula und Mary wurden beste Freundinnen. Wie damals in der Schule. Genau so kam Paula sich manchmal vor. Sie kam zur Arbeit, und wenn sie merkte, dass Mary keinen Dienst hatte, wollte sie am liebsten sofort wieder nach Hause gehen. Manchmal fragte sie sich, ob Mary Carmels Stelle eingenommen hatte. Paulas Schwester Carmel war vor acht Jahren gestorben. Aber eigentlich glaubte sie es nicht. Mary war völlig anders als Carmel. Paula und Carmel hatten sich gut verstanden, aber Carmel war immer Paulas große Schwester geblieben. Sie hätten nie auf Augenhöhe sein können – dazu hatten sie viel zu viel schlimme Vergangenheit, zum Großteil Paulas. Carmel hatte Paula viel zu oft gerettet. Sie hatte Paula die mit Scheiße und Kotze beschmierten Sachen ausgezogen und sie unter der Dusche festgehalten. So was hatte Paula für Carmel nie getan.

Sie hatte Carmel nie Geld geliehen, ohne es jemals wiederzusehen. Sie hatte sich nie zwischen Carmel und ihren Mann gestellt, wenn er sich im Flur auf sie stürzte. Bei ihr und Mary existierte kein solches Ungleichgewicht. Mary hatte Paula zwar den Job besorgt, aber das war auch schon alles. Zwei Tage später standen sie nebeneinander und schauten zum Fenster raus.

– Das ist toll, sagte Mary. – Es ist fantastisch, Paula, findest du nicht?

– Ja, sagte Paula.

– Schau doch mal, sagte Mary.

Sie deutete auf die Worte, die ins Fenster geklebt waren, den Firmennamen, direkt über ihren Köpfen.

– Wir sind brandneu, wir zwei, sagte sie. – Mehr kann man in unserem Alter kaum verlangen, oder?

Manchmal wünschte Paula, sie wäre Mary früher begegnet. Aber ihr war bewusst, dass Mary dann längst nicht mehr ihre Freundin wäre. Sie hätte Paula schon vor Jahrzehnten abgeschrieben – vor vier Jahrzehnten. Sie hätte die Straßenseite gewechselt, um ihr aus dem Weg zu gehen. So war es besser. Viel besser.

Sie fühlte sich ein bisschen steif vom Sitzen auf der Erde, aber sie wollte nicht aufstehen. Das hätte wie eine Aufforderung ausgesehen. Zeit zu gehen. Sie wollte nicht weg von hier. Nie wieder.

– Weißt du, woran wir überhaupt nicht gedacht haben?, sagte Mary.

– Woran denn?

– An unsere Blasen.

– Also ich hab meine dabei, sagte Paula.

– Scherzkeks, sagte Mary. – Ich bin jedenfalls kurz vor dem Platzen. Du etwa nicht?

– Ich hab mir kein Weinchen gegönnt.

– Verarsch mich nicht, sagte Mary. – Das war doch nur ein Kinderfläschchen.

– Einer hat's trotzdem das Licht ausgeblasen.

Mandy schlief immer noch wie ohnmächtig.

– Die sollte uns fahren, sagte Mary. – Verfluchte Scheiße, jetzt müssen wir laufen.

– So weit ist es auch wieder nicht.

– Und ob, sagte Mary. – Wo soll ich denn jetzt pinkeln gehen? Ich mach mir gleich ins Höschen.

Paula schaute sich um und zeigte auf ein rundes schwarzes Ding ein Stück weiter unten, hinter dem Happy Out, neben der Holzbrücke.

– Ist das da keine öffentliche Toilette? Das Dings da drüben?

– Meinst du das Teil, vor dem ungefähr hundert Leute Schlange stehen?

– Genau.

– Wenn ich mich da anstellen muss, mach ich mir wirklich in die Hose.

– So viele sind das doch gar nicht, sagte Paula. – Das sieht nur so schlimm aus, weil die alle Abstand halten.

– Siehst du den Typen ganz hinten?

Mary machte sich daran aufzustehen. Sie packte Paulas Schulter. Sie stützte sich darauf und hievte sich hoch.

– Der, der gerade die Maske aufsetzt, siehst du den? Mit der roten Kappe?

– Ja, sagte Paula.

– Also der geht garantiert scheißen, und ich gehe ganz sicher nicht nach dem da rein – da kannst du Gift drauf nehmen. Wie der schon dasteht. Der kneift verzweifelt die Pobacken zusammen, damit ihm nur ja nichts entwischt.

Sie tat Paula weh. Ihre Finger gruben sich beim Aufstützen in ihre Schulter. Eine Sekunde lang belastete Mary Paula mit ihrem kompletten Körpergewicht. Dann ließ sie schwankend los. Stöhnend richtete sie sich auf.

– Verflucht windig hier oben, sagte sie. – Ich probier's mal da drüben. Der perfekte Ort für 'nen Busch.

Sie deutete zu den Dünen. Es gab ein paar vereinzelte Bäume, dahinter lag das Meer.

Paula lachte, obwohl sie nicht wollte, dass Mary wegging.

– Vergiss deine Maske nicht.

Mary hatte sich schon in Bewegung gesetzt.

– Damit wisch ich mir die Muschi ab, rief sie zurück.

Eine Frau schaute erst Mary und dann Paula an. Sie merkte, wie Paula zurückschaute, zögerte kurz und sah dann schnell weg. Paula starrte weiter in ihre Richtung, für den Fall, dass die Frau einen zweiten Blick wagte. Sie würde sie in Grund und Boden starren. *Braves Mädchen, Paula – los, geh rüber und knall ihr eine. Ach, Charlo, halt's Maul. Geh schon, Paula, sie hat's nicht anders verdient. Denkt abfällig über deine Freundin.* Sie würde es tun. Wenn sie der Meinung wäre, die Frau – sie war halb so alt wie Paula – hätte es verdient. Wenn sie zu dem Schluss käme, die Frau würde schlecht über Mary denken. Wenn Paula sie dabei erwischen würde, wie sie mit ihren Leuten da drüben tuschelte. Wenn die vier da drüben anfangen würden, hinter vorgehaltener Hand zu lachen. Oder wenn sie sich umdrehten und Mary nachschauten, während sie an den Fahrradständern vorbeilief und zwischen die hohen Grashalme trat. Sie würde rübergehen und sie vermöbeln. Sie hatte das in sich. Nicht theoretisch. Tatsächlich. Sie würde rübergehen und der dämlichen Kuh die Fresse polieren.

Das war absurd – Paula wusste das. Sie hatte nicht die Absicht, irgendetwas zu unternehmen. Die Frau war kein Miststück. Vermutlich. Kein außerordentliches. Sie hatte das, was Mary gesagt hatte, witzig gefunden, genau wie Paula. Lustig, wie nahe Wut und Glück manchmal zusammenlagen. Wenn die Frau noch mal zu ihr rüberschaute, würde Paula zurücklächeln und genau dasselbe empfinden wie vor ein paar Sekunden.

Sie hat immer noch das Telefon in der Hand. Die Verbindung steht noch. Sie hört Nicola atmen, offensichtlich nur ein paar Schritte entfernt, draußen vor ihrer Haustür. Sie weiß nicht, ob sie noch mal was sagen soll. Ob sie beim Aufstehen weiterreden soll. Weiterreden soll, während sie in den Flur geht und nach vorne zur Haustür.

Paula braucht beide Hände, um sich von der Couch hochzuhieven. Sie ist nach dem langen Tag steif geworden. Das nimmt ihr die Entscheidung ab. Sie drückt den roten Kreis, aber sie braucht trotzdem Zeit, das Telefon auf die Couch zurückzuwerfen. Zeit, mitzukommen. Zeit, sich von Nicola zu trennen.

Sie hasst die Haustür, dieses verfluchte Drecksding. So oft hatte sie davorgestanden und wollte sich zwingen, sie aufzumachen und zu gehen. Mit blutendem Gesicht. Mit zugeschwollenem Auge. Nicht in der Lage, die Türklinke richtig zu erkennen. Weil sie alles verschwommen sah. Sie schaffte es nie. Obwohl sie den ganzen Tag rein- und rausgelaufen war, Einkaufen, zur Arbeit. Wenn es darum ging, die Tür aufzumachen und endgültig zu gehen, schaffte sie es nicht. Es ging immer nur mit Rückreiseticket. Einmal hatte sie Jack und Leanne dabeigehabt, die Schulranzen vollgestopft mit Klamotten. Sie hatten gefühlte Stunden vor der Tür gestanden. Bis Leanne sagte, sie müsse aufs Klo. Das war das Ende gewesen, die Ausrede, auf die sie gewartet hatte.

Sie hasst das Riffelglas, die Tatsache, dass sie nicht erkennen kann, was ihr bevorsteht. Es ist Jahre her, seit sie sich deshalb Sorgen machen musste. Seit sie jedes Mal am liebsten kotzen wollte, wenn sie die Haustür öffnete. Trotzdem bringt es sie immer noch beinahe um. Die Erinnerung packt sie immer noch an der Gurgel, wenn sie das Haus verlassen will, vor allem, wenn es schon dunkel ist. Es kommt ihr vor, als würde die Türklinke vor ihr auf und ab hüpfen, während sie danach greift.

Das jetzt hier, das macht ihr Angst. Nicola, die vor ihrer Haustür steht. Paula würde am liebsten so tun, als wäre sie nicht da, nicht zu Hause. Aber dazu ist es jetzt zu spät. Das Flurlicht ist schon an. Sie hat es vorhin angeknipst. Nicola kann garantiert sehen, wie Paulas Umriss schärfer wird, während sie sie der Tür nähert. Sie hat sie sicher längst gesehen.

Sei nicht so grausam, denkt sie. Das ist Nicola. Garantiert stimmt etwas nicht. So was tut sie sonst nie, einfach hier aufkreuzen, ohne vorher zu schreiben – erst recht nicht seit Corona. Sie braucht dich – sie ist auf dich angewiesen.

Scheiße – es geht ihr trotzdem auf den Zeiger. Das zu denken, genügt. Sofort geht es ihr besser. Weil sie den Gedanken erst zulässt und gleich darauf erstickt.

Paula öffnet die Haustür.

Nicola trägt eine Maske. Der Anblick ist ein Schock. Sie hat Nicola im letzten Jahr schon zigmal mit Maske gesehen, aber es sieht immer noch nicht richtig aus. Als würde sie versuchen, sich dahinter zu verstecken.

– Alles in Ordnung, Süße?

Das ist nicht Nicola. Es ist, als würden Teile von ihr fehlen, als wären sie ausradiert worden. Es liegt nicht nur daran, dass es draußen dunkel ist und Nicola am Rand des Lichtkegels steht. Sie ist irgendwie weniger geworden – daran liegt es. Nicola ist geschrumpft.

Paula tritt vor die Haustür. Sie hält sie fest, damit sie nicht ins Schloss fällt. Der Schlüssel steckt innen.

So nahe vor ihr ist Nicola wieder mehr sie selbst. Aber sie wirkt verängstigt, trotz der Maske.

– Komm rein, Süße, sagt Paula.

Sie macht die Tür weit auf und tritt rückwärts in den Flur.

– Komm rein.

Sie ist sich nicht sicher, ob so was bisher jemals vorgekommen ist.

Seit sie zwölf oder dreizehn war, hat Nicola einen eigenen Hausschlüssel. Sie hat den Schlüssel noch nie verloren oder vergessen.

Paula wiederholt es noch einmal.

– Komm rein.

In dem Moment rührt sich Nicola. Paula macht ihr Platz, lässt sie vorbei. Schließt die Haustür. Nicola bleibt im Flur stehen. Ein paar Schritte von der Tür weg. Als Paula an ihr vorbeigeht, dreht sie sich unvermittelt um, streift sie. Es wirkt fast aggressiv. Als würde Nicola Paula bedrängen. Ihr nicht erlauben, sich zu bewegen.

Wie Charlo.

Wie ihr Vater.

Aber dann das Gesicht – Gott – dieses Gesicht. Das ist ihr kleines Mädchen. Paula legt Nicola sanft die Hand auf die Wange. Ihre Haut ist feucht. Nicola schiebt die Hand weg – nicht wirklich barsch. Sie fasst unter das Gummiband der Maske – gelbe und graue Diagonalstreifen –, hebt es vom Ohr weg und nimmt die Maske ab. Lässt sie fallen.

Paula legt einen Arm um Nicola. Nicola lässt es zu – sie vertraut ihr. Sie will ihre Mutter.

Ihre Mutter Paula. Sie will mich, denkt sie.

– Alles okay? Nicola?

– Ja, ja.

– Komm rein, Süße – komm rein. Komm hier rein und setz dich.

Sie führt Nicola die paar Schritte von der Wohnzimmertür zur Couch. Es ist, als schaffte Nicola das nicht alleine. Paula hilft ihr, sich zu setzen. Nicola hat weder Mantel noch Jacke an. Nur einen Hoodie, der wahrscheinlich ein Vermögen gekostet hat – als wäre sie einfach so aus dem Haus gelaufen.

– Wie bist du hergekommen, Süße?

– Bin gefahren.

– Okay – super.

Paula fragt sich, wo der Autoschlüssel ist. Der Hoodie hat keine Taschen.

– Möchtest du eine Tasse Rosie Lee?

Es ist ein alter Witz zwischen ihnen, Kamillentee und Pfefferminze und Salbei heißen bei ihnen Rosie Lee.

Nicola schüttelt leicht den Kopf.

– Nein danke.

Paula setzt sich neben sie. Sie hält Nicolas Hand zwischen ihren. Nicola hat lange Finger – sie war schon als Baby lang und dünn.

– Also, sagt Paula.

Es gibt nichts, was sie sonst sagen kann. Was sie denken kann. Sie löst die linke Hand, legt sie Nicola auf die Schulter, auf den Rücken, auf den Hinterkopf – auf die Haare. Sie legt ihr die Hand wieder auf die Schulter. Wartet.

Als Mary sich wieder setzte, wachte Mandy auf.

– Hat dich wer gesehen?, fragte Paula.

– Hab zumindest nichts gemerkt, sagte Mary. – Ich war mit anderen Dingen beschäftigt.

Sie schaute prüfend in die leere Weinflasche, hielt sie gegens Licht.

– Meditation und Konzentration sind der Weg zu einem Leben in Gelassenheit, Gleichmut und trockenen Schlüpfern.

Mandys Kopf steckte immer noch tief in der Kapuze, aber sie hörten und sahen sie lachen.

– Das ist mein Wahlspruch, sagte Mary.

Paula sah zu, wie Mandy sich die Kapuze aus dem Gesicht schob. Ohne sich aufzusetzen, streckte sie sich nach der braunen McDonald's-Tüte, steckte die Hand hinein, und sie kam mit ein paar Papierservietten wieder zum Vorschein.

– Ich bin dran, sagte sie.

– Aber nicht hier, Mandy, sagte Mary. – Himmel noch mal.

Steh gefälligst auf und lauf ein Stück.

Stöhnend rappelte Mandy sich auf.

– Wenn ich zurück bin, fahren wir nach Hause, okay, Mädels?

– Gut.

– Mary, wo warst du?

– Irgendwo da drüben – siehst du diesen Busch an der Seite, da drüben, oder Baum, was auch immer das sein soll? Da hinten bei dem Zaun. Direkt dahinter. Superstelle. Stinkt allerdings ein bisschen.

Sie schauten Mandy hinterher, mit ihrem Büschel Servietten in der Hand.

– Himmel, geht's noch auffälliger?, sagte Mary. – Die blamiert sich doch, Paula.

– Absolut keine Klasse, sagte Paula.

– Absolut nicht, sagte Mary. – Wahrscheinlich fängt sie gleich noch an zu pfeifen.

Eine Weile schwiegen sie. Der Tag war vorbei. Es war zwar noch hell, aber die Wärme war verschwunden. Paula sah, wie die Leute an ihren Jacken und Pullovern die Reißverschlüsse hochzogen. Sie spürte die Kälte an Kragen und Knöcheln. In den Händen, in den Gelenken. An den verheilten Knochenbrüchen.

– Danke, Mary.

– Wofür denn?

– Für diesen Tag, sagte Paula.

– Ja, das war einer von den guten, oder?

– Es war toll.

– Ich hab die Schnauze voll von meinem Mann, Paula, sagte Mary.

Sie schaute über das Wasser, rüber zum South Wall und zu den Schloten vom Heizkraftwerk.

– Im Ernst?

– Ja. Irgendwie schon.

Sie hatte sich nicht bewegt.

– Weißt du …

Paula hörte ein Geräusch. Sie schaute zu ihr rüber. Mary hatte die Hände aufs Gesicht gedrückt.

– Ach, Mary …

– Nein, nein, alles super, sagte Mary. – Gott, ich hasse diese Gefühlsduselei.

Eilig wischte sie sich mit der Faust über die Wange und nahm die Hände runter.

– Alles gut?

– Mir geht's gut, sagte Mary. – Alles klar auf der Andrea Doria. Es ist nur … Weißt du, Paula?

– Was denn?

Paula schaute Mary ins Gesicht, versuchte rauszufinden, was sie verpasst hatte.

– Ich beneide dich, sagte Mary.

– Wie bitte – was?

– Doch, es stimmt, sagte Mary. – Ich bin total neidisch auf dich.

In Paula kochte nichts hoch, auch nicht der Drang, ihre Freundin anzuschreien, sie solle das Maul halten, sie hätte keine Ahnung von Paulas Leben. Sie war in der Lage, zu warten und zuzuhören – das konnte sie leisten. Sie hatte gesehen, in welchem Zustand Mary eben gewesen war. Sie sah sich um, wollte schauen, ob Mandy schon auf dem Rückweg durchs hohe Gras war. Von ihr war nichts zu sehen.

– Ich war zwanzig, als ich geheiratet habe, sagte Mary. – Völlig Banane, wenn man darüber nachdenkt. Aus heutiger Sicht. Total irre. Ich meine, zwanzig?

– Ja, sagte Paula.

– Er war neunzehn. Wir waren quasi noch Kinder.

– Ja.

– Ich wünschte, er wäre tot, sagte Mary. – Nein, natürlich nicht, aber irgendwie schon.

– Wäre es nicht einfacher, er würde dich verlassen?

– Nein, auf keinen Fall. Ich will ihn tot. Also nicht wortwörtlich.

– Ich weiß.

– Es wäre lustiger, wenn er tot ist, sagte Mary.

– Okay?

– Ich könnte Trauer tragen und mein Leben leben.

Jetzt sah Paula Mandy zurückkommen, sie lief mit gesenktem Kopf gegen den Wind. Sie hob den Blick, um sich zu vergewissern, dass die Richtung stimmte. Von ihrem Platz aus konnte Paula sie gut sehen. Sie hob den Arm und winkte, und Mandy sah sie und winkte zurück.

– Er behandelt mich, als wäre ich seine Mutter, sagte Mary. – Ich meine, ich mache ihm keinen Vorwurf, nach allem, was passiert ist, versteh mich nicht falsch. Aber ...

– Es geht dir jetzt schon ein bisschen zu lange?

– Nein, das ist es nicht. Doch, auch. Aber eigentlich nicht. Das ist nicht schlimm. Obwohl – weißt du, ich kann mir nicht vorstellen, dass dein Alter sich eingesperrt hätte, nachdem er Schläge kassiert hat, Paula.

Charlo hätte die Schläge ausgeteilt. *Darauf kannst du deinen Arsch verwetten*. Doch Paula hielt den Mund. Sie hätte gerne was gesagt – kurz war sie wütend. Sie wollte nicht, dass ihr Leben und Charlos Rolle auf diese Weise ans Licht gezerrt wurden. Sie hatte keine Lust, sich Marys Vermutungen anzuhören, ohne darauf zu reagieren, ohne die Dinge richtigzustellen – ohne ihr zu sagen, sie solle das Maul halten. Aber sie schluckte die Worte runter.

Mandy war jetzt fast wieder bei ihnen.

– Mir ist klar geworden, dass er mich schon immer so behandelt hat, sagte Mary. – Das habe ich inzwischen erkannt.

– Oh.

– Ja, ich glaube schon. Dabei bin ich nicht gefühllos – glaube ich zumindest nicht. Aber er kriegt einfach den Hintern nicht mehr hoch. Geht nicht mehr aus dem Haus. Also muss ich raus – verstehst du, was ich meine?

Paula brauchte nicht zu antworten. Mary schaute nicht sie an. Sie sah zu Mandy hoch, bereit, ihr zuzulächeln. Mandy setzte sich nicht wieder hin, sondern blieb stehen. Sie wollte los. Sie schaute zurück Richtung Straße, Richtung Holzbrücke, zurück zu ihrem Leben.

– Die Party ist vorbei, oder, Mandy?, sagte Mary.

– Tut mir leid, sagte Mandy.

– Nein, nein, schon gut. Zeit, aufzubrechen.

Sie standen auf. Sie schafften es, ohne zu stöhnen oder sich gegenseitig wieder zu Boden zu reißen. Dann fingen sie an aufzuräumen. Jetzt stöhnten sie doch, beim Bücken. Sie lachten los. Ihre Gesichter waren einander ganz nahe, das von Paula und das von Mary. Mary lächelte schnell – unsicher – und zwinkerte Paula zu. Einen kurzen Moment lang wollte Paula sich vorbeugen und sie küssen. Richtig küssen.

– Also, sagt sie.

Ihr fällt in letzter Zeit auf – so wie jetzt gerade, mit Nicola neben sich –, wie oft sie das sagt. Also. Sogar, wenn sie alleine ist. Also ist momentan ihr Lieblingswort. Akzeptanz. Unsicherheit. Nervosität. Angst. Also. Also. Also. Also. Oder als sie das letzte Mal Sex hatte und Joes Hörgeräte auf dem Nachttisch sah. Also. Es ist zu ihrem Soundtrack geworden.

– Also, sagt sie jetzt. – Was ist los?

Paula rechnet nicht mit einer Antwort. Sie hätte gerne eine, aber sie akzeptiert trotzdem irgendwie, dass es keine Antworten gibt. Nichts ist in Ordnung, nichts ist jemals heil und ganz und erledigt. Sogar Nicola – der heilste Teil von Paulas Leben. Insgeheim hat sie darauf gewartet, hat sie immer gewusst, dass so was irgendwann kommt.

– Kann ich hierbleiben?

– Klar.

Paula zögert keine Sekunde.

Trotzdem. Scheiße noch mal.

– Warum?

Nicola antwortet nicht.

– Warum, Süße?

Nicola sagt immer noch nichts.

Paula sucht nach Spuren, ehe sie merkt, was sie tut. Quetschungen an Nicolas Handgelenken, aufgeschürfte Fingerknöchel. Fingerabdrücke am Hals. Als sie merkt, dass sie bei ihrer Tochter nach Anzeichen für Gewalt sucht, hätte sie fast gekeucht. Sie hört sofort damit auf. Als sie merkt, dass sie das Richtige tut. Als sie den Gedanken verdrängt, dass die Gewalt wahrscheinlich für sie bestimmt war. Paula. Das ist nicht mal ein Gedanke. Es ist ein Reflex. Ein Automatismus. Ich habe es verdient. Aber es gibt keine Gewalt, da sind keine Spuren – zumindest keine, die sie sehen kann.

– Kann ich hierbleiben?, fragt Nicola noch einmal.

– Ja, sagt Paula.

– Danke.

– Das hier ist dein Zuhause.

– Nein, ist es nicht.

– Doch, ist es, sagt Paula. – Es war früher dein Zuhause und ist es noch. Es war zwar sicher kein gutes Zuhause, aber –

Nicola antwortet nicht. Sie starrt den Fußboden an – so sieht es zumindest aus. Sie sieht etwas, das nicht da ist. Da ist nichts, nur der Teppich.

Paula fragt sie noch einmal.

– Warum möchtest du hierbleiben, Süße? Du kannst natürlich bleiben, solange du willst.

Nicola schaut immer noch auf den Fußboden. Seit sie das Zimmer betreten hat, hat sie Paula nicht angesehen.

– Ich bring sie um.

Paula ist sich nicht sicher, ob sie Nicola verstanden hat – natürlich hat sie sie gehört. Sie ist sich nur nicht sicher, *wie* sie verstanden hat, was Nicola eben gesagt hat. Ich bring sie um. Ist sich nicht sicher, wie Nicola das gemeint hat.

Doch, sie weiß es: Nicola meint genau, was sie gesagt hat. Sie wird sie umbringen. Vanessa, Gillian und Lily. Nessa, Gill und Lily. Sie wird sie erwürgen, ihnen die Luft abdrücken. Ihnen das Licht auspusten. Paula hat Nicola gehört, und sie hat sich selbst gehört. Sie fragt sich, ob Nicola das, was sie sagt, irgendwann mal aus Paulas Mund gehört hat. Paula weiß nicht, ob sie es je laut ausgesprochen hat. Ich bring dich um – ich bring dich um, Scheiße noch mal! Ich hasse dich. Sie erinnert sich nicht – es spielt keine Rolle. Sie hat es so gemeint. Sie hat es gespürt. Sie hat es geglaubt. Sie hat es gewusst.

Das jetzt aus Nicolas Mund zu hören, ist niederschmetternd. Die Schuld. Der Selbsthass. Das schöne schwarze Loch. Sie hatte gehofft, es hätte eine Generation übersprungen – oder wäre ganz verschwunden, weil Paula schon so lange brav geblieben ist.

Aber jetzt starrt es ihr mitten ins Gesicht.

Dieses Ding.

Die Schuld. Was auch immer. Der Hass. Es steckt jetzt nicht mehr in ihr, es steckt in ihrer Tochter. Klebt an ihrer Tochter. Ist *in* ihrer Tochter drin. In ihrer schönen Tochter, ihrem perfekten Mädchen. Ausgerechnet. Ausgerechnet sie ist infiziert worden, der allerletzte Mensch, von dem Paula es jemals erwartet hätte.

Es ist wieder da. Paula kann es spüren – sie kann es schmecken. Wie leicht es wäre, sich da einfach hineinfallen zu lassen. Sie möchte es so dringend – der Gedanke krallt sich bereits fest. Sie hat Gesellschaft. Es wird wunderbar.

Nein.

Auf keinen Fall. Kommt nicht infrage.

Paula sieht ihr Kind an. Vielleicht zum allerersten Mal. Jetzt ist Paula an der Reihe.

Das ist ihre Chance.

Herrgott – hört das denn niemals auf?

24. FEBRUAR 2022

Sie spürt ein Ziehen hinten in den Beinen, an ihren Muskeln oder Sehnen, sie hat keine Ahnung, wie die Teile heißen. Sie protestieren, sagen ihr, sie soll stehen bleiben. Sie hat die Fünf-Kilometer-Marke überschritten. Die erlaubten fünf Kilometer. Sie weiß nicht, ob es genau stimmt – sie hat nicht nachgeschaut, um zu überprüfen, wie weit sie genau von zu Hause weg ist. Aber ihre Beinrückseiten haben nur ungefähr fünf Minuten lang an ihr gezerrt, dann ist alles wieder bestens gewesen, sie konnte weiterlaufen. Wie ein Mädchen auf dem Weg zu ihren Freundinnen.

Sie ist inzwischen bis zur Ecke Talbot Street gelaufen und kaum einer Menschenseele begegnet. In ihrer Kindheit war die Stadt immer rappelvoll, auch später noch, als sie erwachsen war. Sie weiß noch, wie sie an der Hand ihrer Mutter ging und später an Charlos Hand. Das fällt ihr einfach so ein; damals, nach ihrer Heirat, als sie noch in der Wohnung oben in der Gardiner Street wohnten, ihre Hand in Charlos Hand, sein Daumen auf ihrem Handgelenk, immer hin und her, sanft, wie eine Zunge.

Sie will Charlo nicht in ihrem Kopf haben. Sie will nicht an ihn denken – an den Daumen auf ihrem Handgelenk, der mit ihr spielte, ihr Liebe versprach, Sex, Sicherheit, während sie die Gardiner Street Richtung Stadt entlangliefen. Wie oft hatte sie damals gehofft, sie würden kehrtmachen. Er würde es sich anders überlegen, für sie beide die Entscheidung treffen, nicht ins Kino zu gehen oder auf einen Drink oder sonst wohin, er würde stehen bleiben, und sie würden kehrtmachen – ohne ein Wort –, und er würde mit ihr zurückgehen, die Gardiner Street wieder hinauf, zurück in die Wohnung, und dann würde er sie aufs Bett legen, und der Daumen würde zu seiner Zunge werden, bis sie an seiner Schulter weinte und er in ihr wäre und sie langsam explodierte, starb, immer und immer wieder.

Sie will das nicht. Sie ist nicht weit von der Gardiner Street entfernt, aber sehr weit davon, sich an Charlo als Liebhaber erinnern zu wollen.

Sie ist eine alte Frau. Dass sie so denkt, stört sie nicht. Sie ist eine eitle alte Ziege. Ich, eine alte Frau, nicht zu fassen. Sie ist eine alte Frau, die an ihren Drecksack von Ehemann denkt, wie er ihre Schultern küsst, ihren Nacken, selbst dreißig Jahre nachdem die Polizei an ihre Tür geklopft und ihr gesagt hat, dass er tot ist – und wenn sie will, kann sie immer noch seine Lippen und seine Hände spüren. Aber sie will nicht. Könnte sie ihren Schädel aufklappen und Charlo aus sich rausbrennen – jede einzelne Spur von ihm –, sie würde es tun. Sie hätte es sofort getan, als Nicola wieder nach Hause gekommen war und angefangen hatte zu reden – zu reden und zu schreien.

– Himmel, Nicola. Willst du wirklich alles hinschmeißen? Nicola?

– Ja.

– Ach, Nicola. Dein schöner Job, Süße.

– Hör endlich auf, mich Süße zu nennen – wie oft soll ich dir das noch sagen?

– Aber was ist mit deinem Job? Schmeißt du den einfach so hin?

– Jawoll.

– Aber die Mädchen, Nicola – was ist mit den Mädchen? Nicola, mein Gott noch mal!

Es wäre Paula nie in den Sinn gekommen, selbst den ersten Schritt zu machen. Diejenige zu sein, die auf der Hälfte der Gardiner Street stehen blieb und dafür sorgte, dass sie kehrtmachten. Sie fragt sich, was passiert wäre. Es hätte ihm nicht gefallen. Charlo ließ sich nicht sagen, was er tun sollte. Er wäre fies geworden. Schneller fies. Aber ganz sicher lässt es sich nicht sagen. Nichts lässt sich sicher sagen.

Sie hatte nie die Gelegenheit bekommen, sich von ihm scheiden zu lassen. Diese Genugtuung war ihr verwehrt geblieben. Als sie ihn damals rausschmiss, als sie ihm die Bratpfanne überzog, gab es noch keine Scheidung. Wenn sie daran zurückdenkt, bekommt sie's immer noch mit der Angst zu tun. Hätte sie nicht so fest zugeschlagen, hätte er sie umgebracht. Oder was, wenn sie ihn getötet hätte – wenn sie ihn zu fest getroffen oder ihn erstochen hätte? Dann wäre sie inzwischen wieder draußen, aus dem Gefängnis. Schon lange. Sie spürt die Pfanne heute noch in der Hand, es war eine gute, solide Bratpfanne, ein Geschenk seiner Mutter – sie spürt den Griff unter ihren Fingern. Zur Abwechslung war das Blut auf dem Küchenboden mal seines gewesen. Sie hatte ihn aus der Küche gejagt, durch den Flur und zur Haustür raus, ehe er wieder ganz bei sich war. Nachdem sie den Blick gesehen hatte, den er Nicola zuwarf.

Als er starb, hatte es die Scheidung immer noch nicht gegeben. Wäre sie auch Witwe gewesen, wenn sie sich hätte scheiden lassen – eine echte Witwe, offiziell? Sie weiß es nicht. Witwe oder geschieden – sie hätte die Wahl gehabt. Geschieden. Eindeutig. Ein tolles Wort. Höllisch sexy.

Sie hat keine Ahnung, wo das plötzlich herkommt. Sie fühlt sich ein bisschen verrückt, ein ständiges Hin und Her zwischen Hoch und Tief, ohne sicher zu sein, was Hoch und was Tief ist. Sie ist durch den Wind. Sie hat keine Ahnung, wo sie ist.

Sie weiß genau, wo sie ist. Aber sie hat keinen Plan, wohin sie geht – das ist das Problem. Kein Plan, kein Ziel. Sie könnte Joe anrufen. Sie könnte die Straße überqueren, rein in die Connolly Station, den DART nehmen – zum ersten Mal ihre Fahrkarte nutzen –, nach Howth rausfahren und Joe besuchen.

Nein. Das will sie nicht. Auch wenn sie ihn vermisst. Allerdings nicht in diesem Augenblick. In diesem Augenblick vermisst sie überhaupt niemanden. Außer sich selbst vielleicht. Was auch immer das heißen soll.

Sie ist von ihrem eigenen Zuhause weggerannt.

Dabei lief alles so gut. Halb in Rente – auch wenn sie das nie laut aussprechen würde, außer vielleicht zu Mary. Dann kam Corona um die Ecke und die Lockdowns, und auch das hat sie hinbekommen – es ging ihr gut. Sie wurde nicht nervös. Sie spielte mit dem Gedanken, zu gärtnern, spielte halbwegs mit dem Gedanken, sich einen Hund zuzulegen. Meisterte ihre erste Impfung.

Dann hatte Nicola auf der Matte gestanden. Nicola hatte dasselbe getan, was Paula offensichtlich jetzt gerade tat. Sie war von zu Hause weggelaufen – und direkt in das Zuhause von Paula reinspaziert. Sie hatte nicht mehr mit ihrer Tochter unter einem Dach gelebt, seit Nicola neunzehn war. Paula kann sich nicht vorstellen, dass es jemals warm oder gemütlich gewesen war, als Nicola noch bei ihr wohnte. Inzwischen bringt Paula es einigermaßen fertig, an diese Zeit zurückzudenken. Sie hat nicht mehr so oft das Bedürfnis, vor Scham im Boden zu versinken – sie hat nicht mehr das Gefühl, verprügelt worden zu sein.

Mit sechzehn bekam Nicola von ihr eine Flasche Wodka zu Weihnachten. Bei dieser Erinnerung würde sie am liebsten doch noch vor Scham im Boden versinken, gleich hier, an der Ecke Amiens Street und Talbot Street, direkt vor dem Spar. Es ist keine Erinnerung. Es ist etwas, das immer noch passiert, etwas, das immer noch an Paula nagt. Das wird immer so bleiben.

Die Stadt könnte mal ordentlich geputzt werden. Vielleicht liegt es daran, dass so wenige Menschen unterwegs sind. Zu wenige Füße – nichts, was den Gehweg bedeckt, alles sieht irgendwie vergammelt aus. Wie eine verdreckte Bruchbude, angesammelter Schmutz und

Grind von Jahren. Wie ihr Haus. Dabei war es bei ihr nie allzu schlimm. Der Kühlschrank war zwar oft leer, aber er sah immer besonders leer aus, weil er sauber war. Sie war Putzfrau, Himmel noch mal! Der Küchenboden war immer makellos, weil sie oft ihr eigenes Blut aufwischen musste. Das ist übertrieben – zu melodramatisch. Aber es kam vor – sie wischte ihr Blut vom Küchenboden. Sie tauchte den Wischmopp ins Waschbecken und sah zu, wie das Wasser die Farbe wechselte, sie quetschte den Mopp aus, bis das blutige Wasser fast ganz rausgelaufen war, und dann wischte sie wieder über die Fliesen und befahl den Kindern – befahl Nicola –, aus der Küche zu bleiben, bis sie fertig war. Während ihr der Kopf pochte, vom Saufen und von den Prügeln. Und vor Scham. Vor Wut.

Aber Nicola hatte sie angerufen – vor ihrer Haustür – und gefragt, ob sie reinkommen dürfe.

Die Straße ist verdreckt. Verdreckt und leer. Es ist kein Müll – nicht die Sorte Dreck. Vor ihr auf dem Gehsteig liegt praktisch kein Müll herum, keine einzige aufgeplatzte Tüte. Die Möwen sind bestimmt am Verhungern. Der Dreck ist tiefgründiger. Aber Paula ist trotzdem hier, und darüber ist sie froh, sie weiß selbst nicht genau, warum. Sie hat es bis hierher geschafft. Es ist ein Erfolg. Zumindest körperlich. Sie hat immer noch Kraft.

Sie wird noch ein Stückchen weiterlaufen.

Als sie das letzte Mal in der Stadt war, hatte sie sich mit Maisie getroffen. Das war noch vor der Pandemie gewesen. Maisie ist ihre Enkelin – eine ihrer Enkeltöchter. Das Mädchen von John Paul. John Pauls und Stars Jüngste. Maisie hatte Geburtstag, und Paula hatte sie eingeladen. Das ist fast zwei Jahre her. Es war das erste Mal, dass sie mit einem von John Pauls Kindern allein war, das erste Mal, dass John Paul und Star ihr ein Kind anvertraut hatten.

Das ist unfair – das weiß sie. Sie hatte nie darum gebeten. Sie hatte jahrelang auf die Erlaubnis gewartet. Passiv aggressives Verhalten hatte Joe es genannt. Und damit Paula gemeint, nicht John Paul und seine Frau.

– Ich war nicht aggressiv.

– Ich weiß.

– Ich bin nie aggressiv.

– Ich weiß.

– Joe, ich bin nicht aggressiv. Schau mich an.

– Tu ich doch.

– Leck mich! Das war übrigens nicht aggressiv, jetzt.

– Ich weiß.

– Du bist der passiv Aggressive hier.

– Ich weiß.

Sie muss grinsen – sie kann es spüren. Scheißkerl. Sie trafen sich jetzt seit siebzehn Jahren. Sie konnte es selbst nicht glauben, als sie neulich irgendwann mal nachrechnete, weil sie wieder mal nicht mehr wusste, was das alles eigentlich sollte.

Sie kann nicht fassen, wie weit sie gelaufen ist. Ohne Probleme. Sie schwitzt ein bisschen. Ihr Gesicht fühlt sich rot an. Aber sie ist ihrer Vorsicht davongelaufen. Das waren inzwischen sicher neun oder zehn Kilometer, eher mehr. Sie hat nicht mal Durst. Aber sie holt sich trotzdem eine Flasche Wasser. Sie hat die Maske dabei, und ihre Karten hat sie auch dabei – Bankkarte und Fahrkarte. Sie ist nicht kopflos aus dem Haus gerannt. Sie muss gerochen haben, dass sie so was tun würde. Ihr Unterbewusstsein. Noch so eins von Joes Worten. Als würde sie das Wort nicht kennen und was es bedeute-te. Klugscheißer. Sie hat alles, was sie braucht, Maske und Karten, in den Hemdtaschen. Sie hatte letzten Abend ihre Handtasche auf die Couch gekippt, und ihr war klar geworden, dass sie den Mist, den sie ständig mit sich rumschleppt, gar nicht braucht. Ein Feuerzeug, das sie seit Jahren nicht mehr gesehen hatte, und eine Tube Handcreme, die gern zu Hause bleiben konnte. Dann ihr Lippenstift. Ein Haufen

Masken, hauptsächlich die dünnen blauen, zusammengeknüllt wie ein Nest. Eine war schwarz, mit Aufdruck, »Celtic Glasgow« stand darauf. Sie hatte diese Maske nie getragen und konnte sich auch nicht erinnern, sie je in irgendeinem Gesicht gesehen zu haben. Ihre Lesebrille war auch in der Tasche gewesen, aber die trägt sie sowieso nie draußen, außer in der Arbeit, und da hat sie immer eine Ersatzbrille. Ein Blister Paracetamol, in dem noch zwei Tabletten steckten, außerdem drei leere Blister. Das Ladekabel für ein Handy, das sie vor Jahren weggeschmissen hatte. Sie hatte die Tasche ausgeleert, nachdem sie die Delle auf ihrer rechten Schulter bemerkt hatte, an der Stelle, wo immer der Taschenriemen hing. Das war nicht nur ein roter Striemen, das war eine jahrealte Kerbe. Sie benutzte die Tasche immer seltener, weil sie nirgendwo mehr hinging, außer alle paar Tage zum Supermarkt, und beim Absetzen war ihr der Schmerz aufgefallen, der Ruck. Er gehörte zu den Schmerzen, die dazu führen, dass sie ihren Körper verdreht – und das seit Jahren. Sie hielt sich die Tasche, ein Tommy-Hilfiger-Shopper, den Nicola ihr vor vielleicht zehn Jahren vererbt hatte, vors Gesicht und empfand keinerlei Zuneigung dafür. Abneigung allerdings auch nicht. Wegwerfen würde sie das Ding nicht.

Heute trägt sie ihre neue Uniform – Jeans und ein kariertes Hemd. Dies hier ist ihr Lieblingshemd, es ist schwarz und grün und hat zwei Brusttaschen. Nicola hat zu ihr gesagt, die Taschen seien sexy, und die Vorstellung hatte Paula irgendwie gefreut, auch wenn sie nicht reagiert hatte. Die Maske steckt in der einen und die zwei Karten in der anderen Tasche. Die Maskentasche ist offen, die Kartentasche hat sie zugeknöpft. Den Haustürschlüssel hat sie in der einen vorderen Hosentasche, und das Telefon steckt in der anderen.

Nicola war diejenige gewesen, die Paula zu den Karohemden überredet hatte – damals, ehe sie bei ihr eingezogen und geblieben war, vor den Lockdowns. Sie hatte Paula dieses hier geschenkt, von FatFace.

Wochen später, nachdem sie gemerkt hatte, dass Paula nichts anderes mehr trug, hatte sie ihr erzählt, sie hätte es für Tony gekauft, aber es sei ihm am Bauch zu eng gewesen.

– Ist das etwa ein Männerhemd?

– Ist das wichtig?

– Nein.

Es war nicht wichtig. Überhaupt nicht. Sie steckte in einer Männerhülle, gewissermaßen. Es machte was mit ihr. Wieder einer ihrer Witze, den sie außer Mary niemandem erzählen konnte.

– Herr im Himmel, Paula Spencer! Dir sollte wirklich mal jemand das Hirn ausräuchern.

Ach ja, Maisie, das zierliche Ding, hatte damals plötzlich direkt vor ihr gestanden, Paula hatte sie gar nicht kommen sehen. Direkt vor The Spire an der O'Connell Street. Am entgegengesetzten Ende der Straße, an der sie jetzt steht.

– Hallo!

– Himmel, Liebes!

Sie hatte gelacht, sie hatten beide gelacht. Sich umarmt.

Lächelnd lässt Paula den Blick die Talbot Street hinaufschweifen. Sie will weiterlaufen, nimmt sich die riesige Stahlnadel zum Ziel.

Damals waren sie zusammen zu McDonald's gegangen, und Maisie hatte ihr den Automaten erklärt, an dem man bestellte, ohne an den Schalter zu gehen.

– Können wir nicht einfach nach vorne gehen und sagen, was wir wollen?

– Das macht man jetzt aber so.

– Ich möchte mein Essen aber bei einem Menschen bestellen.

– Du bist wie mein Dad – der sagt das auch ständig.

Plötzlich hatte Paula nichts mehr gesehen, ganz kurz nur. In ihrer Brust tobten Panik und Glück um die Wette – polterten direkt durch sie hindurch. Tränen stiegen ihr in die Augen und blieben, wo sie waren. Die Augen liefen ihr nicht über. In diesem Augenblick, vor dem bescheuerten Automaten, hatte sie das Gefühl, John Paul zu lieben. Zum allerersten Mal seit seiner Kindheit – so zumindest kam es ihr vor. Sie hatte plötzlich keine Angst mehr vor ihm. Hatte keine Angst mehr vor ihrem eigenen Kind.

Eine Straße ohne Menschen. So sieht das jetzt hier aus. Und zwar nicht irgendeine Straße. Das ist die Talbot Street. Hier sollte es gerammelt voll sein. Die Talbot Street war immer wild, immer ein bisschen durchgeknallt.

Ein Bus biegt aus der Amiens Street ein und fährt langsam an ihr vorbei. Sie hält Schritt, als würde sie sich dahinter verstecken – vor Scharfschützen auf den Dächern gegenüber. Es ist schon den ganzen Weg über so ruhig gewesen. Oben in der Howth Road, weiter durch Fairview und North Strand. Nicht, dass gar niemand unterwegs gewesen wäre – nicht so wie im ersten Lockdown, wo sie mitten auf der Straße laufen konnte. Es waren schon Leute zu sehen, aber sie hatte dennoch das Gefühl, Grenzen zu übertreten, sich an Grenzpatrouillen vorbeizuschleichen. Sich dazu antreiben zu müssen, mutiger zu sein. Mutig genug, um von zu Hause wegzugehen. Sie hatte erwartet, dass es Richtung Innenstadt voller werden würde. Sie dachte, es würde anstrengender werden, weil sie dann aufpassen musste, sich einen Weg durch die Fußgänger bahnen, vielleicht sogar die Maske aufsetzen musste. Aber im Gegenteil, stellt sie jetzt fest, je näher sie der Innenstadt kommt, desto ruhiger und leerer wird es. Wie in dem Film mit Will Smith und dem Hund in der verlassenen Stadt.

Jetzt sieht sie, dass da doch Leute sind, an der Ecke zur Gardiner Street, Roma. An beiden Ecken. Die Frauen in ihren Klamotten, lange Samtröcke und dazu diese Umhängetücher, die Klappkarren an die Wand geschoben. Sie muss an den alten Cher-Song denken, *Gypsies, Tramps and Thieves*. Sie liebte diesen Song, damals, als Jugendliche, als er in den Charts war. Sie mag das Wort – Roma –, die

Leute sehen immer noch aus, als kämen sie aus einem anderen Jahrhundert, von vor zweihundert Jahren. Sie machen ihr ein bisschen Angst. Paula weiß nicht, warum – es liegt an den altmodischen Anziehsachen, fahrendes Volk eben. Ziehen die sich eigentlich freiwillig so an? Die Männer tun es nämlich nicht – die laufen rum wie all die anderen modischen Scheißer aus aller Welt. Sie sieht überhaupt keine Männer – da sind nur die Frauen mit den Kindern. Sie wird auf alle Fälle lächeln, falls eine von ihnen sie ansieht. Die werden schon wissen, denkt sie. Für die ergibt ihr Leben Sinn. Wenn auch vielleicht nicht ausgerechnet auf der Talbot Street. Vielleicht gibt es ja in der rumänischen Stadt, aus der sie kommen, auch so was wie die Talbot Street. In Bukarest – Paula ist sich fast sicher, dass die Hauptstadt so heißt. Sie liebt es, wenn solche Informationen einfach in ihr aufploppen. Zeug, für das sie sich nicht besonders interessiert und von dem sie nicht ahnte, dass sie es weiß. Zum ersten Mal ist ihr das aufgefallen, als das mit Joe damals anfing. Er hatte über irgendwas geredet – ihr irgendwas erklärt –, und sie hatte gemerkt, dass sie es längst wusste. Außerdem wusste sie Sachen, von denen er keine Ahnung hatte. Er laberte nur einfach mehr. Und hörte weniger zu. Sie kann sich an die Namen der verschiedenen Möwenarten erinnern – Heringsmöwe, Lachmöwe, Polarmöwe. Sie weiß die Namen, aber sie könnte sie nicht benennen, die Vögel auseinanderhalten – weil ihr die Namen im Grunde scheißegal waren. Diese Informationen sind nicht lebenswichtig, nur weil Joe die Unterschiede kennt. Plötzlich hockt eine direkt vor ihr auf der Straße, eine Seemöwe, und Paula weiß ganz genau, was für eine Art das ist. Ein Riesenscheißvogel.

Sie weiß, dass sie grinst. Sie darf grinsen und dabei weiterlaufen. Sie hat nichts vor sich, vor dem sie Angst haben müsste.

Was Charlo wohl davon halten würde – von den ganzen Ausländern, den Roma? Er war schon lange tot, ehe sie herkamen. Aber sie weiß, dass er sich übel verhalten hätte. Sie sieht ihn vor sich, wie er sich absichtlich einen Weg mittendurch bahnt. Den Männern hätte er direkt auf den Schritt gestarrt.

Sie und Maisie waren bei McDonald's nach oben in den ersten Stock gegangen. Maisie hatte das Tablett getragen und es auf dem Tisch platziert wie eine Pilotin, die zur perfekten Landung ansetzt. Sie hatte sich ihre Sachen runtergenommen und Paula das Tablett behutsam über den Tisch zugeschoben.

– Nanny?, hatte Maisie gesagt, nachdem sie ihren ersten Nugget gegessen hatte.

Paula konnte nicht fassen, dass sie sich ebenfalls Chicken Nuggets bestellt hatte. Die Dinger sahen dämlich aus und schmeckten nach gar nichts. Zum Glück hatte sie Ketchup. Trotzdem war sie überglücklich, mit diesem Mädchen hier sitzen zu können.

– Nanny?, sagte Maisie noch einmal. – Ich will dich nicht mehr Nanny nennen.

Paula musterte Maisie. Das Mädchen hatte Angst, Paulas Gefühle zu verletzen. Eine Sekunde lang, weniger als eine Sekunde lang, tat sie es tatsächlich. Paula spürte, dass ihr etwas entzogen wurde. Sie zerrte ebenfalls daran, dabei gab es gar nichts zu zerren – niemand nahm ihr irgendwas weg.

– Ich *bin* deine Nanny, Süße, sagte sie. – Und weißt du was, Maisie? Darüber bin ich sehr froh.

Maisie lächelte.

– Ich auch.

Sie lachten. Paula sah zu, wie Maisie den nächsten Nugget in Ketchup tauchte.

– Sind die Nuggets zu deiner Zufriedenheit?, fragte sie.

– Sie sind köstlich, sagte Maisie.

Sie lachten wieder.

– Es ist kindisch, sagte Maisie.

– Mich Nanny zu nennen?

– Ja.

– Genau wie Nuggets zu essen, Süße, sagte Paula.

Sie biss in einen hinein, um Maisie zu zeigen, dass sie es nicht wirklich ernst meinte.

– Erwachsene essen auch Nuggets.

– Okay, sagte Paula. – Du hast recht. Also, wie möchtest du mich stattdessen nennen? Aber nicht Paula, Süße. Das wäre zu schräg.

– Nein, sagte Maisie. – Granny.

– Du möchtest mich ab sofort Granny nennen?

Maisie nickte.

– Na super, sagte Paula. – Wo ist der Unterschied?

– Das ist wie bei Mama und Mam.

– Und Granny wäre wie Mam?

– Genau.

– Super.

– Darf ich dich Granny nennen?

– Wenn's sein muss, sagte Paula. – Wie sagst du zu deiner anderen Großmutter?

– Nanny Southside, sagte Maisie.

Sie grinste.

– Wie bitte?

– So nennt mein Dad euch beide. Du bist Nanny Northside, und sie ist Nanny Southside.

Paula hatte Nanny Southside nie kennengelernt, aber sie wusste, dass sie aus den Fatima Mansions kam. Sie wusste, dass Nanny Southside, wie ihre Tochter Star – eigentlich Carol –, eine ehemalige Heroinabhängige war und dass sie mal eine Zeit lang im weiblichen Pendant zum Mountjoy gesessen hatte. Und John Paul, Paulas Sohn – ebenfalls ehemaliger Heroinjunkie –, nannte sie Nanny Southside. Wieder verspürte sie einen Schwall Liebe für ihn. Eine Welle. Das war eines der Worte, die sie tagtäglich im Radio hörte. Es beschrieb genau, was sie fühlte. John Paul hatte Humor. Er brachte seine Kinder zum Lachen. Das war Paula neu. Darauf wäre sie nie gekommen.

– Sagst du ihr das ins Gesicht?

– Eigentlich nicht, sagte Maisie. – Ich nenne sie Granny Fran.

– Dann kannst du mich Granny Paula nennen.

– Nur Granny.

– Tja, du hast die Wahl, Madam, nicht wahr?

– Tja, sagte Masie. – Stimmt.

Inzwischen hat Paula die Gardiner Street hinter sich gelassen und auch die Roma-Frauen. Die Läden sind verrammelt. Die meisten sehen aus, als wären sie schon seit Jahren geschlossen, als würden die Häuser nur noch auf den Abriss warten. Paula kann nicht fassen, dass sie selbst nicht auch längst ein Wrack ist. Wenn sie daran denkt, wie sie vor ein paar Jahren körperlich drauf war, als sie der Weg vom Bus nach Hause nach der Arbeit beinahe gekillt hätte. Sie spürt es ganz deutlich in den Füßen und Beinen, sie kann einfach weiterlaufen. Natürlich nicht ewig, aber im Moment ist sie noch kein bisschen müde.

Solange sie nur weiterläuft, ist alles super.

Weil sie davonläuft. Wegrennt. Sie ist beides gleichzeitig. Sie ist die Frau, die vorwärtsläuft, und sie ist die Frau hinter sich, die Frau, die vor drei Stunden aus dem Haus gelaufen ist. Weil sie es nicht länger ertragen konnte.

Sie war so kurz davor gewesen, ihr eine zu knallen. Himmel – so kurz! Diese unfassbare Zicke – diese unfassbar bescheuerte Zicke. Ein Teenie im Menopausenkörper. Scheiß Miststück – unreifer als ihre eigenen Blagen.

– Was ist mit den Mädchen, Nicola?

– Denen geht's gut.

– Wie kann das sein?

– Ich sagte, denen geht's gut.

– Wie …?

– Halt die Klappe! Halt einfach deine beschissene Klappe.

Ihre Hand war auf dem Weg in Nicolas Gesicht gewesen. Aber Nicola hatte sich schon weggedreht und nicht mitbekommen, wie sehr Paula sich am Riemen riss – wie sie sich zitternd an den Küchentisch setzte. Sie hörte Nicola die Treppe raufpoltern, zurück in ihre Höhle. Sie stand auf. Sie ging zur Haustür.

Irgendwann muss sie umdrehen und zurückgehen. Das ist ihr klar. Aber noch nicht jetzt. Vielleicht nachher, wenn sie bei der O'Connell Street angekommen ist. Sie weiß es noch nicht – sie hat sich noch nicht entschieden. Sie kann nicht.

Sie fragt sich, ob sie an Maisie denken musste, weil sie gegenüber ihren anderen Enkelkindern Schuldgefühle hat, gegenüber Nicolas Töchtern. Weil sie zulässt, dass ihre Mutter bei ihr wohnt und nicht bei ihnen. Sie ist in Kontakt mit ihnen, sie schreibt mit ihnen. Vor allem mit Lily. Arme Lily. Sie schreibt ihren Enkeltöchtern, aber sie sieht die Mädchen nicht. Seit fast einem Jahr.

Tja.

Die meisten Leute glauben, die Talbot Street wäre nach Matt Talbot benannt, aber Paula weiß, dass das nicht stimmt. Die Straße hieß längst Talbot Street, als Matt Talbot mit seinen Ketten unter den Klamotten versteckt dort langlief. In Wirklichkeit ist die Straße nach dem Earl of Talbot von Achtzehnhundertsowieso benannt und hatte davor Cope Street geheißen – was ein viel besserer Name wäre – ehrlicher und menschlicher, vor allem für diese Straße. Vor allem, wenn Paula hier langging. Die mal zurechtkam und mal nicht zurechtkam.

Ihre Mutter war von Matt Talbot besessen gewesen. Als Paula ein Kind war, erzählte sie ihr immer kleine Geschichten über ihn. Er war auf der Granby Lane tot zusammengebrochen, direkt hinter dem Parnell Square, woraufhin sein Leichnam ins Jervis Street Hospital geschafft wurde. Das erfuhr Paula, als sie selbst im Jervis lag, weil ihr die Mandeln rausgenommen wurden. Als sie ihm die Kleidung vom Leib schnitten, stellte sich raus, dass er sich eine Kette um den Brustkorb geschlungen hatte, auch Arme und Beine waren mit Ketten und Schnüren umwickelt. Aber kein Stacheldraht – das war nur ein Gerücht, hatte Paulas Mutter ihr erzählt. Außerdem war die Kette auch nicht fest gewickelt gewesen. Bei der Erinnerung, wie ihre Mutter versuchte, Matt Talbot als vernünftigen Menschen darzustellen, muss Paula lächeln. Die Ketten waren ein Symbol seiner Hingabe an Maria, die Mutter Gottes. Er sah sich als Sklaven der Heiligen Jungfrau – das war die Bedeutung der Ketten gewesen. Ihre Mutter erzählte ihr die Geschichte, während Paula an einem Eis lutschte, um die Halsschmerzen zu lindern.

Vor ihr sind Menschen unterwegs, überqueren an der Ecke zur Marlborough Street die Straße. Es sind die Junkies, die Süchtigen mit ihrem ruckeligen Gang – hektisch, sich gegenseitig anrempelnd. Die sind immer schon hier gewesen, aber jetzt fallen sie auf, weil sonst niemand da ist. Die Roma fallen aus demselben Grund auf. Was ist mit Paula – fällt sie auch auf? Sieht sie wütend aus, so, wie sie sich vor drei Stunden noch fühlte? Ist sie die irre Alte, die vorhin beinahe ihre womöglich suizidale Tochter geschlagen hätte?

Auf der North Earl Street herrscht einigermaßen Betrieb. Als wären alle, die sich in die Innenstadt gewagt haben, in der North Earl Street gelandet, einem kurzen Stummel zwischen Talbot und O'Connell Street – zwei echten Straßen. Die North Earl Street ist ein aggressiver Wurmfortsatz von Straße, die, kaum hat sie angefangen, schon wieder zu Ende ist. Früher gab's hier mal das Boyers – ein Kaufhaus, so wie das Arnotts, wo man einfach drin stöbern konnte. Und das Kylemore Café, oben an der Ecke. Dort hatte sie mit ihrer Mutter gesessen, und dort hatte sie mit ihren Kindern gesessen. Alles längst verschwunden. Genau wie das Clerys, drüben auf der O'Connell Street. Wo früher das Boyers war, ist jetzt ein

Sports Direct. Es hat geöffnet, aber sie würde niemals reingehen. Genauso wenig wie in einen Bioladen oder einen Stripclub. Am Ende der Straße ragt die Statue von James Joyce auf – und drum herum noch mehr Roma, diesmal Frauen und Männer. Sie sitzen auf dem Sockel oder stehen herum. Joe hat dieses Buch von James Joyce gelesen – *Ulysses* –, behauptet er. Mehrmals. Trotzdem ist diese Straße ein Totalreinfall. Außerdem ein bisschen grob. Gröber, als Paula es jetzt erträgt. Eben waren es noch zu wenig Leute, und plötzlich sind es zu viele.

Da vorne ist die O'Connell Street. Schon ist sie da, das soll ihr Ziel sein, beschließt Paula. Aber wenn sie jetzt stehen bleibt, kriegt sie einen Krampf. Das ist das Problem. Es darf kein Ziel geben. Trotzdem, die O'Connell Street kommt ihr vor wie eine Grenze, wie dieser Fluss in Texas – der Rio Grande. Drüben auf der anderen Seite ist die Henry Street, aber da sind auch – Himmel, das sieht sie jetzt erst! – lauter Zelte, die ganze Straße ist voll davon. Es kommt ihr vor wie zwei verschiedene Städte, zwei verschiedene Tageszeiten, getrennt durch die O'Connell Street. Die Zelte stehen dicht an dicht, bilden fast eine gerade Linie, es wirkt organisiert. Wie ein Flüchtlingslager. Billige Zelte, wie solche, mit denen die Kids auf Festivals fahren und die sie hinterher einfach liegen lassen.

Was ist nur aus der Welt geworden?

Wahrscheinlich suchen sie die Sicherheit der Menge, denkt sie. Die Männer und Frauen, die beschlossen haben, hier zu campen – hier zu leben –, fühlen sich so garantiert sicherer als irgendwo draußen an einem der Kanäle oder im Phoenix Park. Eine Frau ganz allein in einem kleinen Zelt, das dünner ist als ihr Pullover – das kann Paula sich nicht vorstellen. Doch, sie *kann* es sich vorstellen. Aber darauf lässt sie sich nicht ein. Es macht ihr keine Angst – es ist hell, und überall sind Menschen, zwischen den Zelten, ganz normale Menschen, soweit sie das von dort, wo sie steht, beurteilen kann.

Was heißt normal? Paula hat sich nie normal gefühlt – zumindest seit der Schule nicht mehr. Jetzt – hier – bedeutet normal, nicht ohne Dach über dem Kopf oder drogensüchtig zu sein. Also ist sie normal. Obwohl sie auch süchtig ist – Alkoholikerin – und ihrem Dach über dem Kopf gerade den Rücken gekehrt hat. Jedenfalls geht sie jetzt garantiert nicht rüber in die Henry Street. Sie wird garantiert keinen Blick in ein offenes Zelt werfen und jemanden zu ihr rausstarren sehen. Jemanden, den sie kennt, jemanden, den sie kannte, jemanden, der jemandem ähnlich sieht. Ihr selbst.

Zum ersten Mal seit sie das Haus verlassen hat, muss sie eine Entscheidung treffen. Aber das stimmt nicht. Sie hat die ganze Zeit über Entscheidungen getroffen – geh weiter, geh weiter, geh weiter. Sie muss entscheiden, ob sie bis zum Ende gelaufen ist.

– Himmel noch mal, das ist unerträglich.

– Stimmt.

– Es ist unerträglich, scheiße noch mal!

– Ja, ja, ja.

– Ich halte das nicht mehr aus. Nicola?

– Ja, alles super.

Niemand sollte nicht mehr junge Kinder haben müssen. Niemand sollte sich um sie kümmern müssen. Sie sollten einem weggenommen werden, wenn sie in Maisies Alter kommen, spätestens mit achtzehn. Job erledigt, egal ob gut oder schlecht. Lasst eure Mutter in Frieden. Die hat jetzt ihr eigenes Leben – der Rest ihres beschissenen Lebens gehört nur ihr.

Sie weiß, dass sie zurückgehen wird.

Sie weiß, dass sie das will.

Sie wird die Straße überqueren. Sie ist bis hierhin gekommen, sie muss es formell tun. Sie wird die Straße überqueren, am Historischen Museum vorbeigehen, unter den Pfeilern – den Säulen – durch.

Sie wird bis zum Fluss laufen und über die Brücke gehen, um sich selbst sagen zu können, dass sie den Liffey überquert hat und drüben auf der Southside war. Dann geht sie über die neue Brücke zurück, die Rosie Hackett Bridge. Danach kann sie entscheiden, ob sie nach Hause läuft oder mit dem DART oder einem Bus fährt – ihre neue Fahrkarte einweihen. Sie kann spüren, wie sie steif wird vom Rumstehen. Ihre Beine fühlen sich dick und schwerfällig an, und das Gewicht ihrer Füße macht sich bemerkbar. Jetzt braucht sie einen Schubs, um weiterzugehen. Aber Paula hat einen Plan. Sie muss nur wieder damit starten, einen Fuß vor den anderen zu setzen – ein Neustart.

Die O'Connell Street ist fürchterlich. Herr im Himmel, es ist zum Verzweifeln. Die O'Connell Street ist die breiteste Straße Europas – glaubt sie. Vielleicht ist aber auch nur die Brücke – die O'Connell Bridge – die breiteste Brücke Europas. Herrgott, sie steckt echt randvoll mit interessanten Fakten. Sogar Fakten, bei denen sie sich nicht sicher ist. Dinge zu wissen, gefällt ihr. Sie weiß viele Dinge.

Einen Scheißdreck weiß sie.

Das Sich-Runtermachen kommt automatisch. Früher war es Charlos Stimme. Inzwischen ist es ihre eigene. Wahrscheinlich ist das ein Fortschritt. Paula ist die Herrin über ihren Selbsthass. Manchmal ist sie schon ein schlaues Luder. Schlau und selbstgefällig.

Sie will ihr Zuhause wiederhaben. Sie will ihr schönes Leben wiederhaben. Sie wünschte, Nicola würde sich verpissen und sie endlich in Frieden lassen. Der Schaden, den Charlo angerichtet hat, der wahre Schmerz, den Charlo ihr hinterlassen hat, ist kein körperlicher. Der Schmerz, der geblieben ist, nachdem die Knochen wieder zusammengewachsen waren und die Prellungen sich wieder unter ihre Haut zurückgezogen hatten, der wahre Schaden, besteht darin, dass sie ihren Kindern nicht unter die Augen treten kann, nicht mal in ihrer Vorstellung. Ihre Kinder sind wie die Geschworenen, und sie ist immer die Schuldige – sie weiß, dass sie schuldig ist. Daran wird nichts jemals etwas ändern. Charlo hat die Mutter aus ihr herausgeprügelt.

Sie hasst ihre Kinder.

Tut sie nicht.

Sie hasst sich selbst. Das stimmt. Sie dachte, sie hätte ihren Frieden damit geschlossen, hätte es hinter sich gelassen. Sie dachte, sie könnte in den Spiegel schauen und sich selbst zulächeln. Aber das ist Blödsinn, völliger Schwachsinn – und die darin enthaltene Rührseligkeit kotzt sie an.

Sie verliert den Verstand. Sie dreht durch. All die alten Sprüche ergeben Sinn. Sie ist durchgeknallt. Ist irre geworden. Hat nicht mehr alle Tassen im Schrank. Einen Sprung in der Schüssel. Ist außer Rand und Band. Völlig Banane. Krank im Kopf. Ein verrückter Hutmacher. Sie ist viel zu lange nicht aus dem Haus gekommen.

Was soll das eigentlich heißen, wieso sind Hutmacher verrückt? Wo kommt das her? Sie hat keine Ahnung. Dann fällt es ihr plötzlich ein. Früher haben die Hutmacher beim Filzen des Stoffs Quecksilber benutzt. Sie haben die Dämpfe eingeatmet und sind verrückt geworden. Wie der Typ bei *Alice im Wunderland* eben. Sie fragt sich, wann sie das letzte Mal einen Hut getragen hat. Bei Nicolas Hochzeit – schon wieder Nicola. Ein Hut, den Nicola bezahlt hat. Wie so viele andere Dinge auch.

Sie ist erschöpft – das ist in Wirklichkeit los mit ihr.

Sie hat Angst.

Sie wird jetzt zurück nach Hause gehen. Sie dreht um und läuft zurück zur Connolly Station. Sie will den DART nehmen. Aber zuerst will sie The Spire berühren. Wie eine Schwimmerin, die den Beckenrand berührt, ehe sie kehrtmacht und ans andere Ende zurückschwimmt. Sie fasst die bescheuerte Riesennadel an, dann dreht sie um. Sie hat ein Zeichen gesetzt. Das weiß sie jetzt – sie hat ihr Ziel erreicht.

Sie geht wieder los, dann sieht sie plötzlich etwas auf dem Boden liegen. Etwas Totes, es liegt auf dem Rücken. Auf dem Rücken, den Kopf nach hinten gebogen. Eine Möwe. O Gott! Eine Sekunde lang hat sie geglaubt, es wäre ein Baby. So wie das Ding da liegt, so hindrapiert, sieht es im Umriss aus, wie ein in Tücher gewickeltes Baby. Der aufgeplusterte Hals sieht aus wie ein Kopf, ein Babykopf. O Gott! Wie kann das sein, wer tut denn so was, sein Baby einfach auf die Straße legen? Aber der Schreck hält nur einen Wimpernschlag lang, dann merkt Paula, womit sie es tatsächlich zu tun hat. Es ist eine Möwe, und Paula ist unfassbar traurig. Sobald der Schock abgeklungen ist, fühlt sie sich nur noch traurig. Das arme Ding. Die Möwe liegt da, als hätte sie einfach aufgegeben und wäre gestorben, den Kopf auf ein Kissen gelegt, das es nicht gibt. Hat sich auf den Rücken gelegt und ist gestorben wie ein Mensch.

Sie muss weg von hier. Ehe sie das tote Ding noch aufhebt und es an ihre Brust drückt – das ist nur eine Kackmöwe, Herrgott! Ein beschissener toter Vogel.

In dem Moment wird Paula von einem Fahrrad gestreift.

Sie hat es nicht kommen sehen. Sie hat nicht hingeschaut.

Bestimmt hat sie hingeschaut – aber da war nichts.

Sie hat es nicht kommen sehen.

Sie sieht es nicht.

Es reißt sie nicht um. Es trifft sie eigentlich gar nicht – nicht richtig. Der Fahrradfahrer liegt auf der Straße, nicht Paula. Sie hat trotzdem das Gefühl, getroffen worden zu sein – ihr bleibt die Luft weg. Was für ein Schock – Herrgott noch mal! Nicht zu wissen, was passiert ist – wie dämlich, alles um sie herum ist durcheinander, und sie weiß nicht, was passiert ist. Es ist schon wieder vorbei, und sie hat Schwierigkeiten, mitzukommen. Aber es ist definitiv passiert – der junge Kerl liegt zusammengekrümmt auf der Straße. Als würde er versuchen einzuschlafen. Auf dem Rücken hat er eins von diesen komischen eckigen Dingern, einen dieser Lieferrucksäcke.

Sie schaut die Straße entlang, ob irgendwas kommt, ein Bus oder ein Auto, ob der Kerl gleich überfahren wird, ob sie was tun muss, auf die Straße treten. Aber da ist nichts, auf der Straße ist nur er. Sie dreht sich um. Die Möwe ist noch da, liegt immer noch tot auf dem Gehsteig. Irgendwie ist Paula überrascht, es hätte sie nicht gewundert, wenn die Möwe verschwunden wäre.

Paula sieht an sich hinunter. Ihr Bauch ist aufgeplatzt. Das ist furchtbar, entsetzlich ist das. Sie ist vorne aufgerissen, der ganzen Länge nach. Aber sie hat kein Blut an den Händen. Sie greift nach dem Stoff, versucht, das Hemd zusammenzuziehen. Langsam kommt sie wieder mit, fängt an zu begreifen. Das sind nur die Knöpfe. Der Typ hat ihr mit der Lenkstange die Knöpfe vom Hemd gerissen. Mehr ist es nicht. Aber es ist trotzdem schrecklich. Sie ist nackt, aufgelöst, alles ist anders, als es gerade noch war.

Der Typ auf dem Boden fängt an sich zu bewegen.

Es ist gar keine Zeit verstrichen, höchstens eine oder zwei Sekunden. Aber es fühlt sich an wie eine Ewigkeit. Sie kann sich noch daran erinnern, wie sich die Zeit früher immer krümmte und verzerrte. Das hier ist ähnlich. Die Zeit spielte ihr oft Streiche. Wenn Charlo sie verprügelte. Oder wenn sie wusste, dass er es gleich tun würde und noch Raum für Hoffnung war, dass er's nicht tat. Die Zeit flog vorwärts und stoppte und kroch und sprang hin und her und brachte sie zu Fall.

Sie hat den armen Jungen auf der Straße nicht angestarrt. Er liegt nur deswegen da, weil er eben erst dort gelandet ist. Aber trotzdem. Ihr Hemd, ihr Lieblingshemd, ist völlig ruiniert, das sind nicht nur die Knöpfe. Er hat es ihr quasi vom Leib gerissen – fast. Es ist völlig zerfetzt. Die Lenkstange hat sich ihr offensichtlich in die Haut gebohrt, ins Fleisch – ach Scheiße, ins Fett. Es fühlt sich wund an, es brennt, und irgendwo tiefer in ihr drin tut es richtig weh. Paula sieht noch mal nach – schaut an sich runter, betrachtet ihre Hände, nicht gleichzeitig, sondern eine nach der anderen, weil sie das Hemd festhalten muss, es zumindest versucht. An ihrem T-Shirt ist kein Blut. Sie blutet nicht – er hat sie nicht aufgerissen.

Sie schaut wieder nach dem Verkehr, lässt den Blick über die Fahrradspur schweifen. Macht einen Schritt auf den jungen Kerl zu. Es ist einer von diesen Deliveroo-Typen, mit seiner Box auf dem Rücken. Sie sieht aus wie ein Schneckenhaus. Eine Schnecke auf der Straße.

Er bewegt sich.

Sie bleibt stehen – überlegt, ob sie auf den Gehsteig zurückgehen soll. Was, wenn er ihr die Schuld gibt? Er ist Ausländer. Ganz bestimmt – die sind alle Ausländer. Mit einer Box voller Pizza auf dem Rücken. Es läuft nichts aus – es sieht nicht so aus, als wäre was kaputtgegangen. Weder Soße noch Käse auf der Straße.

Ihr Telefon – wo ist ihr Telefon? Sie klopft sich auf die Taschen. Da ist es, es ist noch da – gut. Ob sie den Krankenwagen rufen soll? Der Typ bewegt sich, rappelt sich auf. Ob sie die Polizei rufen soll? Ihre Hemdsknöpfe haben ihn vom Rad gerissen. Er war zu schnell. So muss es gewesen sein – sie hat ihn nicht kommen sehen. Er kam aus dem Nichts. Sie hat ihn und sein Fahrrad nicht gesehen. Nur ihn ohne Rad, auf der Straße. Er wird sagen, sie hätte nicht aufgepasst. Er wird sagen, sie ist ihm direkt vors Rad gelaufen. Er wird sagen, die tote Möwe hätte sie abgelenkt.

Sie hat ihn nicht gesehen, weil er nicht da war. Paula ist sich sicher, dass sie aufgepasst hat.

Wo ist eigentlich das Fahrrad? Es ist verschwunden. Schon geklaut. Herrgott!

Er stemmt sich hoch. Gekrümmt. Kontrolliert den Schmerz. Sie kennt das. Sie weiß genau, was er da tut.

– Alles in Ordnung, mein Junge?

Mein Junge?

Wann ist aus ihr die alte Frau geworden, die erwachsene Männer »mein Junge« nennt? Schon vor Jahren – ehrlich gesagt. Der arme Kerl blutet. Der Bursche hat ziemlich dunkle Haut – ein Südamerikaner, würde sie sagen. Brasilien – da kommen diese Typen her. Sie hat gerade einen brasilianischen Mann Junge genannt. Einen Enkel von Pelé. Wo ist sein Fahrrad? Er hat denselben Gedanken, das sieht sie ihm an.

Paula entdeckt einen ihrer Knöpfe. Der Kerl verblutet vielleicht gerade vor ihren Augen, und sie hat nichts anderes im Sinn, als sich zu bücken und ihren Knopf aufzuheben.

Sie widersteht. Der Knopf läuft nicht davon.

Sie stützt ihn am Ellbogen.

Seine Jacke ist aufgerissen. An der Schulter. Sie hat dieselbe Farbe wie die Box. Dieses hübsche Hellblau. Sie erkennt, dass es Blau ist. Es sind die dunklen Blautöne, die ihr Schwierigkeiten bereiten.

– Alles in Ordnung?, fragt sie ihn wieder.

Sie folgt seinem Blick.

Das Fahrrad liegt hinter ihr. Auf dem Gehweg. Ein Stück weg von der Straße. Die Räder sehen ziemlich normal aus, nicht verbeult oder so. Wie ist es dahin gekommen? Ist es über ihren Kopf geflogen, während sie versucht hat, zu kapieren, was los ist? Wäre sie um ein Haar von einem Deliveroo-Rad geköpft worden? Das Hinterrad liegt einen knappen Meter von der toten Möwe entfernt. Das Vorderrad dreht sich immer noch langsam. Das Hinterrad liegt auf dem Asphalt, das Vorderrad wird vom Lenker in der Luft gehalten.

Kann sein, dass er gerade was gesagt hat. Sie glaubt, er hat gerade gesagt, dass alles okay ist.

Sie lässt seinen Ellbogen los. Sie fängt an, ihm den Dreck von der Jacke zu klopfen, von der Jeans. Hört sofort wieder damit auf. Reibt einem jungen Typen an den Beinen rum. Herrgott, Paula! Das muss sie Mary erzählen.

Plötzlich sind da auch Leute. Die Schaulustigen. Die Gaffer – so hat Nicola sie mal genannt, als sie an einem Autounfall vorbeikamen.

Sie hebt den Knopf auf und entdeckt noch einen zweiten, direkt daneben. Sie hat keine Ahnung, wie viele Knöpfe fehlen, jedenfalls mehr als zwei. Sie schaut nicht nach. Ihr Bauch fühlt sich wund an – sehr wund. Direkt unter ihren Möpsen, quer von rechts nach links.

Der junge Deliveroo-Typ hat sich neben sein Fahrrad gesetzt. Er hält den Lenker fest, aus Angst, dass es ihm geklaut wird. Armer Junge. Musste das passieren, so weit weg von zu Hause? Andererseits, sie hat die Geschichten von diesen Drogenmulis gehört – heißen die so? Mulis? Sie fahren mit dem Rad durch die Stadt und liefern außer Pizza und Chow Mein auch Heroin und weiß der Teufel was aus. Sie hat gehört, die würden zu zwanzigst in einem Zimmer hausen und Wucherpreise für ein geteiltes Stockbett zahlen. Sie hat gehört, die hätten ein Mädchen vergewaltigt, irgendein armes obdachloses junges Ding – eine ganze Horde Deliveroo-Fahrer. Das hat sie von einer Kundin gehört, die ein Kostüm und ein Kleid aus der Reinigung holte, eine Frau, die auf dem Weg zur Hochzeit der Tochter ihrer Cousine war, sie erwähnte es, als draußen gerade ein Deliveroo-Typ auf seinem Fahrrad vorbeikam. Sie weiß noch, wie sie und Mary sich einen Blick zuwarfen– glaubst du das?

Armer Kerl. Ein Junge, der vom Rad gefallen ist und zu seiner Mammy möchte, aber die ist Tausende von Meilen weit weg. Das ist kein Junge. Er ist ein ausgewachsener Mann. Sie wünschte, die Gaffer würden sich verpissen. Die sind ihr im Weg, machen alles nur komplizierter. Sie sind zu fünft. Nein, vier – einer hat bereits die Schnauze voll. Die vier, die noch da sind, sehen okay aus, zwei Männer, zwei Frauen. Sie wollen helfen, wollen sichergehen, dass es ihm gut geht. Sie versuchen nicht, ihn zum Aufstehen zu zwingen.

Sie kann keine weiteren Knöpfe entdecken. Sie hat keine Möglichkeit, nachzuschauen, wie schlimm das Hemd tatsächlich aussieht. Sie kann nur versuchen, es zusammenzuhalten, damit nichts rausschaut.

Es könnte schlimmer sein – es hätte viel schlimmer enden können. Himmel, was für eine Vorstellung! Wie oft sich dieser Satz immer wieder eingeschlichen hatte – es hätte viel schlimmer enden können, Paula. Wenn sie auf dem Küchenboden lag, wenn sie nicht wusste, ob sie tot oder lebendig war. Sie hatte es mit Charlos Stimme gehört, mit der Stimme ihrer Mutter, mit der Stimme ihres Vaters. Aber am schlimmsten war ihre eigene.

Dann fällt ihr ein – wie bescheuert –, dass ihre Jacke einen Reißverschluss hat. Paula hat die Jacke auf dem Arm mitgeschleppt, seit sie sie in Fairview ausgezogen hat. Sie zieht die Jacke an und schließt den Reißverschluss.

So einfach.

Leanne kriegt das mit dem Hemd wieder hin. Wenn Leanne damit fertig ist, wird das geflickte Hemd aussehen wie absichtlich zerrissen, wie was Modisches, ein Statement. Erstaunlich, wie präzise Leanne manchmal sein kann, wie kreativ. Es ist faszinierend, ihr zuzusehen, wie ruhig und konzentriert sie ist – wenn es mal nicht um ihr Leben geht, sondern um Faden oder Wolle.

Sie fragt den Typen noch einmal.

– Alles in Ordnung?

Er nickt. Es geht ihm gut.

Er schaut zu ihr hoch. Stellt ihr wortlos dieselbe Frage – bei ihr alles in Ordnung? Jetzt ist sie mit Nicken dran.

– Mir geht's gut.

Die Gaffer haben sich zerstreut. Es gibt kein Blut, es wird keinen Streit geben. Die Straße ist wieder genauso leer wie vorhin, ehe Paula von dem Fahrrad gestreift wurde.

Er steht auf, bereitet sich darauf vor aufzustehen. Sie fasst ihn am Ellbogen, obwohl sie weiß, dass das nicht wirklich was bringt. Jetzt steht er, aber vornübergebeugt, als würde er etwas unter seiner Jacke verstecken. Vielleicht tut er das ja. Er stöhnt und bückt sich nach dem Fahrrad. Er stolpert fast – wahrscheinlich hat er die Box auf seinem Rücken vergessen. Jetzt sieht sie seine Hände, die Handflächen – sie sind schmutzig, zerschrammt. Sie bückt sich, um ihm mit dem Fahrrad zu helfen. Er lässt es zu, lässt das Fahrrad los. Paula kann sich nicht erinnern, wann sie zum letzten Mal einen Fahrradlenker in den Händen hatte oder Rad gefahren ist. Jetzt hätte sie Lust dazu. Einfach aufspringen und nach Hause radeln. Aber es ist ganz schön schwer – Paula glaubt, es ist ein Mountainbike.

Der junge Kerl steht jetzt aufrecht, aber er ist eindeutig vorsichtig. Vielleicht ist er wirklich verletzt. Es geht ihm bestimmt gut, aber sie würde sich jetzt trotzdem gern mit Erster Hilfe auskennen. Paula hat sich so viele verschiedene Knochen gebrochen, sie wurde schon so oft wieder zusammengeflickt oder wenigstens halbwegs zusammengeflickt, eigentlich müsste sie auf einen Blick wissen, was dem Kerl fehlt. Sie müsste hilfreich sein können, nützlich. Ist sie aber nicht. Sie ist nutzlos. Das weiß sie – was für eine Erleichterung!

Nein.

Sie will nichts davon hören. Sie lässt sich garantiert nicht zurück in die Opferhaltung drängen. Schon gar nicht von sich selbst.

– Komm mit.

Sie schaut zu James Joyce rüber.

– Komm mit, sagt sie noch mal.

Sie gibt dem Rad einen kleinen Schubs und stellt sich direkt vor ihn hin. Er muss sie hören. Sie schaut ihm ins Gesicht – ihr fällt auf, dass sie ihn bis jetzt wahrscheinlich noch gar nicht richtig angeschaut hat. Er ist ein attraktiver Kerl, auch wenn der Schock ihm ein dämliches Gesicht verpasst.

– Wir gehen da rüber, sagt sie.

Ihr ist klar, dass er ihr folgen wird, wenn sie sein Fahrrad mitnimmt. Sie geht ein paar Schritte und wartet dann auf ihn. Er ist direkt hinter ihr. Er geht schon wieder ein bisschen aufrechter, denkt sie. Sie fragt sich, was mit ihr selbst ist. Hat sie sich was getan? Sie glaubt nicht, aber sicher ist sie nicht. Das Brennen direkt über ihrem Bauch fühlt sich nicht schlimm an, eigentlich brennt es gar nicht. Irgendwas Altes, neu aufgeflammt. Das ist sicher bald wieder gut – ist es jetzt schon.

Sie hat ein Problem. James Joyce ist von Roma umzingelt. Sie sitzen auf dem Sockel und stehen drum herum. Da ist kein Platz für den Deliveroo. Doch, da ist Platz. Die Leute stehen auf. Sie haben den jungen Kerl gesehen. Vielleicht haben sie gesehen, wie er vom Rad geflogen ist. Sie sind alle aufgestanden, die Frauen, die Kinder, die Männer, die bei ihnen sind.

– Das ist sehr nett von Ihnen, sagt sie. – Danke.

Eine junge Frau lächelt ihr zu. Ein hübsches Mädchen. Schwarzhaarig, mit schüchternem Lächeln. In voller Blüte.

Sie haben den ganzen Sockel für sich, Paula und der Deliveroo. Die Roma sind zwar da, aber sie halten Abstand. Ein bisschen rechnet sie damit, dass sich eins von den Kids das Fahrrad schnappt. Ein kleiner Junge sieht aus, als hätte er's faustdick hinter den Ohren – er erinnert Paula an John Paul. Derselbe freche Blick. Eine der Frauen hält ihn am Jackenkragen fest. Fast kann Paula den Stoff zwischen ihren Fingern spüren. Sie war selbst diese Frau. Und sie wünschte, sie wäre es wieder. Damals war sie hinreißend, sie war gefährlich. Begehrt. Sie steht hier und tut, als wäre sie gerne eine der Romas. Wie idiotisch. Jämmerlich. Ein Roma-Mädchen mit einem brasilianischen Freund und als Kind 'ne tote Möwe. Völlig durchgeknallt, die Alte.

Sie fasst nicht gerne fremde Sachen an. Sie desinfiziert und wäscht sich mit Hingabe die Hände. Sie will den Sockel nicht berühren – er ist aus Bronze, wie die Statue. Mit den Roma hat das nichts zu tun, damit, dass sie da gesessen hatten. Hustend und spuckend – vielleicht, sie weiß es nicht –, aber daran liegt es nicht. Iren husten und spucken auch, Iren schwitzen und atmen. Lebendig sein ist gefährlich. Aber sie hatte den Lenker zwischen den Händen, der Schweiß des jungen Kerls hat sich bereits mit ihrem Schweiß vermischt. Sie hat schon längst was angefasst. Sie darf die Finger nicht mehr an die Augen oder an den Mund bringen. Gott, was tut sie hier eigentlich?

Sie lehnt das Fahrrad gegen James Joyce, stützt den Sattel an eins seiner Beine. Sie lässt das Fahrrad los, und es bleibt, wo es ist. Der Deliveroo steht immer noch leicht vornübergebeugt da. Er sieht aus wie ein Junge mit Bauchweh, der versucht, einen Tag schulfrei rauszuschlagen.

– Setz dich hierhin, sagt sie.

Er versteht sie offensichtlich. Er setzt sich hin, es fällt ihm offenbar nicht sonderlich schwer. Er dankt ihr, sagt Danke. Die Roma-Frauen haben sich inzwischen weiterbewegt, weg in Richtung Talbot Street.

Sie beugt die Beine und stützt die Hände auf seine Knie. Es geht nicht anders, sonst würde sie umfallen.

– Sorry.

Sie würde gerne vor ihm in die Hocke gehen, ihn gründlich anschauen, herausfinden, wie's ihm geht. Aber sie kann nicht. Ihre Beine sind am Ende. Wenn sie noch ein Stückchen weiter runtergeht, kommt sie nie wieder hoch. Dann kippt sie um, und er muss sie retten – oder er schnappt sich einfach sein Fahrrad und haut ab. Aber sie merkt es, merkt zum Glück, wie steif ihre Beine sind, ehe sie sich zu weit runterbeugt. Sie darf ihre Meinung ändern, und sie tut es auch. Sie ist zu weit gelaufen – sie hat es übertrieben. Sie setzt sich neben ihn. Sie muss.

– Das Fahrrad ist noch ganz, glaube ich.

Sie schaut ihn von der Seite an, während er versucht, sich zusammenzureimen, was sie gesagt hat. Sie sieht sein Profil. Er ist sehr jung. In seiner Haut steckt immer noch der Junge, auch wenn er einen Bart hat.

Er schaut über die Schulter zu seinem Fahrrad, das hinter ihm am Bein des Schriftstellers lehnt.

Er nickt.

Sie schaut auf die andere Seite, zu der Möwe, aber der Deliveroo sitzt ihr im Weg. Sie beugt sich nach hinten und stößt gegen James Joyce. Sie beugt sich vor, um an ihm vorbeizuschauen. Die Möwe ist immer noch da, mit dem Kopf auf dem Gehweg und dem Torso – haben Vögel einen Torso? – auf der Fahrbahn. Er ist der Möwe ausgewichen und hat stattdessen Paula erwischt. So muss es passiert sein.

– War die Möwe schuld?, fragt sie ihn.

Er kapiert offensichtlich nicht, dass sie mit ihm spricht.

– Wolltest du was ausfahren oder warst du auf dem Rückweg?

Sie klopft an seine Box.

Er schüttelt den Kopf, beugt sich ein bisschen vor und zieht die Schultern unter den Riemen raus, als hätte er einen altmodischen Schulranzen auf dem Rücken, und sie hätte gerade gefragt, ob er Hausaufgaben aufhat. Sie hat keine Ahnung, warum sie ständig das Kind in ihm sieht. Was sie da riecht, ist Männerschweiß. Er stellt die Box vor sich ab. Er tritt mit dem Fuß dagegen und kickt sie weg. Sie hat kein Gewicht.

– Du warst auf dem Rückweg.

Er nickt.

Tut mir leid, will sie sagen, aber sie reißt sich zusammen. Damit würde sie etwas zugeben, das vielleicht gar nicht passiert ist. Er würde ihre Nummer wollen, er würde Kohle wittern. Schließlich ist er deshalb hier – um Geld zu verdienen. Sie wettet, dass mit Pizza-Ausfahren nicht wirklich viel zu holen ist. Ob er wenigstens Trinkgeld bekommt? Sie weiß es nicht.

– Wo kommst du her?, fragt sie ihn.

Sie hatte recht, er kommt aus Brasilien.

– Von wo dort?

Er sagt es ihr, aus São Paulo.

– Hab ich schon mal gehört, sagt sie. – Ist es schön dort?

Er zippt sich den Jackenärmel auf. Öffnet die Tasche und holt das Telefon raus. Wie cool, denkt sie. Auch, dass es noch heil ist, denkt sie, als sie es ansieht. Kein Sprung auf dem Display.

Seit sie das Haus verlassen hat, hat niemand sie angerufen, das fällt ihr gerade erst auf. Sie zieht ihr Telefon aus der Hosentasche und wirft einen Blick darauf. Nichts – keine verpassten Anrufe oder Nachrichten. In letzter Zeit versucht sie, sich möglichst vom Telefon fernzuhalten. Sich davon abzuhalten, alle paar Minuten nachzuschauen. Sich von der ständigen Erleichterung oder Enttäuschung zu lösen. Sie braucht nicht noch eine Sucht. Deshalb ist sie irgendwie froh. Sie schaut zum ersten Mal seit Stunden auf ihr Telefon, und kein Arsch wollte irgendwas von ihr.

Er dreht das Telefon um, dabei sieht sie den Bildschirm. Da sind jede Menge Nachrichten, eine nach der anderen. Er braucht seins viel mehr als sie ihres. Für die Arbeit, um Kontakt nach Hause zu halten. Für alles Mögliche – sein ganzes Leben steckt in dem Ding. Fotos von Nichten und Neffen, von seiner Freundin. Von seiner Mutter, klar. Der Vater ist tot.

Wo zum Teufel kam das plötzlich her?

Völlig durchgeknallt.

– Trägst du keinen Helm?

Mit den Händen formt sie einen Helm und zieht ihn über den Kopf, um ihm zu zeigen, was sie meint.

Er schüttelt den Kopf.

– Solltest du aber, sagt sie. – Du hättest mit dem Kopf aufschlagen können.

Sie merkt, dass sie ihm die Schuld zuschiebt. Er hätte einen Helm tragen sollen.

Er sagt, dass er sich einen besorgt.

– Versprochen?

Er nickt.

Er schaut Paula an und sieht seine Mutter, vielleicht sogar seine Großmutter. Das ist schön – es gefällt ihr. Außerdem bedeutet es, dass er ihr keine Scherereien machen wird.

Es geht ihm gut – es ist nichts Schlimmes passiert. Er sollte langsam zurück auf sein Fahrrad, weiter Burger und Koks ausfahren. Ob er tatsächlich Drogenkurier ist, einer dieser Mulis? Er hat nicht in seinen Taschen gewühlt, nicht nach den kleinen Tütchen mit Pulver oder Pillen geschaut, die er vielleicht dort versteckt hat. Er wirkt zu ruhig für was Illegales. Und er hat kein einziges Mal in die blaue Box geschaut. Wenn jetzt ein Windstoß kommt, weht sie quer über die Straße davon. Wobei, die ist sicher gut gepolstert, damit das Essen warm bleibt, wenn er es durch Wind und Wetter karrt. Außerdem behält die Box ihre Form. Völlig leicht kann sie nicht sein.

Sie zeigt mit dem Kinn darauf.

– Lieferst du Pizza aus?

Er schüttelt erst den Kopf, dann nickt er.

– Nicht nur Pizza?

Er nickt. Nicht nur Pizza.

– Wie weit fährst du?

Er schaut sie an. Er bekommt gerade Gratissprachunterricht.

– Wie weit fährst du mit deinem Fahrrad – zum Liefern?

Er streckt ihr einen Finger hin.

– Einen Kilometer?

Sie hört sich selbst, den Unglauben in ihrer Stimme, die Enttäuschung. Sie lächelt.

– Weiter nicht?

Zwei Finger gehen hoch, dann drei, vier, die ganze Hand. Er sagt bei jedem Finger die Zahl dazu.

– Okay, sagt sie. – Schon besser.

Er lächelt zurück. Dabei kann er nicht wissen, dass sie Spaß macht, dass sie ihn auf den Arm nimmt. Es sei denn, sein Englisch ist sehr gut. Er lächelt nur, weil Paula ihn an seine Mutter oder seine Granny erinnert.

Jetzt hätte sie fast die Knöpfe vergessen. Sie war zu sehr damit beschäftigt, mit diesem Kerl zu flirten. Hat sie geflirtet? Nein, sicher nicht. Ihn bemuttert – das trifft es eher. Vielleicht ist das auch dasselbe. Herrgott – sicher nicht – das hört sie sich nicht an.

– Warte, sagt sie. – Bleib noch eine Minute sitzen.

Sie weiß nicht, warum sie will, dass er bleibt. Wenn er geht, geht sie auch – dann muss sie gehen. Dann muss sie sich in Bewegung setzen, zurück nach Hause gehen.

Sie genießt es. Das ist es.

Sie steht auf. Steht auf, so schnell sie kann. Prüfend. Sie steht gerade – problemlos. Ihr geht's tipptopp – sie ist kein bisschen benommen. Scheiße, da stimmt trotzdem was nicht. Da ist was in ihrem Brustkorb, sie könnte jauchzen oder weinen oder beides. Sie ist gleichzeitig verängstigt und beschwingt. Keine schlechte Kombi. Tomate-Mozzarella. Sie könnte sich direkt in die blaue Kiste legen.

Haha, wie witzig. Zum Brüllen.

Wenn sie sich die Rippe gebrochen hätte, würde sie nicht so dastehen, so gerade und so jung wie möglich, selbst wenn George Clooney auf sie zugelaufen käme. Welche berühmten Männer gibt es eigentlich in Brasilien, außer Pelé? Ihr fallen keine ein. Irgendwo in ihrem Hinterkopf schwirren undeutlich ein paar Fußballer herum. Wie heißen die Sänger? Die Politiker?

– Bolsonaro, sagt sie. – Stehst du auf Bolsonaro?

Er schaut sie an. Er schüttelt den Kopf und streckt den Daumen nach unten.

– Auch gut, sagt Paula. – Bleib noch sitzen.

Es ist wirklich erstaunlich. Bolsonaro ist der brasilianische Präsident und ein Kumpel von Trump. Sie weiß das, sie ist in Besitz dieser Information, völlig ohne fremde Hilfe. Bolsonaro, rechter Flügel, Klimaleugner. Wie Trump. Wie Orbán. Wie Putin. Wie Charlo es gewesen wäre, da ist sie sicher. Paula ist begeistert, was für Sachen sie weiß, was für Sachen sie denkt.

– Hör mal, sagt sie. – Wie heißt der Präsident von Irland?

Sie schaut zu, wie er sich zusammenreimt, was sie ihn eben gefragt hat. Er schüttelt den Kopf – er weiß es nicht.

– Du solltest dich was schämen, sagt sie. – Lebst hier und kennst Michael D. Higgins nicht.

Der Name sagt ihm gar nichts.

– Micky D – nein?

Sie lächelt, als sie das sagt, und bewegt sich dabei auf die Stelle zu, wo das Fahrrad sie erwischt hat. Ihr graut allerdings ein bisschen, wenn sie sich reden hört. Sie flirtet tatsächlich mit ihm. Sie hat da mal was gehört, von Mary? Ja, von Mary. Mary hat ihr erzählt, dass manche Frauen in ihrem Alter nach Marokko oder Tunesien fliegen und junge Typen dafür bezahlen, dass sie ihnen Gesellschaft leisten, mit allem Drum und Dran. Zuerst war sie schockiert, dann hat sie sich gefragt, weshalb eigentlich. Daran war nichts wirklich Schockierendes.

– Würdest du so was machen?, hatte sie Mary gefragt.

– Nein, ich doch nicht. Gott, niemals.

– Ich auch nicht – Nein, bestimmt nicht.

– Ich hab schließlich Willo, was sollte ich denn in Marokko? Außerdem ließe sich das doch überall machen.

– Genau.

– Wenn man's mal genauer betrachtet. Ganz ehrlich, Süße? Da draußen rennen jede Menge junger Typen rum, die alles bespringen würden, was nicht bei drei auf dem Baum ist.

Sie lachten sich kaputt und behielten dabei die Tür im Auge, für den Fall, dass jemand reinkam und sie erwischte. Mary schaltete das Karussell ein, damit Anozie im Keller sie nicht hörte – der Afrikaner, der für sie die Vorhänge bügelte. Er war ein aufrechter Christ.

– Kein Grund, bis nach Marokko zu fliegen, sagte Mary.

– Ich fliege nirgendwohin.

– Ich sag's dir, Paula. Eine Muschi und eine Kreditkarte, mehr braucht es nicht.

– Ich habe keine Kreditkarte.

Sie entdeckt wieder einen Knopf. Er liegt direkt neben der toten Möwe. Schafft sie es, hinzugehen und den Knopf aufzuheben, ohne das arme Ding zu beachten? Was könnte sie tun? Das Teil wiegt garantiert was. Ob sie es in den Mülleimer werfen soll? Da würde es nicht reinpassen. Sie müsste es reinstopfen und Gott weiß, wie lange es da schon rumliegt – es ist vielleicht schon voller Maden. Wie es da liegt, sie könnte heulen. Sie würde es hochheben wie ein Baby. Sie würde es in ihr zerfetztes Hemd wickeln und nach Hause tragen. Mit dem DART. Während ihr die Maden über die Schulter krabbeln. Der Knopf kann bleiben, wo er ist. Das ist so traurig – das mit der Möwe. Es erinnert sie an die Möwen zu Hause, die Möwen, denen sie von Jacks Fenster – von Nicolas Fenster – aus zusieht.

Ihr kommt ein Gedanke. Eine Erinnerung. Sie ging noch zur Schule. Sie war auf dem Weg zur Bushaltestelle. Sie spürte den Wind an ihren Beinen – sie trug ihre Schuluniform. Sie hatte den Rockbund hochgekrempelt, um den Rock kürzer zu machen. Direkt vor ihr lag die Haltestelle, an einer Stange war ein Mülleimer befestigt. Der Mülleimer war grün – damals war alles grün, die Busse, die Mülleimer, die Briefkästen. Nein, das stimmt nicht – der Mülleimer war nicht grün. Er war weiß gestrichen. Nur dass es gar keine Farbe war. Es waren Maden. Der ganze Mülleimer war mit Maden überzogen, es sah aus, als würde er sich bewegen. Und nicht nur der Mülleimer, auch ein Stück vom Bushäuschen. Sie weiß noch, dass sie sich ekelte, aber gleichzeitig war sie fasziniert. Jetzt kommt ihr der Gedanke, dass sie nie hineingeschaut hat, um nachzusehen, was da Totes drin lag. Sie war von Fisch ausgegangen. Es hätte auch eine Möwe sein können. Eine Möwe, die jemand aufgehoben und in den Mülleimer geworfen hatte. Damals wurde um Hygiene noch kein solches Tamtam gemacht. Möglich, dass jemand sich einfach die Ärmel über die Hände zog und den toten Vogel aufhob, den ein Auto oder ein Lastwagen überfahren hatte oder der einfach tot vom Himmel gefallen war, und ihn in den Müll warf. Da gab es keinen Deckel oder so was. Die Mülleimer waren einfach nur an die Stange gebundene Eimer.

Der Fisch war eine Möwe – Herrgott, sie ist wirklich völlig Banane. Trotzdem ist es eine gute Erinnerung. Sehr lebendig. Sie könnte sie Joe erzählen. Er würde alles für sie nachprüfen, die Eimerfarbe, die Nummer vom Bus – die ganze Scheißgeschichte. Sie ist zickig, und sie liebt es, in Gedanken zickig zu sein – sie tut schließlich niemandem weh. Könnte sein, dass sie Joe anruft, könnte sein, dass sie seine Nachrichten beantwortet. Könnte sein oder auch nicht.

Sie öffnet die Jacke und schaut sich das Hemd an. Die obersten zwei Knöpfe haben überlebt, weil sie nicht geschlossen waren. Der unterste ist auch noch dran und tut seinen Job. Vier fehlen. Zwei hat sie schon gefunden, die stecken in der Tasche, dann der eine neben der Möwe, aber vom letzten fehlt jede Spur. Sie hält nach Fahrradfahrern Ausschau, dann tritt sie auf die Straße, auf die Radspur. Sie schaut links und rechts und auch im Rinnstein, aber von dem Knopf ist nichts zu sehen.

Der Deliveroo sitzt immer noch auf dem Sockel. Vielleicht ist ihm schwindlig, vielleicht hat er eine Gehirnerschütterung. Das wäre kein Wunder – das war ein ganz schöner Sturz. Man sieht zwar nichts, aber es hat ihn ziemlich durchgerüttelt. Vielleicht ist er gar kein Brasilianer. Vielleicht ist sie diejenige mit der Gehirnerschütterung. Paula fühlt sich eigenartig, ihr ist schwummrig, sie ist ganz durcheinander.

Müde und gleichzeitig aufgeputscht. Aus den Angeln gehoben. Paulas Angeln gingen schon vor Jahren flöten.

Sie könnte sich ein neues Hemd kaufen. Gleich über die Straße ist Penneys, hinter dem Museum. Maisies Lieblingsshop, hatte sie Paula damals erzählt, und sie waren gemeinsam reingegangen, und Maisie hatte ihr von den Mädchen in der Schule erzählt, die zum Klauen zu Penneys gingen, auf Bestellung der anderen Mädchen, manchmal sogar auf die von deren Müttern.

– Du aber nicht, oder?

– Nein. Ich hätte viel zu viel Schiss.

Paula lässt den Blick über die Straße schweifen. Es sind so wenig Leute unterwegs, dass sie nicht sagen kann, ob Penneys geöffnet hat. Sie kann nicht erkennen, ob jemand rein- oder rausgeht. Sie hat ihre Brille nicht dabei – mit Brille geht Paula nicht vor die Tür. Nicola hatte ihr angeboten, ihr Kontaktlinsen zu bezahlen, sogar Augenlasern – vor alldem, was dann passiert war –, aber Paula lehnte ab.

Dämliche Nicola. Das Hemd, das Handy in ihrer Hosentasche, alles Mögliche hat sie Nicola zu verdanken – ihr ganzes Leben. Sie senkt den Blick und mustert ihr Hemd. Es war wie eine Haut für sie, eine Schutzschicht aus Zuversicht – Nicolas Zuversicht. Auch wenn sie das Hemd eigentlich für Tony gekauft hat und Nicolas Selbstvertrauen gerade im Keller vermodert. Als Nicola das Hemd aus der Fat-Face-Tüte zog und es Paula gab, schenkte sie ihr damit mehr als ein Hemd. Paula fühlte sich plötzlich wohl in ihrer Haut, schon bevor sie es überhaupt angezogen hatte. Wahrscheinlich lag es am Timing, denkt sie jetzt – der Gedanke kam ihr schon mal. Sie war bereit dafür gewesen. So lange ist das noch gar nicht her – ein Jahr, anderthalb vielleicht, sie ist nicht sicher – jedenfalls vor Corona. Doch die Nicola, die ihr das Hemd geschenkt hat, scheint verschwunden zu sein.

Ausgetauscht.

Ein Wechselbalg.

Es ist fürchterlich.

Sie setzt sich wieder hin, neben den Deliveroo. Sie weiß nicht, was sie sonst tun soll.

– Okay?, fragt sie.

Er nickt. Er nickt noch mal. Es geht ihm gut.

– Zurück an die Arbeit, ja?

Glaubt er jetzt, sie befiehlt ihm, sich wieder an die Arbeit zu machen? Falls ja, gehorcht er ihr nicht. Der Bengel. Ihr soll's recht sein. Der Sockel ist ein Floß. James Joyce hält das Ruder in der Hand. Das ist überhaupt kein Spazierstock. Kein Grund zur Sorge.

– Wohnst du mit vielen Leuten zusammen?, fragt sie den Deliveroo.

Tut er. Er nickt. Er sagt es. Ja.

– Was heißt viele? Sehr viele?

Sie hat mal eine Sendung auf RTÉ gesehen – ein Beitrag in *Prime Time*, glaubt sie – über junge Leute aus Brasilien, Frauen und Männer, in winzige, feuchte Zimmer voller Stockbetten gequetscht, überall hingen die Kabel aus den Wänden, und wie sie von den Vermietern abgezockt wurden. Dass viele von ihnen sich als Sprachschüler ausgegeben hatten, um an ein Visum zu kommen, und dass es – sie glaubt, dass sie sich richtig erinnert – einige dieser Sprachenschulen überhaupt nicht gab.

Er nickt wieder – sehr viele.

– Das ist nicht so toll, oder?

Er stimmt ihr zu. Zuckt die Achseln.

– Kannst du da überhaupt schlafen?

Er zuckt wieder die Achseln. Er sagt auch was. Nur einzelne Worte. Es ist anstrengend. Mit Nicola ist es dasselbe gewesen. Der Versuch, etwas aus ihr rauszukriegen. Auch nur ein einziges Wort. Wenigstens ein Wort. Einsilbig. Nach wochenlangen Monologen, als es sich anfühlte, als würde Nicola zwischendurch nicht mal schlafen, hätte Paula erwartet, dass die Einsilbigkeit besser wäre als nichts, aber das stimmt nicht – es ist noch schlimmer. Vor allem, wenn sie an die Nicola von früher denkt. Die Pläne, die herrischen Anweisungen, das ständige Machen und Tun, um die Welt und Paula zurechtzubügeln. Und dann ihre dreckige Lache, von der Paulas Schwester Carmel behauptet hatte, sie klinge genau wie bei Paula, als sie jung war. Diese dicke, fette, dreckige Lache. Männer blieben stehen und glotzten. Frauen blieben stehen und glotzten. Sie schauten gar nicht so sehr Nicola selbst an, doch, das auch, sondern hauptsächlich die Luft um sie herum, auf der Suche nach dem Gelächter – das müsste man eigentlich sehen.

Carmel wäre ihr jetzt eine Hilfe gewesen – eine Riesenhilfe. Sie hätte Paula zugehört, ihr einfach nur zugehört. Denise, ihre andere Schwester – die, die noch am Leben ist –, ist nutzlos. Sie würde ihr bloß dazwischenquatschen, Paula von den anderen Frauen erzählen, die sie kennt, die viel größere Schwierigkeiten mit ihren Töchtern haben als Paula sie mitmacht. Sie weigert sich zu essen, Paula – nichts, nada. Sie haben alles versucht, wirklich alles. Nicola isst wenigstens, oder, Paula? Stimmt doch?

Sie erinnert sich noch daran, wie sie versuchte, Leanne zum Essen zu bewegen, damals, als Leanne so klein war, dass sie noch im Hochstuhl saß. Sie hielt den Löffel vor Leannes Mund, ewig und ewig, direkt vor die zusammengepressten Lippen und musste dabei versuchen, lieb zu bleiben, nicht auszurasten. Musste verkatert, halb tot, sogar betrunken versuchen, ein Kind zu füttern, das sich weigerte zu essen. Musste sich alle Mühe geben, genug Interesse aufzubringen, konzentriert zu bleiben.

Aus Nicola Worte rauszukriegen ist wie der Versuch, Essen in Leanne reinzukriegen. Es zerreißt ihr das Herz. Versagerin, erbärmliche Kackversagerin. Paula weiß nicht mehr weiter. Wie soll sie eine Frau bemuttern, die dreißig Jahre lang sie bemuttert hat? Möchtest du darüber reden? Nicola – Süße? Himmel, sich zuzuhören, ist selbst nicht auszuhalten. Wann immer du bereit bist, Süße, ich bin hier. Scheiße noch mal. Es ist erbärmlich.

Aber hier auf dem Floß ist es super. Sie kann einfach plaudern, und es kann ihr egal sein, ob der Deliveroo antwortet oder nicht. Sie führt seit Monaten Selbstgespräche. Allerdings hätte sie schon gedacht, dass die Brasilianer eher redselig sind. Auch etwas, das sie weiß. Sie sitzt neben dem einzigen stummen Brasilianer der Welt.

– Bist du mit jemandem aus deiner Familie hier? Nein? Keine Brüder oder Schwestern?

Nein.

– Das tut mir leid.

Sie glaubt nicht, dass er sie verstanden hat. Woher sollte er ein Wort wie Leid kennen? Wie bringt man jemandem so ein Wort bei? Wie lernt man, was das heißt, leidtun? Tja, was Leid heißt, hat sie jedenfalls gelernt. Sie ist eine Expertin für Leid. Leid, leiden, Leid verursachen, den Leuten stumm wünschen, sie sollen sich ihr Mitleid sonst wohin schieben. Aber was genau leidtun bedeutet, das weiß sie immer noch nicht.

– Was isst man in Brasilien?, fragt sie. – Los, sag schon, was isst du am liebsten?

Sie zeigt mit dem Kinn auf die blaue Box.

– Was würdest du gern aus dem Dingsda für dich rausholen?

– Ein Full Irish Breakfast, sagt er.

Er lächelt nicht – er hat sich nicht mal zu ihr umgedreht. Er starrt die Box an. Als würde er jeden Moment Speck und Würstchen rausziehen, inklusive Bohnen. Macht er aber nicht. Er hat die Augen geschlossen, das merkt sie erst jetzt. Er schläft. Bewusstlos ist er, ja genau, bewusstlos wegen einer Hirnblutung. Paula durchfährt ein Schreck. Der arme Junge ist tot. Erst die verdammte Möwe und jetzt das! Nein, er ist nicht tot, das weiß sie. Sie spürt es an dem Gewicht, das an ihr lehnt. Sie ist weder aufgesprungen noch auf dem Sockel ein Stück von ihm weggerutscht. So fühlt sich kein Toter an. Er lehnt sich einfach nur an sie. Er vertraut ihr. Er traut sich zu schlafen, weil sie bei ihm ist. Weil sie auf ihn aufpasst. Sie passt auf ihn auf.

Das ist purer Blödsinn, schon klar. Der junge Kerl ist einfach erschöpft. Er hat geackert, solange er konnte. Und als er vom Rad fiel, war keine Kraft mehr übrig. Was soll sie denn jetzt tun?

Sie holt das Telefon aus der Tasche – schafft es, ohne sich von ihm lösen zu müssen. Jetzt hätte sie gern die Brille dabei, um das richtige Dingsda zu finden. Sie kann spüren, wie ihr Arm zittert, während sie das Telefon positioniert, damit sie ein Foto von ihnen machen kann, von sich und dem Deliveroo. Sie kann den Bildschirm nicht richtig sehen. Sie hat keine Ahnung, wie die jungen Dinger, die ständig irgendwelche Selfies machen, das hinkriegen. Die Kamera hochhalten und dann mit derselben Hand den Knopf drücken, wie soll das gehen? Die lernen das sicher irgendwo. Sie kann nur hoffen, dass es was wird. Sie glaubt, dass sie ein Foto gemacht hat – sie weiß es nicht. Sie schaut nach. Sie geht auf »Fotos«. Wenn dieses nichts geworden ist, versucht sie es nicht noch mal. Aber es ist okay geworden, es ist nicht schlecht. Man kann sie erkennen, eindeutig. Und das da neben ihr ist eindeutig ein Mann, der nicht eindeutig schläft. Eindeutig ein junger Mann. Irgendwie. Das sieht man an den Haaren. Die wilde Frisur von einem jungen Mann. Bewusst gestylt, kein wirrer Opi-Schopf.

Sie weiß, was sie tut. Sie schickt Mary das Bild. Dann haben sie was zu lachen. GRÜSSE AUS MAROKKO. Sie und Mary sind befreundet wie zwei Männer. Sie sind Kumpels, Gefährtinnen. Wenn sie sich unterhalten, stehen sie normalerweise nebeneinander, so wie Paula das bei Männern beobachtet hat. Weil sie dabei oft arbeiten, ist es ganz normal, dass sie nebeneinander am Schalter stehen. Aber sogar draußen im Freien stehen sie so da, an Marys oder Paulas Hauswand gelehnt, oder an Marys Auto. Wenn sie sich im Pub treffen würden,

würden sie Seite an Seite am Tresen stehen, den Blick nach vorne gerichtet oder in ihre Flaschen.

Sie hat eine noch bessere Idee. Sie will noch ein Selfie machen, nur dass sie diesmal auch noch die Bankkarte hochhält. Mary wird zusammenbrechen. Aber schon bei dem Gedanken bekommt Paula Panik. Wenn jemand sie beobachtet – das ist doch brutal. Auch wenn es nur ein Witz zwischen zwei Freundinnen ist. Was, wenn irgendwer, Willo oder eins von Marys oder ihren Kindern – Nicola – das Foto auf Marys Telefon oder auf ihrem sehen würde? Oder auch das erste Foto. Es ist völlig harmlos, sie hat niemanden ausgenutzt. Sie war nett zu dem Kerl. Sie sitzt hier rum, steif und mit müden Beinen, nur damit er noch ein bisschen pennen kann. Sie wird es wieder löschen – muss sie. Sie hat mal gehört, ein Mädchen – eine Frau, kein Kind – habe ein Selfie von ihrer Muschi verschickt. Sagt man da überhaupt Selfie oder ist bei einem Selfie immer das Gesicht gemeint? Oder zumindest mit drauf? Jedenfalls hat die Frau die Nachricht an den falschen Mann geschickt. Nein, wenn Paula sich richtig erinnert, hat sie es überhaupt keinem Mann geschickt. Die Geschichte hat sie von Mary. Das Foto ging nicht mal an den falschen Mann, es ging an eine ihrer Töchter. Und eine richtige oder falsche Tochter gibt es nicht, schon gar nicht bei so einem Anhang. An die Nachricht erinnert sie sich nicht mehr, nur noch, dass sie und Mary sich darauf einschossen, sich ihre eigenen Nachrichten ausdachten. IST DAS BEI DIR AUCH GRAU? Sie löscht das Selfie und muss lachen. Der Kopf vom Deliveroo wackelt auf ihrer Schulter rum, aber der ist völlig hinüber. Sie wird Mary erzählen, was sie beinahe getan hätte. Das ist genauso komisch.

Paula hat noch nie jemanden so geliebt, wie sie Mary liebt. In ihrem Leben hat es eine solche Freundschaft noch nie gegeben. Vielleicht liegt es am Alter. Sie müssen nicht mehr aufpassen – sie müssen sich keine Mühe mehr geben. Sie sind wie zwei Männer, denen alles am Arsch vorbeigeht. Nein. Sie sind zwei Frauen, denen alles am Arsch vorbeigeht. Das liegt definitiv am Alter. Es ist befreiend. Als Charlo noch lebte, nahmen Männer sich nicht in den Arm. Sie nickten nur – ein knappes Nicken wie ein zurückhaltender Kopfstoß. Aber inzwischen sieht sie immer wieder Männer, Männer mit Bäuchen in mittlerem Alter, die sich umarmen, richtig umarmen, fest und herzlich. Wie Bären im Zoo. Die einander lieben, auch wenn sie es niemals aussprechen könnten. Frauen umarmen sich nicht so – Frauen passen immer auf. Paula und Mary aber schon. Sie küssen sich sogar auf die Lippen. Direkt auf den Mund. Und dann machen sie einen Schritt zurück und lachen.

Ein dürrer Typ mit einer Tüte voller Bierdosen und einer weiteren Dose in der Hand läuft an ihnen vorbei. Als er die Deliveroo-Box sieht, ändert er die Richtung.

– Die ist leer, sagt Paula.

Der dürre Typ läuft weiter und stupst die Box beim Gehen mit dem Fuß an, um sicherzugehen. Er läuft weiter, direkt auf die O'Connell Street – die Möwe interessiert ihn nicht.

Am Anfang, als Nicola zu ihr kam, hatte Paula ständig das Gefühl, betrunken zu sein, wenn sie ihr zuhörte, wenn sie bei ihr saß. Nein, eher verkatert, träge im Hirn, unfähig mitzukommen. Sie vergaß ständig alles und erinnerte sich wieder, war total durch den Wind, wenn sie mit der Frau – mit dem Mädchen – zusammen war, die früher mal Nicola gewesen war. Genau das war das Problem, die eigentliche Katastrophe. Paula wusste nicht, wen sie eigentlich ansah, wem sie da zuhörte. Einer Hochstaplerin. Damit ein schönes Gesicht hässlich wird, braucht es nicht viel, das weiß sie. Schlechte Nachrichten, Krankheit, Alkohol, ein Unfall, manchmal reicht schon Müdigkeit. Das Gesicht verrutscht, verliert die Spannkraft, wird wütend oder dumm. Das war bei Nicola nicht der Fall. Sie hatte Nicola aufwachsen sehen, älter werden. Und es hatte sie begeistert, selbst in Zeiten, als sie sich für nichts sonst interessierte. Einfach nur mit anzusehen, wie diese Frau ihre Küche betrat, und sich vorzustellen, dass sie in dieser Küche aufgewachsen war und in dieser Küche so viele schlimme Dinge mit angesehen hatte. Da saß sie plötzlich, wie von einem Zeitschriftencover gerutscht oder frisch erfunden. Füllte den Kühlschrank auf, unterhielt sich mit ihrer Mutter. Nein, sie unterhielt sich nicht, sie gab Anweisungen. Erzog sie, maßregelte sie, bedrängte sie, bezirzte sie – für das, was Nicola tat, gab es unendlich viele Begriffe. Paula hat oft darüber gestaunt, was in ihrer Küche vor sich ging – und manchmal hasste sie es, weil es sie erinnerte. Nie ausgesprochen und doch immer da, in jeder Mimik, in jeder Geste. Ich habe das Kommando, weil ich muss. Ein Fehler, nur ein einziger Fehler, und ich ende so wie du.

Zehn Monate. Eigentlich sollten es zehn Tage sein – das war der Plan gewesen.

Plötzlich ist Paula das Floß, hier, neben dem Deliveroo. Immer war Nicola das Floß gewesen, an dem Paula sich festklammern konnte. Der sichere Ort, der beste Teil von ihr. Ich habe etwas Gutes zustande gebracht. Das gilt auch für Jack – für ihr Baby. Sie stellt sich vor, Jack wäre bei ihr, direkt neben dem Deliveroo. Komische Vorstellung, dass Jack älter ist als der Typ hier – mindestens zehn Jahre älter. Auf Jack ist sie auch stolz. Sie hat ihn nicht verdient – sie hätten ihn ihr wegnehmen müssen.

Nein, hier geht es um Nicola. Sie hatte nie das Gefühl, Nicola nicht verdient zu haben. Vielleicht, weil sie kein Junge ist – Paula weiß es nicht. Vielleicht ist die Liebe anders und auch die Schuldgefühle. Blau für einen Jungen, rosa für ein Mädchen. Außerdem hat Jack es schlau gemacht. Jack ist weggegangen. Nicola hat beschlossen, nicht schlau zu sein. Paula hatte Nicola an sich gebunden. Der Gedanke kommt ihr jetzt. Es stimmt. Das hat sie nicht von ungefähr. Sie ist die Tochter ihrer Mutter.

Sie muss aufs Klo. Wo soll sie hier ein Klo finden? Drüben bei

Eason gibt es eins, im obersten Stock. Das weiß sie von Mary. Sie hatte Paula von dem Buch erzählt, das sie schreiben will.

– *Kloführer für Dublin.* Ein Buch im Kleinformat, das man sich in die Tasche stecken kann. Mit einer Lasche im Umschlag für ein paar Blatt vom guten alten Zewa.

Der Deliveroo fängt an, sich zu rühren. Das wird ein schöner Schock, wenn er aufwacht und sieht, wo er ist und mit wem er sich's gemütlich gemacht hat. Aber jetzt ist es zu spät, um sich dünnezumachen. Ihr linkes Bein ist eingeschlafen, ganz bestimmt. Sie kann gar nicht aufstehen. Sie würde sofort umkippen.

Es fühlt sich an, als würde er sich mit seinem ganzen Gewicht auf sie rollen. Er versucht, sie vom Sockel zu stoßen, runter zu Kaugummi und Vogelscheiße. Er ist zwar nicht groß, aber er kippt trotzdem auf sie drauf. Tut er nicht. Er ist wieder wach.

Es wird langsam spät, es dämmert schon, aber seine Augen sieht sie noch. Er hat keine Ahnung, wo er ist – in welcher Straße, in welcher Stadt, in welchem Land, und er hat keine Ahnung, wen er da vor sich hat. Sein Albtraum ist wahr geworden. Er ist in Irland, in den wabbligen Armen einer steinalten Säuferin.

– Komm, setz dich hin, so ist's gut.

Er grunzt, stößt eine Art Heulen aus. Nicht laut, aber furchtbar. Wie ein verlassenes Baby. Ehe es richtig angefangen hat, ist es schon wieder vorbei. Er ist wieder wach, weiß wieder, wo er ist, wer er ist. Er dreht sich um, schaut nach seinem Fahrrad.

– Es ist noch da, sagt sie.

Er legt die Hand auf den Rahmen, um sich zu vergewissern. Als er sich bewegt, klimpert seine Jacke, als würden Metallteile aneinanderschrappen.

Ihr reicht es jetzt.

Sie steht auf. Fällt fast wieder um. Das Blut fließt rauschend von einer Kopfseite in die andere. Vor ihren Augen schwappen

Kaulquappen hin und her. Dann geht's ihr wieder gut. Das Bein ist noch da – sie spürt, wie das Blut nach unten rauscht. Sie will nur noch weg.

– Bist du bereit?, fragt sie.

Der Deliveroo schaut sie ein bisschen verwirrt an.

– Bist du bereit, dich wieder an die Arbeit zu machen?

Er versteht. Ja, ist er. Er hebt das Fahrrad hoch, als würde er sich noch mal vergewissern, dass es echt ist, und stellt es vor sich ab. Er untersucht es von vorne bis hinten. Er stützt sich auf den Sattel. Er braucht sein Fahrrad. Er liebt es.

Sie denkt an den restlichen Tag, den er noch vor sich hat. Sein Telefon ist bestimmt voll mit Bestellungen. Während er schlief, konnte sie es immer wieder plingen hören. Er muss die Zeit wieder reinholen – er muss sich abstrampeln, mit gesenktem Kopf in die Pedale treten. Bestimmt bis spätabends. Wenn er dann nach Hause kommt, muss er warten, bis ein anderer Typ das Bett frei macht – das Stockbett, ganz oben –, ehe er sich hinhauen und schlafen kann. Spätestens dann holen ihn auch die Schmerzen vom Unfall ein – erst jetzt fällt ihr der Unfall wieder ein. Und er wird sich wünschen, er wäre irgendwo anders, nur nicht in diesem schimmeligen klammen Zimmer in diesem Drecksloch von Stadt.

– Wenn du willst, kannst du mitkommen und bei mir wohnen, sagt sie.

Damit wird sie die blöde Kuh endlich los. Das wird Nicola endlich aus dem Haus treiben, zurück in ihr eigenes Zuhause, zu ihren Kindern. Nein, das stimmt nicht, so denkt sie nicht. Das meint sie nicht so. Das will sie nicht.

Sie glaubt nicht, dass er sie gehört hat. Er geht davon, macht sich bereit, wieder auf sein Fahrrad zu steigen.

13. MÄRZ 2022

Sie kann das Meer hören. Wie sich die Wellen am Ufer brechen. Auf die Steine donnern und sie dann mit sich zurückschleifen. Sie hat getrunken. Sie spürt es im Kopf. Das Pochen. Der Schmerz bahnt sich mit Gewalt seinen Weg durch die Dumpfheit. Zerrt an ihren Haaren und an dem, was unter der Kopfhaut liegt, zieht sich wieder zurück. Zerren und Rückzug. Es ist grauenhaft. Sie kann die Augen nicht öffnen. Sie wird sie nicht öffnen. Sie will nicht sehen, wo sie ist, was sie getan hat. Wie tief sie gefallen ist.

Herrgott.

Wieder.

Sie hat Angst, sich zu bewegen. Jeder Millimeter ist zu viel. Sie will nicht rausfinden, was sie getan hat. Sie ist klamm, nass, liegt am Strand, in ihrer eigenen Pisse.

Aber sie friert nicht, das weiß sie. Sie liegt nicht auf dem Boden. Sie ist zugedeckt.

Aber ihr Kopf, diese Schmerzen. Diese Strafe.

Sie schmeckt nichts. Sie hat den Schnaps, den gestrigen Abend, nicht im Mund.

Das Meer ist gar nicht das Meer. Das ist sie selbst – Paula. Ihr Atem. Sie hört sich an wie die Brandung. Sie kennt die Fachbegriffe – Strömung und Rückströmung. Das weiß sie noch aus der Schule. Von vor über fünfzig Jahren. Das Rein und Raus der Brandung. Sie macht dieses Geräusch.

Sie liegt im Bett. In ihrem Bett, in ihrem Zimmer. Das weiß sie, obwohl sie die Augen nicht aufgemacht hat. Trotz Wellen, trotz Meer. Sie liegt in ihrem Bett. Sie würde am liebsten weinen. Vor Erleichterung. Die Scham zieht sich zurück. Sie muss sich nicht auf den Heimweg machen, durch irgendwelche Straßen torkeln. Sie ist zu Hause. Das kann sie spüren. Vor ihren Lidern ist es hell. Es muss Nachmittag sein, früher Nachmittag. Das sagt ihr das Licht, das an einem sonnigen Frühlingstag durch die Vorhänge an den Fenstern scheint, die nach vorne rausgehen. Sie kann nur hier sein.

Sie ist froh.

Ein kleiner Spieß bohrt sich in ihren Kopf, rein und raus und wieder rein. Dreht sich um die eigene Achse, direkt hinter ihren Augen. Der Schmerz breitet sich aus und nistet sich ein.

Sie ist froh.

Sie bleibt still liegen. Absolut still. Ihr Kopf liegt auf dem Kissen. Das Kissen liegt unter ihrem Kopf. Sie kann es spüren, es fühlt sich fast an, als würde das Kissen sie umarmen. Ihren Kopf halten wie Hände und ihr sagen, sie solle sich nicht bewegen.

Sie sollte sich Sorgen machen. Das tut sie auch – sie macht sich definitiv Sorgen. Sie kann kaum atmen – sie muss die Luft durch mehrere Lagen nassen Stoff ansaugen. Wenigstens keucht sie nicht – solange sie still liegen bleibt.

Ihr ist heiß. Sie schwitzt.

Sie weiß nicht, wie sie hierhergekommen ist. Hat absolut keine Erinnerung. Es ist ihr Bett, also steckt sicher keine große Geschichte dahinter. Jedenfalls ist es kein Nickerchen – sie ist nicht raufgekommen, um sich kurz aufs Ohr zu hauen.

Sie hat die Augen noch immer nicht geöffnet. Sobald sie sich bewegt, bekommt sie Probleme mit der Atmung. Das ist ihr klar. Sobald sie sich bewegt – auch wenn sie nur die Augen aufmacht. Sie muss vollkommen still liegen bleiben. Es ist ein Test. Eine Herausforderung. Sie kann nichts hören, nur Strömung und Rückströmung.

Irgendwann wird sie Wasser brauchen, sie hat Durst, aber sie wird sich nicht bewegen.

Strömung und Rückströmung.

Pelagisch und demersal.

Erdkruste und Erdkern.

Atmosphäre und Biosphäre.

Vulkanisch und sedimentär. Und metamorph.

Sie kann sich nicht erinnern, dass sie Erdkunde gemocht hätte. Sie kann sich nicht erinnern, diese Begriffe gelernt zu haben. Aber sie sind trotzdem da, stehen in ihr Schlange. Leisten ihr Gesellschaft. Sie war offensichtlich doch nicht so dumm, wie sie immer gedacht hatte – gewusst hatte. Gedacht hatte.

Pelagisch und demersal. Sie hat keine Ahnung mehr, was was ist – Freiwasser oder Meeresgrund, fett oder weißfleischig. Irgendwas sagt ihr, demersale Fische wären bodennah und fett und gut fürs Herz. Dann müssten die pelagischen im offenen Gewässer leben und weiß sein, also für gar nichts gut. Sie staunt über sich selbst, da ist keine Spur von Panik. Sie tut genau das, was sie tun sollte. Sobald sie sich bewegt, ertrinkt sie. Sie hat nicht vor, sich zu bewegen. Es ist wunderbar, wie sie daliegt. In ihrem Bett, bei hellem Tageslicht. In der Geborgenheit ihres Kopfkissens. Sie könnte für immer so liegen bleiben. Sie könnte so sterben. Der Gedanke macht ihr keine Angst. Obwohl sie nicht sterben möchte. Die Namen und Gesichter ihrer Kinder tauchen auf. Behutsam, sacht, wie Schneeflocken. Auch die der Enkelkinder. Sämtliche Gesichter. Vor allem die Kindheitsgesichter, die Babys, die Krabbelkinder, erste Schultage. Das ist kein Schneesturm. Es ist schön. Da sind weder Tränen noch Prellungen, noch Angst.

Nicola.

Nicola ist irgendwo im Haus.

Unten.

Es fällt ihr wieder ein. Paula ist nicht allein. Nicola ist unten.

Dieses Gesicht ist keine Schneeflocke, die sanft auf Paulas Wange landet. Hektische Flecken, Wut, dumpfe Augen. Arme Nicola – steckt seit fast einem Jahr bei ihrer Mutter fest. Arme Paula, steckt mit der Frau da unten bei sich fest.

Paula hat Corona – deshalb liegt sie hier, deshalb tost ihr Atem wie die irische See. Ihr Test war positiv. Gestern. Es muss gestern gewesen sein. Nachdem sie von der Arbeit gekommen war. Sie hatte das Haus betreten, und es hatte nach Abendessen gerochen. Ihr ging's gut, absolut gut. Dann plötzlich nicht mehr, einfach so. In der kurzen Zeitspanne, die sie brauchte, um sich die Jacke auszuziehen. Als hätte ihr jemand eine riesige Faust auf den Schädel gedonnert, außerdem hatte sie Schüttelfrost. Sie zog die Maske aus der Tasche und setzte sie auf. Sie war immer noch draußen im Flur.

– Nicola!

– Was denn?

Paula sah, dass sich die Küchentür öffnete.

– Komm nicht raus, Liebes!

– Was ist denn los?

Nicola blieb in der Küchentür stehen und schaute Paula an. Sie sah die Maske, ging keinen Schritt weiter.

– Wirf mir mal bitte einen Test raus, ja?

Paula hatte keine Panik, sie hatte keine Angst. Aber sie fühlte sich fürchterlich, und es wurde von Minute zu Minute schlimmer. Sie setzte sich auf die Treppe.

Nicola verschwand kurz und stand gleich darauf wieder an der Küchentür. Sie warf Paula den Antigen-Selbsttest zu. Er landete vor ihren Füßen, aber um daranzukommen, musste sie trotzdem aufstehen. Ihr dröhnte der Kopf, sie griff nach der Schachtel und setzte sich schnell wieder hin. Sie konnte hören, wie das Radio leiser gestellt wurde, die Musik. Nicola war wieder in die Küche gegangen.

Obwohl ihre Hände zitterten, kriegte Paula die Einzelteile aus der Verpackung. Sie schob sich das Wattestäbchen in die Nase und drehte es. Ihr schossen die Tränen in die Augen, aber sie kniff sie zusammen und machte mit dem zweiten Nasenloch weiter. Sie drückte die Tropfen aus dem Röhrchen in das flache Dingsda, eins, zwei, drei, vier. Sie stand auf, diesmal langsamer, und schaltete das Licht im Flur an, um besser sehen zu können. Ihr war schon wieder schwindelig. Sie stützte sich kurz mit der Hand an die Wand. Als sie sich wieder hinsetzte, waren die beiden roten Striche schon sichtbar.

– Ja, rief sie.

– Positiv?

– Ja, sagte Paula. – Scheiße.

– Geh nach oben, sagte Nicola.

– Ich hab wohl keine andere Wahl, oder?

– Ich will es jedenfalls nicht haben, sagte Nicola.

Paula lachte.

Das fällt ihr wieder ein.

Sie war irgendwie aufgeregt. Sie fühlte sich auserwählt.

– Ach komm, sagte sie. – Jetzt müssen wir so tun, als hätte ich es zum zweiten Mal.

Sie saß immer noch auf der Treppe, starrte immer noch die beiden roten Linien an. Nicola stand an der Küchentür. Sie schauten sich nicht an.

Nicola lachte leise. Paula konnte sie kaum hören – sie erschien ihr so weit weg. Die eiserne Hand um ihren Kopf fing an zuzudrücken. Die Sache übernahm die Führung.

– Das hatte ich ganz vergessen, sagte Nicola.

– Ja, antwortete Paula. – Geht mir genauso. Tja, wir hatten es beide schon mal. Offiziell.

Am Tag nachdem Nicola vor Paulas Haustür aufgetaucht war, hatte sie Tony und allen anderen erzählt, sie und Nicola hätten sich

Corona eingefangen. Eine geniale Idee, fand sie damals. Das hatte ihnen die Leute und ihre lästigen Fragen eine Zeit lang vom Hals gehalten.

Sie steckte das Wattestäbchen und die anderen Teile in das Plastiktütchen. Was sollte sie damit machen? Sie hatte ihre Finger daran gehabt, hatte es vollgeatmet. Es war kontaminiert. Genau wie sie – Himmel! Sie würde es mit nach oben nehmen. So war es wahrscheinlich am sichersten.

Sie stand vorsichtig auf und hielt sich am Geländer fest.

– Ich gehe jetzt rauf, sagte sie.

Im Gehen drehte sie sich noch einmal um.

– Wir sehen uns, sagte sie. – In, wie war das? In zehn Tagen, oder?

Sie weiß noch, dass sie außer Atem war, als sie die Schlafzimmertür erreichte. Sie erinnert sich, dass Nicola in der Küche Musik laufen hatte. Zum ersten Mal seit einer Ewigkeit. Dieser Gedanke – dass Nicola Musik hörte – half ihr aus ihren Klamotten raus und ins Bett.

Sie hat die Augen immer noch nicht aufgemacht. Sie hört nur ihren Atem, Strömung und Rückströmung. Sie hat Durst, aber das spielt keine Rolle. Sie weiß nicht, wo ihr Telefon ist. Es ist ihr auch egal, das Scheißding geht ihr sowieso auf die Nerven. Sie tut den ganzen Tag nichts anderes als Nachrichten zu schreiben und auf Nachrichten zu warten. Sie hat ihre Schritte von zu Hause zur Arbeit getrackt, von zu Hause ans Meer, vom Kühlschrank bis zur Scheißglotze. Wahrscheinlich steckt das Telefon unten in ihrer Jackentasche. Da kann es bleiben.

Strömung.

Und Rückströmung.

Sie hat nur einen Wunsch – sie wäre gern in Jacks Zimmer. In Nicolas Zimmer. Sie würde gern die Möwen hören. Nur um zu wissen, dass sie da draußen sind. Hier, nach vorne raus, sind die Möwen nie zu hören. Sie weiß nicht, woran das liegt. Wenn sie in Jacks Zimmer wäre, würde sie die Augen öffnen. Sie würde aufstehen und die Vorhänge aufziehen. Sie würde sich wieder ins Bett legen, die Brille aufsetzen und zuschauen, wie die Möwen am Fenster vorbeigleiten. Kommen und gehen und wieder zurückkommen. Auf dem Klubhausdach ihre Jungen füttern. Möwen kennen garantiert den Unterschied zwischen pelagisch und demersal. Tja, wenn sie jetzt ihr Telefon hätte, würde sie es googeln. Dann hätte sie es ein paar Minuten später schon wieder vergessen und müsste wieder nachschauen und würde sich dämlich vorkommen. Sie liegt auf der Seite. Ihre Wange ist ihr Fieberthermometer. Sie glüht, nirgendwo kühle Luft. Kühle Luft verdrängt warme Luft. Konvektion. Kumulus. Nimbostratus. Lauter Wolken – das sind Namen der verschiedenen Wolkenarten. Die hat sie auch immer noch im Kopf. Dabei hatte sie vergessen, dass Wolken Namen haben. Vielleicht ist das mit den Gedanken wie mit Luft. Die Gedanken, die Informationen und Meinungen und das Gesabbel und Geläster und der ganze Scheiß, der sich im Gehirn ansammelt, alles, was man für wichtig hält, erwärmt sich und steigt nach oben, genau wie Luft, Konvektionsströme, mitten durchs Gehirn, und dann rutschen die kalten Gedanken und Ideen und Bilder – alles, was man vergessen hatte, Zeug, das seit Jahren irgendwo lagert und abkühlt – wieder nach unten und ersetzen die warmen Gedanken. So war das vielleicht, in Wirklichkeit vergaß man gar nichts. Erinnerungen sind keine Erinnerungen. Sie sind lebendig.

Ihre Mutter steht am Küchentisch und rollt Teig aus. Paula sieht ihr zu. Ja, gleich darfst du auch, keine Angst. Paula steht an ihrem eigenen Küchentisch und rollt Teig aus. Sie benutzt eine leere Milchflasche. Nicola sieht ihr zu. Leanne auch. John Paul auch. Sie trinkt nicht mehr – sie hat seit Monaten nichts angerührt. Sie wird nie wieder trinken. Sie summt. Die Kinder schauen ihr zu – es ist wunderbar. Ja, gleich dürft ihr auch, keine Angst. Leanne darf das Mehl auf den Tisch streuen. John Paul darf es verteilen. Zeig mal, Freundchen, sind deine Hände sauber? In der Küche läuft das Radio – es ist die Küche ihrer Mutter. Das schnurlose von Bush. Paula läuft zum Laden, um eine neue Batterie zu kaufen. In ihrer Faust liegt ein zusammengefalteter Zehn-Schilling-Schein. Ihre Mutter hat ihr gesagt, sie darf die Hand erst aufmachen, wenn sie im Laden ist und sie Mister Brady das Geld gibt. Das tut sie auch. Sie schafft den ganzen Weg, ohne einen ihrer Freunde zu treffen, darum muss sie auch niemandem zeigen, was sie hat. Sie schaut zu, wie Mister Brady den Schein auseinanderfaltet. Alles da, sagt er, und sie ist erleichtert. Sie braucht beide Hände, um die Batterie nach Hause zu tragen. Sie schafft es nicht, die Hintertür aufzumachen. Sie setzt die Batterie auf der Stufe ab, öffnet die Tür, hebt die Batterie wieder hoch. Braves Mädchen. Wie geht es Mister Brady? Hat er irgendwas gesagt? Er hat gesagt, es ist alles da. Warum das denn? Paula schaut zu, wie ihre Mutter die Batterie einlegt. Ich bezahle immer sofort, sagt ihre Mutter. Außer das eine Mal, damals, als dein Vater gestreikt hat. Ihre Mutter stellt das Radio zurück auf den Kühlschrank und schaltet es ein. So ist es besser. Paula weiß, wie der Mann heißt, der da singt. Das ist Satchmo. Außerdem singt noch eine Frau. *Our love is here to stay*. Paula liebt ihre Mutter. Sie liebt es, bei ihr zu sein. Ich sag dir was, Paula – heirate niemals einen Kramer.

Sie ist wach. Sie weiß nicht, was los ist. Sie war bei ihrer Mutter, sie muss eingeschlafen sein. Aber sie hat sich nicht bewegt, hat keinen Mucks gemacht. Etwas hat sie geweckt, aus dem Schlaf gerissen.

Ein Klopfen an der Tür. Da ist es wieder. Nicola steht draußen. Wer sollte es sonst sein? Es ist sonst niemand im Haus. Es ist kaum ein Klopfen. Nicola will sie nicht wecken. Sie will nur wissen, ob Paula etwas braucht. Vielleicht will sie auch wissen, ob Paula noch lebt. Wenn sie sie Sorgen machen würde, würde sie sofort ins Zimmer kommen. Nicola ist zwar immer noch nicht wieder sie selbst, aber wenn sie denken würde, dass Paula im Sterben läge, würde sie nicht zögern. Sie ist da draußen, das kann Paula spüren. Mit dem Ohr an der Tür. Versucht, Strömung und Rückströmung ihrer Mutter zu hören. Paula könnte einfach zu ihr rausrufen. Sie könnte Nicola sagen, dass es ihr gut geht, oder die Augen öffnen und nachschauen, ob noch Wasser im Glas ist, Nicola sagen, dass sie gern frisches Wasser hätte.

Sie tut gar nichts. Sie öffnet die Augen nicht. Sie will zurück zu ihrer Mutter. Vor einer Minute hatte sie noch Mehl an den Händen. Ihre Mutter inspizierte ihre Hände. Paula inspizierte John Pauls Hände. Sie spürte Leannes Haare zwischen ihren Händen, als sie ihr den Pferdeschwanz festzog, während Leanne mit dem Sternförmchen den Teig ausstach. Das Förmchen liegt unten in der Besteckschublade, das einzige, das noch übrig ist. Alle anderen sind längst verschwunden. Sie wurden so gut wie nie benutzt, denkt sie. Das könnte Nicola garantiert bestätigen.

Paula gibt nicht nach. Sie macht die Augen nicht auf. Sie hört nur auf sich. Sonst nichts.

Sie steht am Meer. Sie steht an einem Strand und friert. Das Meer ist zugefroren, und das Wasser, das Eis, ist schwarz. Die Wellen stehen starr, gefroren, bereit, am Strand zu brechen. Das Eis ist matt, es glänzt nicht. Da ist eine tote Möwe, direkt vor ihren Füßen. Es stürmt. Sie sieht, wie der Wind das Gefieder zerzaust. Das eine Auge, das sie sehen kann, steht offen. Beobachtet sie. Der Wind macht keine Geräusche, trotzdem wehen ihr die Haare ins Gesicht. Es sind nicht ihre Haare, nicht ihre jetzigen. Es sind die Haare, die sie als Mädchen hatte, sie sind ganz lang. Der Wind weht, und die Möwe verschwindet hinter den Haaren. Neben ihr ist jemand. Sie schaut nicht hin. Sie kann nicht. Es ist ein Mann. Das spürt sie. Seine Größe, sein Schatten. Sie will aufs Eis treten, aber sie hat Angst. Der Mann hat nichts gesagt, sie hat nichts gehört, aber seine Stimme ist in ihrem Kopf. Geh, sagt er, es ist sicher, schön dick und fest. Sie kann nicht hinsehen. Los, geh schon, dir passiert nichts. Sie spürt Luft, Atem. Sie kann sich bewegen. Auf dem Meer steht ein Haus. Es sollte ein Boot sein, aber es ist ein Haus. Ein Holzhaus. Siehst du? Das Haus geht nicht unter. Sie weiß jetzt, wer der Mann ist. Es ist ihr Vater. Bombensicher. Sie tritt aufs Eis. Braves Kind, geh weiter. Sie ist barfuß. Das Eis ist nicht rutschig und nicht kalt. Sie macht noch einen Schritt. Direkt vor ihr türmt sich ein riesiger Eisbrocken auf, das Eis unter ihr verschwindet, und sie versinkt, wird verschluckt, der Eisbrocken wird immer größer, gleich fällt er um, direkt auf sie drauf. Sie kann sich nicht bewegen, sie kann nicht schreien.

Sie weint.

Ihr eigener Vater. Er hat sie dazu getrieben. Es war ein Traum – es war nur ein Traum. Nein, es war nicht nur irgendwas. Das war ihr Vater. Seit den Lockdowns träumt sie völlig wirres Zeug. Wie die Filme, die sie als Kind im Kino angeschaut hat, im Grand in Fairview oder im Savoy. Damals glaubte sie alles, was sie sah, selbst die Zeichentrickfilme. Sie dachte, Männer und Frauen würden tatsächlich anfangen zu singen, wenn sie die Straße langspazierten. Sie dachte, Vögel und Rehe würden Mädchen beim Putzen helfen.

Jetzt ist sie wieder raus aus dem Traum, aber er ist immer noch im Zimmer, dicht vor ihrem Gesicht. Sie muss sich bewegen, aufstehen, zum Fenster raussehen. Den Kopf klarkriegen.

Ihre Augen sind offen.

Sie kann die Vorhänge sehen. Sie sieht, dass es draußen dunkel ist.

Sie richtet sich auf, dabei zittern ihre Arme. Sie friert. Die kalte Luft stürzt sich auf sie, es tut weh. Sie ist klitschnass. Sie hat geschwitzt. Sie setzt sich auf die Bettkante. Es ist dunkel, aber die Vorhänge sind eher dünn. Sie hatte überlegt, bessere zu besorgen, dickere, sie hat schon oft darüber nachgedacht, ist aber zu dem Schluss gekommen, dass sie sich keine neuen Vorhänge leisten kann. Sie mag es sowieso nicht, wenn es zu dunkel ist. Sie wacht nicht gern im Dunkeln auf – oder in Besinnungslosigkeit.

Sie sieht das Glas auf dem Fußboden. Sie sieht nicht, ob es leer ist. Es steht direkt neben ihrem Fuß, aber sie kommt nicht ran. Sie kann sich nicht weit genug nach unten strecken, die Schulter tut ihr weh, und ihre Hand zittert. Sie rutscht vom Bett auf den Fußboden. Hier ist es noch kälter. Wieder die Konvektion. Sie sollte oben an der Decke sein. Über die Zimmerdecke krabbeln. Spider-Woman. Das Glas ist nicht leer. Sie trinkt, spürt ihren Arm zittern, als sie es zum Mund führt. Das Wasser ist warm, aber es ist wunderbar, dringend notwendig. Sie spürt, wie es in ihr wirkt. Sie ist wieder raus aus dem Traum. Das Meer ist die Straße runter, eine Meile weit weg, und ihr Vater ist seit Jahren tot.

Sie stellt das Glas neben sich ab, und es klirrt. Da ist ein Teller. Sie muss was gegessen haben, der Teller ist leer. Sie bewegt die Zunge durch den Mund. Das ist nicht einfach, ihre Zunge fühlt sich an, als wäre sie geboxt worden. Es gibt keine Hinweise darauf, was sie gegessen haben könnte, keine Reste zwischen den Zähnen. Sie hat keinen Hunger und war auch nicht hungrig. Aber der Teller ist da – Beweisstück A. Sie könnte das Licht anmachen und nach Hinweisen suchen, Ketchup oder Salz, ein Stück Rinde unter dem Bett.

Sie steht auf, stützt sich aufs Bett. Sie setzt sich wieder hin, um zu Atem zu kommen. Himmel. Ihr geht's gut, alles okay. Aber sie friert. Sie versucht, sich in die Bettdecke zu wickeln, aber es ist anstrengend. Sie spürt, wie sie schwitzt, sie spürt, wie die Kälte über sie herfällt. Am Fußende liegt ihr Bademantel. Ganz langsam steht sie wieder auf. Sie greift nicht nach dem Bademantel, sie würde umfallen. Sie macht ein paar Schritte, damit sie sich nicht strecken oder bücken muss. Sie zieht ihn an, bindet ihn zu. Sie hat ihren Kokon verlassen, sie hört wieder Dinge, Strömung und Rückströmung hört sie nicht mehr. Aber sie kann es noch spüren. Die Brust tut ihr weh, aber Sorgen macht sie sich keine – keine allzu großen Sorgen. Sie wird jetzt rüber aufs Klo gehen und dann wieder zurück in ihre Höhle. Sie wird sich wieder genauso hinlegen wie vorhin, zurück zu dem Punkt, wo sie war, bevor der Traum kam.

Wenn sie schon mal da draußen ist, kann sie vielleicht auch Nicola Hallo sagen. Nach unten geht sie aber nicht – sie wird nicht mal die Treppe runterschauen. Sie wird ein bisschen Lärm machen, genug, damit Nicola weiß, dass sie von den Toten auferstanden ist. Vielleicht kommt sie an die Treppe, sie könnten kurz reden, und dann verschwindet Paula wieder ins Bett. Aber vielleicht schläft Nicola ja ebenfalls. Draußen ist es dunkel. Vielleicht ist es drei Uhr morgens, was weiß sie? Es könnte sonst wie spät sein, sie hat keine Ahnung. Dann hört sie etwas, eine Stimme. Irgendwo draußen auf der Straße. Eine zweite Stimme antwortet, eine Autotür wird zugeschlagen.

In der Bademanteltasche steckt eine Maske. Sie setzt sie auf. Grundgütiger, Himmel, sie nimmt sich die Luft damit. Sie könnte Nicola eine Nachricht schreiben, ihr Bescheid sagen, dass sie wach ist. Nein, das geht nicht, sie hat ihr Telefon nicht hier. Sie will es auch nicht hierhaben. Sie will sich nicht dabei zusehen, wie sie darauf rumhackt. Hack, hack. Scheiß Hackerei. Sie hat die Schnauze voll von dem Telefon. Das Telefon hat ihr den Rest gegeben.

Sie kann den Umriss der Tür sehen, draußen auf dem Flur ist Licht. Sie macht die Tür auf – Himmel, ist das hell! Sie ist ein Vampir oder Zombie oder wie auch immer die Dinger heißen, die Licht hassen. Vampire. Jacks Zimmertür – Nicolas Tür – steht offen, das Licht ist aus. Paula geht nach drüben ins Bad. Die Klobrille ist eisig, schneidet ihr ins Fleisch. Sie ist viel zu wach, viel zu bewusst. Mit ihr ist alles in Ordnung. Beim Händewaschen schaut sie in den Spiegel, mit ihr ist gar nichts in Ordnung. Herrgott, ihre Haare. Wo sind die hin? Waren die immer schon so dünn? Sie dreht sich vom Spiegel weg. Sie fühlt sich ein bisschen im Rausch, sie ist eindeutig krank. Sie muss zurück ins Bett. Beruhig dich, beruhig dich. Dagegen ankämpfen bringt nichts. Sie kann die Strömung nicht hören, aber sie spürt sie – es ist viel zu wenig. Kopfschmerzen kriechen ihr über den Schädel und zerren an ihren Haaren.

Als sie aus dem Bad kommt, hört sie, wie unten die Haustür ins Schloss fällt. Sie wagt einen Blick über das Geländer. Im Flur ist niemand.

– Nic...?

Sie hustet.

– Nicola?

Sie kann es spüren, im Haus ist niemand, nur sie. Nicola ist eben gegangen. Paula ist allein. Sie braucht Wasser, aber sie hat Angst vor der Treppe. Sie spürt, wie sie stürzt, wie sie sich nicht am Geländer festhalten kann, keine Muskeln in den Armen, keine Knochen in den Fingern. Hat Nicola beschlossen, nach Hause zurückzugehen, ausgerechnet jetzt, wo Paula diejenige ist, die jemanden braucht? Egoistische Schlampe. Immer nur ich, ich, ich.

Das ist nicht fair.

Sie wirft einen Blick in Nicolas Zimmer. Es sieht aus wie im Hotel – das Bett ist gemacht, auf dem Boden liegt nichts, was dort nicht hingehört. Ihr Koffer steht in der Ecke, und der Bademantel hängt an der Schranktür.

Sie kommt wieder.

Aber wo ist sie hin? Was ist hier los?

Paula geht zurück ins Bett. Den Bademantel lässt sie an. Sie sollte runtergehen und Wasser holen, aber sie kann nicht. Sie kann einfach nicht. Der Wasserhahn im Bad ginge auch, aber das Wasser da schmeckt immer komisch, außerdem riecht es – das schafft sie nicht. Sie legt sich wieder hin, deckt sich zu. Sie will, dass ihr das Wasser gebracht wird. Das will sie. Sie friert immer noch. Sie versucht, die Position von vorhin wiederzufinden, genau dieselbe. Sie schiebt das

Kissen mit dem Kopf zurück, damit es sich anfühlt wie eine Kapuze. Sie streckt ein Bein aus, zieht das andere an. Sie legt sich die Hände auf den Bauch, aber der Zauber ist gebrochen. Sie wälzt Gedanken, sie ist genervt. Sie hätte die Tür offen lassen sollen. Sie ist viel zu alleine – sie wird alleine sterben.

Sie setzt sich noch einmal auf, vorsichtig, und zieht einen Vorhang zur Seite, ein kleines Stück nur. Das schafft sie auf der Bettkante sitzend. Sie legt sich wieder hin, zurück unter die Decke. Unter ihr rollt sich der Bademantel. Als würde sie auf einem Kabel liegen. Sie hievt sich hoch, hebt den Po, um den Stoff glatt zu ziehen. Wie dämlich, so viel Getue. Sie will, dass alles wieder ist wie vorhin. Sie will die Strömung und Rückströmung wiederhaben. Langsam wird ihr warm. Wo ist Nicola eigentlich hin? Sie hasst es, allein zu sein. Sie ist seit Jahren allein. Sie konzentriert sich aufs Fenster. Sie sieht nicht viel, eigentlich gar nichts. Es wäre anders, wenn sie sich ein bisschen aufsetzen würde. Sie würde die Dächer und die obersten Fenster gegenüber sehen. Wessen Fenster würde sie sehen? Die von Mary O'Connor. Die von Avril Smith. Billy Smith hat sie mal am Schlafzimmerfenster stehen sehen, er schaute im Unterhemd zu ihr rüber. Er hätte dasselbe sagen können – dass Paula zu ihm rüberschaute. In seinem Marlon-Brando-Unterhemd – seinem Muskelshirt. Sie erinnert sich noch, dass es irgendwann abends war. Jetzt fällt ihr auch wieder ein, dass Avril in Raheny im Hospiz liegt. Sie ist jünger als Paula. Sie weiß gar nicht, wer jetzt in dem Haus wohnt. Arme Avril, sie wird sie nie wiedersehen. Sie kann sich nicht erinnern, wann sie Avril zum letzten Mal sah. Das kann noch nicht so lange her sein. Es fühlt sich an wie vor Jahren – wie in einem anderen Leben.

Strömung, Rückströmung. Es funktioniert nicht mehr. Sie kann das Meer nicht mehr hören, wie es kommt und geht und an Sand und Steinen zerrt und schiebt.

Wo steckt Nicola, verdammt?

Das Zittern ist weg. Das ist doch auch schon was. Sie weiß das mit dem Atem, sie weiß, dass Corona auf die Lunge geht. Sie weiß, dass man Kopfschmerzen hat. Sie erinnert sich, dass neulich wer im Radio oder bei der Arbeit meinte, dass das Kopfweh bei der neuen Omikron-Variante nicht mehr so lange dauern würde. Falls das die ist, die sie hat. Hat Nicola Mary gesagt, dass Paula nicht zur Arbeit kommt? Vielleicht sollte sie doch runter und ihr Telefon holen und einen Krug Wasser dazu. Sie hat überhaupt keinen richtigen Krug. Einen Topf Wasser, einen Kübel. Mary schreiben, Tony schreiben, Lily schreiben. Joe schreiben. Maisie. Schreiben, schreiben, schreiben. Tipp, tipp, tipp. Hack, hack, hack. Sie will das nicht. Die Leute, die sie kennt und nicht kennt, die Leute gegenüber und die Nachbarn links und rechts, sie teilen sich auf in die, die sie schon kannte, ehe sie zu trinken aufhörte, und die, die danach kamen – das sind die, die sie nicht kennt. Vielleicht liegt das auch am Alter und nicht am Alkohol. Die Smiths und die O'Connors wohnen schon fast so lange hier wie Paula. Und Rita Kavanagh, drei Türen weiter, in Richtung der Läden. Und Lisa Higgins, noch ein Stück weiter unten, die lebt schon seit ihrer Kindheit in dem Haus. Sie können sich alle an Charlo erinnern. An Paula in jedem erdenklichen Zustand.

Die Sache mit Billy und seinem Unterhemd war, kurz nachdem sie Charlo rausgeworfen hatte. Oder noch später, nachdem Charlo gestorben war. Sie kann Billy nichts vorwerfen. Sie kennt ihn nicht besonders gut, sie saß nie in Billys und Avrils Küche, aber er hat ihr nie hinterhergeglotzt und ihr auch nie gesagt, sie müsse nur fragen, wenn sie irgendwas brauche. Wie so manche von den anderen Drecksäuen. Charlos alte Kumpels. Michael Power. Große Klappe, sobald Charlo unter der Erde war. Vielleicht hatte Billy auch die Tauben auf Paulas Dach angeschaut und gar nicht Paula. Aber sie erinnert sich, dass sie sich gemeint fühlte. Sie erinnert sich, dass sie zuerst belustigt und dann schnell angewidert war. Und sie erinnert sich noch daran, dass sie ein paar Tage später noch mal nachschaute, ob Billy wieder starrte. An die Erleichterung – und die Enttäuschung. Jetzt sitzt er bei Avril im Hospiz. Wahrscheinlich. Hält ihre Hand. Kümmert sich um sie. Befeuchtet ihr die Lippen mit einem Schwamm. Spielt ihr Musik vor. Musik, die sie beide mögen. Sie erinnert sich, wie sie Avril einmal vor der Haustür traf, Avril hatte sich schick gemacht. Sie waren auf dem Weg zu einem Aslan-Konzert in der Vicar Street, sie und Billy. Solches Zeug hören sie sich jetzt an. Aslan. Christy Dignam. *Crazy world.* Arme Avril. Armer Billy.

Sie schaut immer noch zum Fenster. Aber irgendwas ist anders. Es ist wieder hell. Wie ist das passiert? Sie hat nicht geschlafen, sie ist nicht aufgewacht. Das geht jetzt seit Tagen so, das weiß sie. Es gibt keine Lücken zwischen schlafen und wach sein. Sie merkt nicht, wenn sie die Augen schließt, sie merkt nicht, dass sie gerade die Augen wieder aufgemacht hat. Das Zimmer ist voll mit Zeug aus ihrem Kopf, Gedanken und Bilder, die normalerweise verblassen, ehe sie die Füße auf den Boden setzt. Drüben an der Fensterscheibe kann sie ihre Enkeltochter Lily sehen. Lily ist fünfzehn – sie ist Nicolas Jüngste. Sie schaut zu ihr rein, nein, sie schaut raus. Steht mit dem Rücken zu Paula. Das ist nicht Lily, es ist nur der Vorhang. Arme Lily. Wunderbares Kind. Sie sieht zu ihrer Mutter runter, die unten vorbeigeht.

Strömung und Rückströmung sind verschwunden, und zwar ganz. Paula wartet, wartet darauf, dass sie wiederkommen. Sie will, dass sie wiederkommen. Lily steht nicht am Fenster und ist auch nicht in der Scheibe. Unten hat sie gerade eine Schranktür gehört. Nicola ist zu Hause.

– Wo warst du?, hatte Paula sie gefragt, gestern wahrscheinlich, sie ist sich nicht sicher.

Nicola stand draußen auf dem Flur. Sie hatte wissen wollen,

ob Paula etwas brauche.

– Was?

– Gestern Abend, sagte Paula. – Wo bist du gewesen?

– Ich war nirgendwo.

– Ich dachte, ich hätte die Haustür gehört.

– Einkaufen, sagte Nicola. – Ich war nur kurz einkaufen.

Je mehr sie redete, desto weniger krank war sie. Sie verquasselte sich.

Paula erinnerte sich, wie ihre Mutter ihr dieselbe Frage stellte und sie dieselbe Antwort gab, und dass ihre Schwester Carmel ein paar Minuten später auf der Treppe wissen wollte, in welchem Laden sie einem Gras auf den Buckel kleben. Leck mich, Carmel. Paula war ins Bad gelaufen, hatte sich den Pullover ausgezogen und da war kein Gras am Rücken. Wenn Nicola bei ihr im Zimmer gewesen wäre, an ihrem Bett gesessen hätte, hätte sie ihr das mit Carmel und dem Gras erzählt – sie hätte sich vielleicht sogar an den Namen von dem Typen erinnert, mit dem sie rumgeknutscht hatte. Aber sie wusste, dass sie nicht die Kraft hatte, so viel zu reden. Ihr fehlte wortwörtlich die Kraft, laut genug zu sprechen, damit Nicola sie unten hören konnte.

Jetzt könnte sie ihr das erzählen, denkt Paula. Irgendwas ist definitiv passiert, es hat sich was verändert. Es herrscht wieder Ebbe, oder aber das Bett wurde weiter landeinwärts gebracht, weg vom Meer. Sie wird sich jetzt hinsetzen, mal sehen, wie das geht. Sie kümmert sich um die Kissen, schüttelt sie auf. Und jetzt, was ist jetzt? Sie hat die Kissen angestarrt. Hat sie schon wieder ein paar Sekunden lang geschlafen, im Sitzen? Das ist völlig irre. Dieses Rumgleiten, dieses Rumgerutsche zwischen ihrem Kopf und der Außenwelt hatte sie nicht erwartet. Doch, sie ist wach. Sie zieht sich die Decke bis zu den Schultern. Sie schaut durch das freie Stück Fenster. Es ist heller als beim letzten Mal. Vielleicht. Sie ist sich bewusst, dass sie atmet. Sie weiß, sie spürt, dass sie aufpassen muss. Sie darf atmen, aber die

Erlaubnis könnte ihr jeden Moment wieder entzogen werden. Genau so fühlt es sich an, so empfindet sie es. Sie gleitet nicht wieder ab.

Ihr Magen knurrt.

Nicola ist in der Küche. Paula hat den Schrank gehört, sie ist sich sicher, gerade eben war das. Sie meint, das Radio zu hören. Genau, jetzt fällt es ihr wieder ein, ihre Freude darüber, dass Nicola Radio hörte, Musik. Als Paula von der Arbeit nach Hause kam, kurz bevor sie wusste, dass sie sich Corona eingefangen hatte. Sie hatte das Radio gehört. Wie lange war das her? Wie viele Tage? Drei? Das würde sie nicht überraschen. Sieben – ein ganze Woche – eher schon. Genau wie nur einer, es kann unmöglich nur ein Tag gewesen sein. Aber sie weiß es nicht. Sie hat überhaupt kein Zeitgefühl.

Sie kann Nicola hören, hört, wie sie die Treppe raufkommt. Da kommt eine Frau die Treppe rauf, eine Frau mittleren Alters. Da ist kein Federn in den Schritten. Sie lässt sich Zeit, geht gemessen. Paulas Magen knurrt schon wieder.

Nicola klopft an die Tür.

Paula spielt kein Theater.

– Hallo, Liebes.

– Du bist wach.

– Sieht ganz so aus.

– Brauchst du irgendwas?

Paula fällt wieder ein, was sie wissen wollte.

– Wie lange liege ich schon hier, Nicola?

– Vier Tage, sagt sie. – Glaube ich. Ja, vier.

– Herrgott.

– Und?

– Und was?

– Willst du was essen?

– Ich hätte gern ein Ei.

– Ein weiches, ein Spiegelei?

– Ich lass mich überraschen.

– Na dann gibt's pochierte Eier, sagt Nicola.

Das klingt ganz nach Nicola. Nach Leanne und auch nach Jack, glaubt sie, und nach John Paul.

– Kaffee oder Tee?

– Das ist ja wunderbar, sagt Paula. – Wie im Hotel.

– Von hier draußen aus betrachtet eher nicht, nein, sagt Nicola.

– Ich glaube, Kaffee würde gehen.

– Okay, sagt Nicola. – Ich hab dir frisches Wasser hingestellt. Und Paracetamol.

– Nicola?

– Was?

– Bist du im Zimmer gewesen?

– In deinem Zimmer?

– Ja.

– Nein, sagt Nicola.

– Kein einziges Mal?

– Nein, wiederholt Nicola. – Ich darf da nicht rein. Erst, wenn du dich negativ getestet hast. Ich bring dir einen Test mit rauf.

– Musst du nicht, sagt Paula. – Der ist sowieso nur positiv, das wäre reinste Verschwendung. Ich dachte nur – ich weiß nicht, was ich dachte, ehrlich gesagt.

– Okay. Bin gleich wieder da.

Sie hört Nicola die Treppe runtergehen, schneller als rauf. Was war das eben? Warum wollte sie wissen, ob Nicola bei ihr im Zimmer gewesen war? Die Frage hatte sie sich gar nicht gestellt. Sie hatte nicht daran gedacht, nicht darüber nachgedacht. Sie hatte sich Nicola nur so nahe gefühlt, als wäre Nicola ihr sehr nahe gewesen. Hätte an ihrem Bett gesessen, während Paula schlief. Doch, ja, das hatte sie sich vorgestellt, Nicola an ihrer Bettkante, während Paula ihr was erzählte – was, weiß sie nicht mehr.

Nicola hat ihr Wasser und Tabletten vor die Tür gestellt. Paula muss aufstehen und alles reinholen, ehe sie es wieder vergisst. Sonst stehen die Sachen immer noch draußen rum, und Nicola sieht es, wenn sie wieder nach oben kommt. Warum macht sie sich Gedanken darüber, was Nicola sieht oder denkt? Das war schon immer so. Die Mutter benimmt sich wie die Tochter, die Tochter spielt Mutter. Nein, das stimmt nicht, die Dinge haben sich gedreht. In den letzten Monaten war das nicht mehr so. Derek Prenderville. Das war der Name – ihr Kopf fängt langsam wieder an zu funktionieren. Derek Prenderville war der Typ, mit dem sie unterwegs war, als sie ihrer Mutter erzählte, sie wäre einkaufen gewesen. Sie ging eine Woche lang mit ihm. Das Wasser, das Wasser, vergiss das verdammte Wasser nicht. Sie schlägt die Decke zurück. Da ist etwas – es fühlt sich schwer an, schwerer als die Decke, ein Widerstand. Es ist Nicolas iPad. Sie kann sich nicht erinnern, dass sie es bei sich hatte. Doch, da war irgendwas. Sie erinnert sich, dass Nicola ihr durch die geschlossene Schlafzimmertür erklärte, wie sie damit Sky Go schauen kann. Sie weiß jetzt wieder, dass sie so tat, als würde sie Nicolas Anweisungen befolgen. Sie weiß wieder, dass sie aufgewacht ist – glaubte, aufgewacht zu sein – und hörte, wie Nicola fragte, ob sie den Code brauche.

Das Wasser. Der Bademantel liegt am Fußende auf dem Bett. Sie zieht ihn zu sich her, findet in einer der Taschen die Maske und zieht sie auf. Sie setzt sich auf die Bettkante. Sie steht auf. Gar nicht schlecht. Nichts ist schwummrig, kein Schwindel. Sie zieht den Vorhang ein Stück weiter auf. Sie schaut nicht nach draußen. Wenn sie das tut, vergisst sie, dass sie was vor der Tür zu tun hat. Sie bückt sich – problemlos – und hebt das leere Glas auf. Das wird sie vor die Tür stellen, wenn sie das volle reinholt. Sie hat es bis zur Tür geschafft. Sie ist beeindruckt. Vom Bett zur Tür, ohne gedanklich abzuschweifen. Aber sie spürt die Strapazen in der Brust, es ist anstrengend. Sie ist noch nicht über den Berg, sie kann sich nichts vormachen.

Sie öffnet die Tür. Da steht nicht nur ein Glas Wasser für sie, da steht ein ganzer Krug. Der Messbecher. Und zwei Paracetamol, im Blister. Das heißt, sie braucht das Glas in ihrer Hand. Sie braucht beide Hände für die Sachen auf dem Boden. Sie geht zurück ins Zimmer und stellt das Glas aufs Fensterbrett. Sie schaut zum Fenster raus, aber sie reißt sich zusammen. Dieser Weg führt direkt in den Wahnsinn. Noch mehr Wahnsinn. Anderer Wahnsinn. Sie kommt sich vor wie ein Hund, der im Wind den Blättern nachjagt. Sie geht zurück zur Tür. Nicola rationiert den Stoff. Sie traut Paula nicht über den Weg. Das ist auch alt, steinalt. Das Wasser hat sie allerdings nicht rationiert – der Krug ist schwer. Wieder ein Beweis, dass Paula nicht auf der Höhe ist. Sie schafft es nicht, mit einer Hand den Krug zu heben – dann kippelt er, und sie verschüttet das Wasser. Sie geht wieder rein und legt die Paracetamol neben das Glas. Geht wieder zur Tür und hebt mit beiden Händen den Krug hoch. Er ist neu. Paula hatte gar keinen Messbecher, sie ist jahrelang ohne zurechtgekommen. Aber als sie mit Nicola zum Einkaufen in der Stadt war, bei Arnotts im Untergeschoss, hat sie einen gekauft. Paula hat ihn sogar bezahlt, obwohl Nicola diejenige war, die ihn brauchte. Paula hatte mit der Karte bezahlt, und Nicola hatte sich nicht dagegen gewehrt, hatte nicht versucht, sie davon abzuhalten, und ihr auch nicht den Krug aus der Hand genommen und sich damit vor Paula an die Kasse gestellt. Sie trägt den Krug zum Fensterbrett. Ein wirklich schickes Ding, so ein schöner grüner Griff. Sie hatte Nicola erzählt, dass sie farbenblind ist und wollte von ihr bestätigt haben, dass der Griff grün ist. Dieses Grün ist offensichtlich. Zumindest für Paula. Das Ding hat sogar einen Designer. Der Name steht in den Griff graviert. Joseph Joseph. Sie hätte einen billigeren nehmen können oder sich ganz weigern können, einen zu kaufen, aber sie hatte ihn gekauft – es hatte ihr Freude gemacht. Jetzt steht der Krug auf ihrem Fensterbrett, und alle Nachbarn können ihn sehen. Jetzt wird's aber vornehm bei der. Vor gar nicht langer Zeit hätte die aus so was noch ihren Gin gesoffen. Tut sie vielleicht immer noch.

Sie setzt sich wieder aufs Bett, erst dann fällt ihr auf, dass die Tür noch offen steht. Sie steht wieder auf. Ihr Magen knurrt, er bellt beinahe. Noch immer keine Spur von Nicola. Als sie an der Tür ist, lauscht sie. Es ist nichts zu hören – kein Kochlöffel, der an den Topfrand schlägt, kein Pfannenwender, der über Metall schabt. Sie schließt die Tür und nimmt die Maske ab. Das Ding bringt sie zum Schwitzen. Sie geht zurück ins Bett. In dem Moment hört sie Nicola auf der Treppe. Sie könnte es riskieren, sie könnte Nicola bitten, ihr das Tablett ins Zimmer zu bringen, es ans Fußende zu stellen. Nein, sie steht wieder auf. Sie macht jetzt nicht einen auf verzweifelt. Sie hört Nicola vor der Tür. Sie hört sie klopfen.

– Hier ist dein Frühstück.

Sie nennt Paula selten Ma oder Mammy. Sie spricht sie eigentlich nie mit irgendwas an.

– Ach, danke, Süße, sagt Paula. – Ich bin am Verhungern.

– Du hast das Wasser reingeholt.

– Ja, hab ich, sagt Paula. – Danke. Übrigens, er hieß Derek Prenderville.

– Wie bitte?

– Der Typ, von dem ich dir erzählt habe, sagt Paula. – Damals, als Carmel behauptet hat, ich hätte Gras am Rücken.

– Ich habe keine Ahnung, wovon du sprichst.

– Doch, klar, sagt Paula. – Nein, warte, hast du natürlich nicht. Tut mir leid.

– Wer ist Derek Prenderville?

– Das willst du nicht wissen, Liebes.

– Doch, will ich, sagt Nicola. – Und hast du gerade gesagt, du hattest Gras am Rücken?

– Nein, hab ich nicht gesagt.

– Doch, ich glaube schon.

– Okay, die schmutzigen Details erzähle ich dir, wenn es mir wieder besser geht.

– Ich kann's kaum erwarten.

– Dachte ich mir, sagt Paula. – Und jetzt bitte weg von der Tür, Ma'am.

Sie setzt die verdammte Maske wieder auf und öffnet die Tür. Nicola steht auf der Treppe, ein paar Stufen weiter unten.

– Das sind niemals zwei Meter, sagt Paula.

Sie lächelt. Hoffentlich kann Nicola die Fältchen um ihre Augen sehen.

– Aber fast.

Paula schaut nach unten. Ihr alter Freund, das Schoßtablett steht vor ihr auf dem Boden, ein bisschen schief, wie ein Schiff im Sturm. Sie sieht das Rührei, angerichtet auf zwei Scheiben Toastbrot. Riechen kann sie es auch.

– Mit meinem Geruchsinn ist jedenfalls alles in Ordnung, sagt sie. – Das ist doch schon mal gut, oder?

Sie bückt sich, es tut ein bisschen weh – wie Gliederschmerzen.

– Das ist toll, sagt Nicola. – Großartig. Meins steht unten.

– Ab mit dir, sagt Paula.

Sie richtet sich wieder auf, zögert, einen Schritt zu machen, will erst sichergehen, dass sie nicht wankt.

– Bis später, sagt sie. – Danke noch mal. Das ist riesig.

Sie trägt das Tablett zum Bett, dreht um und schließt die Tür. Sie hört es in sich pfeifen und spürt es auch. Sie ist noch lange nicht über den Berg. Sie setzt sich ins Bett, streckt sich und zieht das Tablett zu sich. Gut möglich, dass sie wuschiwuschi ist und aus dem letzten Loch pfeift, aber sie ist trotzdem am Verhungern. Sie nimmt eine Gabel voll Rührei, führt sie zum Mund und legt sie zurück auf den Teller. Sie nimmt die Maske ab, lässt sie auf den Boden fallen und greift ein zweites Mal zur Gabel.

Das Fenster ist geöffnet. Nicht weit – gerade genug, um die Luft zu spüren und von draußen ein bisschen was mitzubekommen.

– Welchen Monat haben wir noch mal?, fragt sie Nicola.

Nicola sitzt auf der anderen Seite der Tür.

– März.

Paula glaubt, Nicola genervt von ihrer vernebelten Mutter seufzen zu hören. Wahrscheinlich hat sie ihr die Frage schon zweimal gestellt – sie hat keine Ahnung.

– Es ist wie im Sommer, sagt Paula.

– Heute ist Saint Patrick's Day, sagt Nicola.

– Ach ja?

– Ja, sagt Nicola. – Du hättest dir auf dem iPad die Parade ansehen können.

– Da könnte ich mir Besseres vorstellen, ehrlich gesagt.

Reden kommt ihr vor wie Sport. Sie spürt, wie ihr die Luft ausgeht, noch ehe sie herausbringt, was sie sagen wollte.

– Willst du dich mit den Mädchen treffen?, fragt sie.

– Nein, sagt Nicola. – Es ist nichts geplant.

– Aber würdest du gern?

Eine Zeit lang kommt gar nichts, Paula kann nichts hören, sogar unten auf der Straße ist alles still.

– Ja, schon, sagt Nicola schließlich. – Aber auch nicht wirklich dringend.

Es ist unglaublich hart, Nicola so reden zu hören. Es tut weh – beinahe körperlich. Aber Paula erkennt die Wahrheit darin. Sie war selbst mal so, das hat sie nicht vergessen. Es gab Zeiten, da war die Gesellschaft ihrer Kinder das Letzte, was sie wollte. Ihre Forderungen und Bedürfnisse, die Hände, die ständig nach ihr grabschten. Ihre Missbilligung, ihr Hass. Ihre Liebe. Aber dasselbe jetzt aus Nicolas Mund hören zu müssen, ist schrecklich. Nicola ist all das, was Paula nicht ist – nicht war. Intelligent, unabhängig, strukturiert. Paula hat oft gedacht, dass Nicola auf die Erde geschickt wurde, um sie zu verhöhnen. Zu hören, dass Nicola auch nur ein Mensch ist, ist hart. Dass sie brutal und kalt ist. Paula widersteht dem Drang, zu beschwichtigen. Quatsch, Nicola, natürlich willst du das. Schau doch mal, das schöne Wetter, wie wär's mit einem Picknick? Gut, dass sie ständig den Faden verliert. Corona gönnt ihr eine kleine Verschnaufpause.

– Also keine Pläne für heute?

– Keine.

– Auch gut.

– Ich habe mit Tony gesprochen.

– Tatsächlich?

– Ja.

– Und?

– Nichts, und. Wir haben einfach nur geredet.

– Wie geht es ihm?

– Anscheinend ganz gut.

Paula weiß, wie es Tony geht. Sie hat selbst mit ihm gesprochen, noch an dem Morgen, als das Virus sie erwischte – das ist erst ein paar Tage her.

– Wie geht es dir, Liebes?, fragt sie. – Das ist doch viel wichtiger.

– Mir geht es gut, sagt Nicola.

– Bist du einsam da draußen?

– Ein bisschen.

Paula glaubt, sie hätte sich verhört. Sie kann Nicola nicht bitten, zu wiederholen, was sie da eben gesagt hat. Wird Nicola etwa unruhig? Vermisst sie die Mädchen und ihr altes Leben – ihr richtiges Leben?

Paula denkt langfristig. Dieser Gedanke – diese Art, es auszudrücken – war ihr erst neulich nach einem Telefonat mit Joe gekommen.

– Was wirst du tun?, hatte er sie gefragt.

Sie hatte nicht gezögert.

– Gar nichts.

– Lässt du es einfach so weiterlaufen?

– Genau.

Sie denkt langfristig. Genau das wird sie ihm sagen, wenn er das nächste Mal anruft – falls er anruft. Oder wenn sie ihn anruft. Falls sie es tut. Sie weiß es noch nicht – er nervt. Aber sie weiß jetzt jedenfalls, was hier läuft. Langfristiges Denken erklärt, was sie tut und warum das, was sie tut – nämlich eigentlich fast gar nichts – richtig ist. Seit sie aus dem Haus gegangen und in die Stadt gelaufen ist – wie lange ist das eigentlich her? Sie weiß nicht mal, woher die Formulierung kommt, langfristiges Denken. Aus dem Sport eher nicht, oder? Sie weiß es nicht, und es ist ihr auch egal. Es passt. Genau das tut sie. Sie wartet. Sie sitzt da und schaut zu, während Nicola sich mit ihren Dämonen befasst, sich mit ihren Entscheidungen auseinandersetzt.

Es war nicht leicht – es war verdammt noch mal unerträglich – aber es kann sein, dass sie gerade eben möglicherweise das Geständnis von Nicola gehört hat, dass sie einsam ist. Dass sie um ihrer selbst willen da draußen hinter der Tür auf einem Küchenstuhl sitzt und nicht ihrer Mutter wegen. Dass Paula ihr Gesellschaft leistet und nicht umgekehrt.

Paula schweigt. Das Licht ist schon wieder anders, vielleicht. Vielleicht ist sie schon wieder abgedriftet. Sie weiß weder, wenn sie abdriftet, noch, wenn sie wieder zurückkommt. Es ist der richtige Begriff, abdriften. Es ist nicht schlafen, es fühlt sich nicht wie schlafen an. Schlafen ist was anderes. Das tut sie auch, schlafen. Sie ist müde, aber es ist kein Kampf. Es spielt keine Rolle, wie spät es ist oder was sie eigentlich hätte erledigen sollen.

Irgendwo surrt eine Fliege herum. Jedenfalls in ihrem Zimmer.

– Bist du noch da, Nicola?

– Ja.

– Ist dir nicht kalt?

– Nein.

– Ich glaube, ich mache nachher mal einen Test, sagt Paula. – Nachschauen, wie rot der rote Strich noch ist.

– Okay.

– Aber negativ bin ich bestimmt noch nicht. Ich glaube nicht. Ich habe gehört, wenn man es fast hinter sich hat, ist das Rot angeblich blasser.

– Keine Ahnung, sagt Nicola. – Klingt aber logisch.

– Finde ich auch, sagt Paula. – Irgendwer hat mir das erzählt, jemand, der es hatte.

– Wer hatte es denn?

– Na ja, Mandy, sagt Paula. – Du kennst Mandy, oder?

– Jaha.

Paula grinst. Sie weiß, dass Nicola Mandy nicht ausstehen kann.

– Sie hatte es schon, sagt Paula. – Die ganze Familie.

– War es schlimm?

– Sie meinte Ja, sagt Paula. – Ja, ich glaube schon. Ihr Typ wurde fast eingeliefert.

– Wie kann man denn fast eingeliefert werden?

Das klingt wieder ganz nach Nicola, ihre unvergleichliche Überheblichkeit. Die Göttin auf dem Treppenabsatz. Die Königin von Schwarz-Weiß.

– Es stand eben auf der Kippe, sagt Paula. – Aber ich weiß, was du meinst. Mandy liebt das Drama.

– War sicher nicht schön, sagt Nicola. – Alle gleichzeitig krank.

– Nein. Grauenhaft. Stell dir nur mal vor, du bist krank und hast das Haus voller Kinder, und die sind auch alle krank – O Gott.

– Vielleicht hat ihr Mann deshalb versucht zu fliehen.

– Ist die Coronastation etwa ein Zufluchtsort?

– Na ja, sagt Nicola. – Kommt ganz drauf an.

– Flucht auf die Intensivstation.

– Kommt immer noch drauf an.

– Also ich weiß nicht ...

Nicola sagt nichts mehr. Paula schließt die Augen. Es ist eine bewusste Entscheidung – sie macht absichtlich die Augen zu.

Sie friert. Draußen ist es dunkel. Im Zimmer ist es dunkel.

– Nicola?

Keine Antwort.

Sie sagt es lauter.

– Nicola?

Nichts.

Sie ist erleichtert. Es wäre schrecklich, wenn Nicola die ganze Zeit da draußen gesessen hätte, während Paula schlief. Als sie die Augen schloss, war Tag – das weiß sie noch.

Sie setzt sich auf die Bettkante. Sie steht auf. Sie ist nicht allzu zittrig. Sie schließt das Fenster. Sie zieht den Vorhang vor, lässt aber einen Spalt offen. Sie schaut nicht raus. Weshalb, weiß sie nicht. Sie zieht sich den Bademantel an. Bindet ihn zu. Es ist schön, sie kann fühlen, wie das Ding seinen Job tut, sie wärmt. Sie steht vor der Tür, dann zögert sie. Sie will nicht, dass sie die Tür aufmacht und sieht, wie Nicola umfällt, vor ihre Füße, weil sie vor Paulas Zimmertür auf dem Flur geschlafen hat. Sie will nicht sehen, wie Nicola auf dem Treppenabsatz sitzt und zu ihr hochschaut. Es gibt jede Menge, das sie nicht sehen will. Dinge, die ihr seit Monaten Angst machen. Nicola auf dem Fliesenboden im Bad, Nicola in der Wanne, Nicola am Balken auf dem Speicher baumelnd, Nicola am Fuß der Treppe. Nicola bewusstlos. Nicola, voll mit Blut oder Kotze. Nicola tot.

Sie öffnet die Tür.

Der Flur ist leer. Bis auf zwei Paracetamol auf dem Stuhl, den Nicola aus der Küche hochgetragen hat. Paula lauscht. Der Fernseher läuft nicht, auch kein Radio. Es riecht nicht nach Essen. Sie hört gar nichts. Sie geht nach drüben ins Bad. Das ist zurzeit ihr einziges Training.

Beim Händewaschen schaut sie in den Spiegel. Sie sieht blass aus – wie weiß gekalkt. Sie putzt sich die Zähne. Von der Zahnpasta, der Minze, oder was immer da drin ist, bekommt sie Hunger. Der Geschmack ist irre, viel stärker, als er sein sollte.

Sie kommt aus dem Bad. Stellt sich ans Geländer. Unten im Flur und in der Küche ist kein Licht. Jetzt hat sie keine Angst mehr davor, die Treppe runterzugehen, zu fallen. Offensichtlich ist sie auf dem Weg der Besserung. Das muss sie niemandem erzählen, sie kann noch eine Zeit lang weiter krank sein. Sie hört immer noch nichts. Sie schaut zu Jacks Zimmertür rüber. Sie ist zu. Nicola muss da drin sein. Schlafen. Als Paula eben aus ihrem Zimmer kam, hat sie es nicht registriert.

Sie bückt sich nach den Tabletten. Sie richtet sich wieder auf. Ihr geht's super. Ihrem Gefühl nach müsste es Mittag sein. Sie schaut zum Fenster raus, zieht den Vorhang zurück, um mehr zu sehen. Da draußen ist keine Menschenseele unterwegs, hier und da ist ein Flur oder ein Hauseingang beleuchtet. Das ist alles. Moment mal – ein Fuchs. Spaziert mitten auf der Straße, in aller Seelenruhe. Was für ein wundervoller Anblick! Paula ist entzückt. Begeistert. Der Fuchs verlässt die Straße und spaziert direkt unter der Laterne vor dem Haus der Smiths entlang. Diese Farbe, so wunderschön – ein goldener Schimmer –, ist unverwechselbar. Der Fuchs verschwindet im Vorgarten der Smiths. Paula wartet, aber er kommt nicht zurück. Sie sieht ihn nicht mehr, obwohl sie von hier aus fast den ganzen Garten überblicken kann. Die Smiths haben keine Hecke. Vielleicht ist Paula ein bisschen abgedriftet. Sie vermisst den Fuchs. Sie würde sie gern noch mal sehen – es war definitiv eine Füchsin. Sie lässt den Vorhang fallen.

– Willst du dein Telefon?

Will sie?

– Nein, sagt sie. – Ich glaube nicht. Danke.

– Okay.

Auf das Telefon zu verzichten ist ein bisschen wie auf Alkohol zu verzichten. Nein, das stimmt nicht. Das Telefon hat sie nicht vermisst. Sie hat sich nicht gefragt, wie die anderen ohne Paula zurechtkommen. Sie war in ihre eigene Welt abgetaucht. Sie hat das Telefon nicht vermisst. Das war beim Alkohol nie der Fall. Niemals. Sie vermisst ihn nicht – es ist Jahre her, seit sie zuletzt was getrunken hat –, aber sie muss sich selbst sagen, dass sie ihn nicht vermisst oder braucht oder will, jeden einzelnen Tag, den ganzen Tag lang. Auch beim Aufwachen. Vor allem beim Aufwachen. Vor allem jetzt, wo sie immer noch ein bisschen gaga im Kopf ist, ein bisschen wie im Rausch – jetzt, wo alles um sie herum ihr auch ein bisschen irre vorkommt. Paula ist zuversichtlich, dass sie immer in der Lage sein wird, den Alkohol auf Abstand zu halten.

Allerdings würde sie vielleicht was trinken, wenn sie definitiv wüsste, dass sie stirbt. Nur einen Einzigen. Für unterwegs. Ein letzter Toast. Macht's gut, man sieht sich. Aber sie weiß, dass sie nie einfach nur probieren würde, ein gesittetes Schlückchen nähme. Sie würde sich wieder abschießen, sich bis ins Delirium saufen, und das wird nicht passieren.

Das Wort gefällt ihr.

Ist Nicola immer noch da draußen?

– Nicola? Bist du da?

– Ja.

– Googel mal bitte Delirium.

– Was soll ich googeln?

– Delirium.

– Den Duft?

– Heißt ein Parfüm so?

– Keine Ahnung. Klingt irgendwie so.

Sie hört Nicola lachen. Ein kurzes Auflachen, als müsste sie sich ein Lachen abringen.

– Nein, das Wort, sagt Paula.

– Nur die Bedeutung?

– Genau, einfach nur die Bedeutung.

– Weißt du, ich kann dir auch dein Telefon bringen. Und mein iPad ist auch bei dir.

– Himmel, Nicola, bist du gar nicht neugierig, warum ich die Bedeutung wissen will?

– Ja, schon. Aber …

– Du machst dir Sorgen.

– Na ja … Ja, stimmt.

– Musst du nicht, Süße, sagt Paula. – Ich will nur wissen, was es bedeutet – genau. Sonst nichts. Danach sage ich dir, weshalb. Und? Schaust du schon nach?

Es dauert nicht lange.

– Bewusstseinstrübung mit Verwirrtheit, Geisteszustand mit gestörter Sinneswahrnehmung, was um einen herum passiert.

– Um einen?

– Um dich herum ist gemeint.

– Ja, weiß ich – es klingt einfach komisch. Ist das alles?

Nicola wiederholt es.

– Bewusstseinstrübung mit Verwirrtheit, Geisteszustand mit gestörter Sinneswahrnehmung, was um einen herum passiert. Da kommt ein Beispiel. Wie der Begriff verwendet wird.

– Ich wette, es hat was mit trinken zu tun.

– Nach übermäßigem Alkoholkonsum lag er eine Weile im Delirium. Besinnungslosigkeit.

– Ich hätte Geld wetten sollen.

– Da ist noch was, irgendein Gedicht heißt wohl so, sagt Nicola.

– Das mit dem Trinken gefällt mir besser, sagt Paula. – Der Dichter kann sich verpissen.

– Er kann sich ins Delirium saufen.

– Genau, sagt Paula. – Gibt es eigentlich auch weibliche Dichter?

– Garantiert jede Menge.

– Nenn mir eine.

– Nein.

– Steht da auch, woher das Wort kommt?

– Delirium?

– Ja.

– Ist Latein, sagt Nicola. – Fieberbedingte Verwirrtheit, Irresein.

– Was?

– Verwirrtheit.

– Was?

– Haha! Sehr witzig.

– Nenn mir eine Dichterin, aber du darfst nicht nachschauen.

– Kann es auch eine Sängerin sein?

– Wenn sie ihre Texte selbst schreibt.

– Kate Bush.

– Die mag ich.

– Taylor Swift.

– Die kenne ich nicht wirklich.

– Die Mädchen sind verrückt nach ihr.

– Ich weiß, sagt Paula. – Völlig. Alle drei. Und Maisie auch – sie liebt Taylor Swift. Das ist doch auch eine Art Ehre, oder? Dass alle Mädchen auf sie stehen.

– Beyoncé.

– Ach ja, sagt Paula. – Die Frau an der Decke. Das ist super. Beyoncé ist unsere Dichterfürstin, und Shakespeare kann …?

– Sich verpissen.

– Ganz genau, sagt Paula. – Das macht richtig Spaß, Nicola.

– Mir auch.

– Weißt du, das mit dem Delirium, sagt Paula. – Die Definition, meine ich.

– Verwirrtheit.

– Das ist es nicht, sagt Paula. – Ich glaube, es bedeutet was anderes. Verwirrtheit, Besinnungslosigkeit, das reicht nicht. Es geht nicht um Besinnungslosigkeit oder Bewusstlosigkeit. Es geht um Tod. Ist das jetzt zu düster?

– Nein.

– Als ich noch getrunken habe, sagt Paula, – war der schlimmste Part immer das Aufwachen, nicht das Delirium. Darüber habe ich vorhin nachgedacht.

– Warum?

– Einfach so. Ich habe darüber nachgedacht, ob ich mein Telefon vermisse oder nicht. Ich habe es mit dem Alkohol verglichen. In meiner Vorstellung, meine ich. Abhängigkeit vom Telefon und Abhängigkeit vom Saufen. Aber das lässt sich nicht vergleichen. Ich glaube nicht. Und nur, damit du's weißt: Ich will das nicht mehr haben. Ich will da nie wieder hin, ins Delirium. Okay?

– Okay.

– Und du, Nicola? Was ist mit dir?

Paula wartet. Sie nimmt sich die Zeit zu warten.

– Nein. Nein, will ich nicht.

Sie kann Stimmen von unten hören. Nein, nicht von unten – nicht im Haus. Sie sind vor dem Haus. Unter dem Fenster. Sie liegt auf dem Bett und kann sie hören – es ist eher ein Summen. Sie hat ein Buch gelesen. Marian Keyes. Sie weiß nicht mehr, dass sie das Buch hingelegt hat. Sie greift nach oben – die Brille sitzt auf ihrem Kopf. Sie glaubt nicht, dass sie lange geschlafen hat. Draußen hat sich nichts verändert, bis auf die Stimmen. Das Summen, das sich in Nicola und einen Mann verwandelt hat.

Sie könnte aufstehen und ans Fenster gehen, aber das macht sie nicht. Es wäre schrecklich, entdeckt zu werden. Wie Nicola hochschaut und sie erwischt – oder der Mann. Sie ist sowieso nicht weit vom Fenster weg. Es steht offen. Sie versteht genug, und die Lücken kann sie füllen. Nicola steht an der Tür. Er zwei Meter von ihr entfernt auf dem Weg. Seine Stimme klingt deutlicher. Er ist definitiv draußen im Freien und Nicola halb drinnen, unter dem Vordach.

Es ist Tony, sie erkennt seine Stimme.

Das ist gut. Sie reden. Reden darüber. Sie weiß nicht, wie viel Nicola ihm darüber erzählt hat, was sie im Garten seines Bruders gesehen hat oder was sie seinen Bruder sagen hörte – oder darüber, was sie gedacht hatte und was seitdem passiert war. Sie weiß nicht, ob die beiden sich schon mal gegenüberstanden, seit Nicola hergekommen ist. Sie vermutet, dass sie sich manchmal irgendwo draußen getroffen haben. Paula hat es aufgegeben nachzufragen. Wo bist du gewesen? Wie geht es den Mädchen? Bist du noch mal zu Hause gewesen? Die Antworten waren die Nervosität nicht wert. Unterwegs. Ihnen geht's gut, glaube ich. Nein. Sie zwang Nicola in die Rolle des Teenagers.

Aber der wahre Grund – der Grund, weshalb Paula aufgehört hatte zu fragen – lag darin, dass sie Nicola damit klarkommen ließ. Es war schwer, mit einer Frau mittleren Alters unter einem Dach zu leben, vor allem, wenn es sich bei der Frau um die eigene Tochter handelte, die vor ihrer Familie und ihrem Muttersein davongelaufen war. Aber das war Paulas Problem – zu dem Schluss war sie gekommen, als sie an dem Deliveroo-Tag von ihrem Ausflug zurückkam. Sobald sie damit aufhörte, von Nicola zu erwarten, dass sie wieder nach Hause ging, begann der harte Knoten in ihrem Bauch etwas weicher zu werden.

Jetzt stehen sie da draußen und reden, Nicola und Tony. Das ist ein gutes Zeichen – ganz bestimmt –, aber Paula hält nicht den Atem an. Sie braucht alle Luft, die sie kriegen kann. Das ist allein Nicolas Angelegenheit. Trotzdem versucht Paula, so viel wie möglich zu verstehen.

Jetzt wünscht sie, sie hätte ihr Telefon bei sich, dann könnte sie Mary schreiben, sie auf dem Laufenden halten. Ein bisschen rumwitzeln. Sie hat überhaupt nicht an Mary gedacht. An gar niemanden, ehrlich gesagt.

Ein Lufthauch lässt den Vorhang flattern, als würde er sich bewegen, um die Worte ins Zimmer zu lassen.

Es ist Tony.

– Sie weint sich in den Schlaf.

Er spricht von Lily, der Jüngsten – da ist Paula sich sicher. Was Nicola sagt, kann sie nicht verstehen.

Dann spricht Tony wieder.

– Hörst du mir eigentlich zu?

Paula hört zu, und Tony tut ihr nicht wirklich leid. Er versucht, Nicola ein schlechtes Gewissen einzureden. Als bräuchte Nicola dabei Unterstützung. Damals hatte er was zu Paula gesagt, ein paar Tage nachdem Nicola zu ihr gekommen und geblieben war. Was sollen wir mit ihr machen, Paula? Sie hatte geantwortet, dass sie schon wieder zur Vernunft kommen wird, dass er sich keine Sorgen machen soll. Irgend so was in der Art – was genau sie zu ihm sagte, weiß sie nicht mehr.

– Bei ihr stehen die Zwischenprüfungen ins Haus, sagt Tony jetzt. – Hast du das etwa vergessen? Ich hab dir die Probeergebnisse geschickt.

Nicola sagt irgendetwas.

– Hast du dir die Sachen überhaupt angesehen?

Nicola hat die Haustür zugemacht. Paula spürt es viel mehr, als sie es hört, fast als hätte sich das ganze Haus kurz bewegt und wäre wieder zur Ruhe gekommen. Nicola hat die Tür nicht geknallt – das Haus reagiert immer so.

– Mach die Scheißtür wieder auf!

Paula wartet auf das Pochen an der Tür. Auf zerbrochenes Glas. Zersplittertes Holz.

– Nicola!

Er drischt nicht gegen die Tür.

– Verdammte ... durchgeknallte Ziege, verdammte!

Er schreit nicht. Würde er schreien, würde sie wahrscheinlich ans Fenster gehen und ihm sagen, er solle sich aus ihrem Garten verpissen. Sie wünschte, das Fenster wäre geschlossen und sie könnte Nicola unten hören. Wie sie zurück in die Küche geht. Das Radio anstellt, die Besteckschublade aufzieht. Paula könnte aufstehen und nach unten gehen – die Maske aufsetzen, auf der Treppe bleiben. Schauen, ob es ihr gut geht. Fragen, warum sie den armen Tony so auf die Palme bringt.

Das ist das alte, integrierte Muster, es ist beinahe natürlich. Was hast du zu Tony gesagt? Scheiß auf das Muster – es ist weder integriert noch natürlich. Es wurde da reingepflanzt. Der arme Mann. Die Leute hatten Paula gesehen, nachdem er sie halb totgeprügelt hatte, und hatten Mitleid mit Charlo. Genau wie sie selbst – sie war selbst dran schuld gewesen. Das hatte sie geglaubt. Sie hatte bekommen, was sie verdiente. Was sollen wir mit ihr machen, Paula? Sie wäre fast drauf reingefallen. Sie *war* drauf reingefallen. Die wird schon wieder – mach dir keine Sorgen. Gib ihr Zeit.

Sogar jetzt noch.

Sogar jetzt tut er ihr noch leid, da draußen. Zum Wahnsinn getrieben. Zu dem Versuch gezwungen, es alleine hinzubekommen.

Genau genommen ist auch nichts verkehrt daran, Mitleid mit ihm zu haben.

Sie wartet.

Tony und Nicola sind, seit Nicola fünfzehn oder sechzehn war, zusammen, er hat sich nicht plötzlich in einen schlechten Menschen verwandelt. Er wird ihr nicht die Haustür zertrümmern. Er wird nicht damit anfangen, die Fenster mit Steinen zu bewerfen. Er ist nur, was er immer schon war. Ein Mann. Was sollen wir mit ihr machen, Paula? Der Mann ist der Mann, und die Frau ist das Problem. Es ist wie mit dem Alkohol – auch dagegen hat sie jeden einzelnen Tag ankämpfen müssen, gegen den Drang, die Antwort zu geben, die von ihr erwartet wird. Sie wird schon wieder zur Vernunft kommen, mach dir keine Sorgen. Seitdem ist ihr klar geworden, dass es nicht die Antwort war, die sie hatte geben wollen, dass es ein Automatismus war, angeschaltet wie ein Lichtschalter. Die wird schon wieder, mach dir keine Sorgen. Gib ihr Zeit.

Wenn Nicola jetzt raufkommt und Paula erzählt, sie geht zu Tony und den Mädchen zurück, wäre sie begeistert. Im siebten Himmel. Aber Nicola wird nicht raufkommen und Paula das verkünden, und das ist auch gut. Muss es sein. Es ist ein Chaos. Es ist herzzerreißend.

Sie wartet.

Sie muss ständig an Lily denken. Arme Lily. Hatte keine Ahnung, was eigentlich los war, weshalb ihre Mutter plötzlich auf und davon gerannt ist und sie alleingelassen hat. Verschwunden ist, wie tot.

Nicola wird mit ihr sprechen. Vielleicht hat sie es schon getan.

Paula weiß nicht, ob Tony immer noch da draußen steht. Er hat nichts mehr gesagt, zumindest hat sie nichts gehört. Es spielt keine Rolle. Er kann sagen, was er will. Sie wünschte, sie hätte ihr Telefon, dann könnte sie Lily eine Nachricht schreiben, nur um Hallo zu sagen – oder sie anrufen, ein bisschen plaudern.

Sie wünschte, sie hätte ihr Telefon.

Sie wünschte, sie hätte was zu trinken.

Sie wünschte, sie könnte Tony glücklich machen.

Paula steht auf und schließt das Fenster. Der Garten ist leer. Tony steht auch nicht draußen auf der Straße. Er ist weg. Es sei denn, er ist direkt vor der Haustür. Dort könnte sie ihn von da, wo sie steht, nicht sehen – vielleicht sitzt er auf der Stufe. Auf der Stufe hatte Charlo gesessen. Durch den Briefschlitz mit ihr geredet. Ihr gesagt, dass er sie umbringen würde. Ihr gesagt, dass er sie liebe.

Sie geht an die Zimmertür. Sie wartet, kontrolliert ihre Atmung. Es ist nicht mehr so schlimm wie anfangs, nicht annähernd so dramatisch. Sie geht nach draußen auf den Treppenabsatz. Sie setzt die Maske auf. Sie wird sich jetzt testen, sie wird Nicola bitten, ihr einen Test nach oben zu bringen. Sie stellt sich an die Treppe. Sie war sehr lange nicht mehr unten, es fühlt sich wie eine Ewigkeit an. Die Beine tun ihr ein bisschen weh – wie damals, als sie zu Fuß bis in die Innenstadt gelaufen ist. Es kommt ihr vor wie ein anderes Leben. Ein anderer Körper.

Sie betritt die Treppe. Sie sollte nicht hier sein, sie benimmt sich sehr kühn. Zumindest kommt sie sich so vor. Sie ist jetzt zu zwei Dritteln unten.

– Nicola?

– Ja?

Sie freut sich. Nicola hat sie gleich beim ersten Mal gehört. Dann bekommt sie plötzlich Panik, denn sie hat sich verraten. Sie hat die Krankheit nur gespielt. Der Beweis tönt in ihrer Stimme – sie klingt völlig normal. Sie ist eine Betrügerin, eine Simulantin. Eine Pseudokranke. Es geht ihr gut, das dürfte nicht sein.

– Ist alles in Ordnung?

Nicola kommt an die Küchentür.

– Ja, sagt sie.

– Geht's dir gut?

– Ja. Ja doch.

Paula stützt sich mit beiden Händen aufs Geländer und dreht sich um, um Nicola richtig zu sehen.

– Ich hab euch gehört, Tony und dich, sagt sie.

– Ja, antwortet Nicola. – Er war hier.

– Im Haus?

– Nein, sagt Nicola. – Das Haus ist eine Leprakolonie, schon vergessen?

– Geht es dir gut?

– Ja.

– Gut, sagt Paula. – Gut. Ich dachte nur – ich dachte, ich frag mal nach. Um sicherzugehen.

– Prima, sagt Nicola.

– Mir geht es übrigens wieder besser.

– Gut.

– Ich mache mal einen Test, wenn noch einer da ist.

– Ich bringe ihn dir rauf.

– Sehr gut, sagt Paula. – Ich bin nur runtergekommen, um zu sehen, wie's dir geht. Ich gehe jetzt wieder rauf.

– Ja, sagt Nicola. – Geh zurück nach oben.

Paula weiß nicht recht, was sie tun soll. Sie ermahnt sich, zurück auf ihr Zimmer zu gehen, aber sie will nicht. Daran liegt's. Sie will bei Nicola bleiben.

Nicola steht immer noch da, wartet darauf, dass sie verschwindet.

– Möchtest du Tee?

– Kaffee.

– Ist es für Kaffee nicht ein bisschen zu spät?, fragt Nicola. – Vielleicht kannst du dann nicht mehr schlafen.

– Mach dir darüber mal keine Sorgen, Süße, sagt Paula. – Ich könnte auf dem Rückweg nach oben mitten auf der Treppe einpennen. Es ist unfassbar.

– Okay, sagt Nicola.

– Ach, warte mal, sagt Paula.

Sie ist dabei, sich an was zu erinnern, irgendwas, das sie Nicola vorhin hatte erzählen wollen oder gestern?

– Ich habe auf deinem iPad Radio gehört.

Nicola hatte ihr erklärt, wie sie auf dem iPad RTÉ einschalten konnte. Paula hatte es geschafft, ihr zu folgen, sich lange genug zu konzentrieren. Nicola hatte ihr die Anweisungen durch die geschlossene Zimmertür gegeben. Sie hatte Nicola applaudieren hören, als sie es schließlich zum Laufen brachte – Ronan Collins wünschte irgendwem alles Gute zum Fünfundsechzigsten. Sie hatte gelacht, sie hatten beide gelacht.

– Jetzt kann dich nichts mehr bremsen, sagte Nicola.

– Wo verstellt man bei dem Teil die Lautstärke?

– Die Tasten oben am Rand, links.

– Wo?

– Vielleicht auch unten.

– Die hier? Warte kurz ...

Die Lautstärke ging ganz runter.

– Ach, Scheiße, was hab ich jetzt gemacht?

Dann stellte sie den Ton wieder laut.

– Toll, sagte sie. – Danke, Süße.

Sie freute sich, obwohl sie kein besonderes Interesse dran hatte, Radio zu hören. Sie schloss die App und öffnete sie wieder, nur um sich zu beweisen, dass sie dazu in der Lage war. Wie eine Pilotin war sie sich vorgekommen. Oder eine Plattenproduzentin.

– Jedenfalls, sagt sie jetzt zu Nicola. Sie schaut runter, neigt den Kopf und vergewissert sich, dass Nicola noch da ist.

– Ich hab nicht richtig hingehört, sagt sie. – Und dann war da irgendeine Werbesendung, Jobbörse, was weiß ich.

Sie ist atemlos – nicht richtig atemlos, aber sie muss kurz warten, ehe sie weitersprechen kann.

– Jedenfalls ging es um Management, und ich dachte, ich hätte gehört, wie die Frau Erektionsassistenz sagt. Sie meinte wahrscheinlich

Direktion, aber ich hab Erektion verstanden.

Nicola lacht, und Paula sieht ihr zu. Sie lacht nicht nur aus Höflichkeit, nicht nur, um ihre Mutter die Treppe wieder raufzukriegen. Paula lacht auch – beinahe den Tränen nahe.

– Eigentlich kein Wunder, sagt sie. – Es war nur eine Frage der Zeit, bis die ganze Werbung für Potenzmittel sich auch in die anderen Bereiche einschleicht.

– Eindringt.

– Hör auf, sagt Paula. – Schön anständig bleiben.

Sie ist versucht, Nicola von Joes Viagra zu erzählen, um zu beweisen, dass sie Bescheid weiß, tut es aber nicht. Nicht jetzt. Noch nicht.

– Ich geh zurück nach oben, sagt sie.

– Ich bring dir deinen Tee.

– Danke, Süße, aber ich wollte Kaffee.

– Okay.

– Und den Test.

– Ja.

– Hat Tony Kekse dagelassen?

– Ja.

Sie fingen wieder an zu lachen.

Diesmal ist es nicht Tonys Stimme.

Es ist John Paul.

Grundgütiger, es ist John Paul! Sie ist sich sicher. Was will der denn hier? Gott – wie schrecklich, dass das der erste Gedanke ist, der ihr in den Sinn kommt – was will der denn hier? Es ist fürchterlich. Sie erstickt den Gedanken wieder. Sie erstickt ihn so schnell sie kann. Es war eigentlich gar kein Gedanke, so fühlt sie nicht.

Sie ist jetzt hellwach und versucht zu hören, was gesprochen wird. Sie ruft sich in Erinnerung – muss es aktiv tun –, dass die beiden Geschwister sind, John Paul und Nicola. Manchmal ist die Vorstellung gar nicht so einfach. Sie können sich nicht ausstehen. Sie hassen sich.

Paula lauscht.

– Jedenfalls, Brokkoli hat jede Menge Vitamin C.

Das war John Paul. Er redet über Brokkoli.

– Sie wird es lieben.

Das war Nicola. In ihrer Stimme ist nichts von der Effizienz zu hören, die normalerweise mitschwingt, wenn ihr nicht gefällt, mit wem sie spricht. Paula hat diese Stimme oft genug zu hören bekommen. Sie wurde von dieser Stimme in Fetzen gerissen.

– Sie steht auf Suppe, sagt Nicola.

Irgendwie weiß Paula, dass Nicola dabei gelächelt hat. Sie lächelt John Paul an. Sie lachen sogar leise. Sie kann es zwar nicht hören, aber sie weiß es. Sie unternehmen gemeinsam eine Reise in Kindertage, als sie unten in der Küche saßen, während ihre Mutter – brandneu, eine absolut brandneue Frau – den Topf mit Suppe auf den Tisch stellte. Suppe war immer eine Ankündigung, ein Neubeginn. Und jetzt können sie darüber lachen, es miteinander teilen.

Dann ist wieder John Pauls Brummen zu hören. Jetzt spricht wieder er.

– Okay, sag ihr bitte, dass ich mich nach ihr erkundigt habe.

Irgendwas an seiner Art zu sprechen, sagt ihr, dass er im Haus war. Er war in der Küche, hat mit Nicola geplaudert. Sie saßen da unten und unterhielten sich, während Paula weggedriftet war.

– Ja klar, mache ich, sagt Nicola. – Sie wird sich sehr freuen, dass du da warst.

Sie saßen da unten und unterhielten sich, *weil* Paula weggedriftet war. Weil sie hier oben liegt. Weil sie Corona hat und aus dem Weg ist. Sie müssen nicht um sie kämpfen. Weil sie sie lieben. Trotz allem. Sie lieben sie. Und sie lieben einander. Den Beweis dafür hört sie mit eigenen Ohren. John Paul hat ihr Suppe gebracht. Dankt er ihr damit für die viele Suppe, die sie ihm in der Vergangenheit gekocht hat, für all die Fehlstarts und gebrochenen Versprechen? Wohl kaum. Er ist ihr Sohn. Er hat ihr Brokkolisuppe vorbeigebracht, selbst gekocht. Er will, dass sie stolz auf ihn ist. Er will, dass sie ihm dankbar ist. Er will, dass sie am Leben bleibt.

Sie sind immer noch da unten, die beiden.

– Man sieht sich, Nicola.

– Mach's gut.

Er will auch, dass Nicola auf ihn stolz ist. Auch das hat Paula gehört, als er über das Vitamin C gesprochen hat. Er wollte Nicolas Zustimmung.

Sie hört ihn draußen auf dem Weg. Wahrscheinlich steht sein Bus vor dem Haus. Sie könnte einen Blick riskieren, sogar winken, falls er hochschaut und sie entdeckt – warum nicht? Aber sie bleibt, wo sie ist. All das ist geschehen – was sie gehört hat, was sie jetzt weiß –, weil sie ist, wo sie ist.

Sie hört, wie er den Motor anlässt. Sie hört ihn wegfahren. Dann hört sie unter sich das Klicken, als die Haustür ins Schloss fällt, spürt das leichte Vibrieren des Hauses. Nicola hat an der Tür gestanden, bis John Paul verschwunden war.

Wird sie ihr die Suppe nach oben bringen? Oder sie wegschütten? Es ist ein gemeiner und überholter Gedanke. Sie macht sich nicht mal die Mühe, sich dafür zu hassen. Sie greift zu ihrem Buch. Sie liebt Marian Keyes. Das hier – *The Break* – gehört Nicola. Sie hat keine Ahnung mehr, wo sie war. Sie ist sich nicht mal sicher, dass sie schon damit angefangen hat. Ihre Augen bleiben nicht auf dem Text. Sie legt es wieder hin, schön nah, direkt neben sich.

– Wusstest du, dass er so gut kochen kann?

– Klar.

– Woher denn?

– Er hat's mir erzählt.

Sie lachen entspannt. Zwei Schwestern, die denselben Humor teilen. Zwei Mütter, die sich ein Kind teilen.

– Hast du sie probiert?

– Ja, hab ich.

– Also, die ist – die ist absolut köstlich, sagt Paula.

– Wieso überrascht dich das?

– Tut es nicht, sagt Paula. – Doch, tut es. Und gleichzeitig auch nicht. Jedenfalls war da viel mehr drin als nur Brokkoli, oder?

– Auf jeden Fall.

– Ist noch was übrig?

– Literweise.

– Gut.

– Willst du noch was?

– Nein, sagt Paula. – Später.

Sie will Nicola nicht für einen Nachschlag Suppe von ihrem kleinen Bruder nach unten in die Küche schicken.

– Möchtest du dein Telefon?, fragt Nicola.

– Nein.

– Mary hat sich nach dir erkundigt.

– Willst du mich in Versuchung führen?

– Ich wollte es dir nur erzählen, sagt Nicola. – Sie hat nach dir gefragt.

– Ich rufe sie morgen an.

– Super.

Wenn sie hier liegen bleibt und gar nichts tut, wird alles heilen. Sie erfährt Dinge, die sie unten nicht zu Gesicht bekommen hätte. Sie denkt langfristig. Langsam fängt sie an zu glauben, dass die Strategie aufgeht. Sie glaubt zu hören, wie Nicola aufsteht. Sie glaubt zu hören, wie sie nach unten geht. Sie könnte nach ihr rufen, sich vergewissern, fragen, ob sie da ist. Aber sie wird es nicht tun. Sie muss einfach nur bleiben, wo sie ist.

12. JANUAR 2023

Paula rechnet. Es ist schwieriger als früher. Früher wusste sie immer ganz genau, wie viel sie in der Tasche hatte, ehe sie ein Geschäft betrat. Selbst betrunken und torkelnd wusste sie auf Heller und Pfennig oder Cent, wie viel sie hatte und wie viel sie nicht hatte. Und wie viel sie hätte haben müssen. Und wie viel sie für den nächsten Tag nicht haben würde, wenn sie wieder raustorkelte.

Aber jetzt hat sie kein Bargeld. Sie ist ein bisschen unsicher und nervös. Richtig nervös. Sie hatte sich eingeredet, sie hätte das mit der Scheißkarte locker im Griff – die bargeldlose Paula –, aber jetzt wünscht sie, sie hätte richtiges Geld. Dann wüsste sie, wo sie steht.

Sie weiß, wo sie steht. Sie steht bei Lidl. Sie ist eben hergelaufen. Sie hat das Haus verlassen und ist direkt hergelaufen, um den Einkauf zu machen. Aber das stimmt nicht. Den Einkauf – den einen Großeinkauf, den wöchentlichen Einkauf – macht sie gar nicht mehr. Um ganz ehrlich zu sein – schonungslos ehrlich –, als sie endlich so weit war, um einen Großeinkauf zu machen, sich einen Großeinkauf leisten zu können, war es dazu etwas spät. Damals gab es nur noch Jack und sie – und ab und zu Leanne.

Sie muss wieder anfangen, Einkaufszettel zu schreiben.

Scheißzettel – sie hasst es. Sie dachte, die Zeiten wären endgültig vorbei.

Wenn sie noch länger hier rumsteht – sie ist gerade vor den Frühstücksflocken –, kommt sicher ein junges Mädel oder ein junger Typ mit Lidl-Fleecejacke vorbei und tauscht die Preisschilder aus.

Sie weiß noch nicht mal, warum sie vor den Frühstücksflocken steht.

Sie hat Angst. Paula hat richtig Angst. Sie ist nicht in der Lage, etwas aus dem Regal zu nehmen. Ihr Korb ist leer. Sie ist wortwörtlich nicht imstande, was in die Hand zu nehmen. Sie sieht vor sich, wie sie es zurücklegen muss, wie sie durch den Laden laufen und die Sachen, die sie sich nicht leisten kann, ins Regal zurücklegen muss. Sie kann sich erinnern, es selbst getan und bei anderen gesehen zu haben, damals, in den guten alten Zeiten. Frauen, die Sachen aus Körben und Wagen rausnehmen, Kinder, die sich an sie klammern, weinend, und die Frauen ebenfalls weinend. Auch sie hatte es getan. Sie erinnert sich daran, wie sie weder nach links noch nach rechts schauen konnte, erinnert sich an die Blicke der Leute, während sie versuchte, so zu tun, als hätte sie es sich anders überlegt, als hätte sie was Hübscheres, Besseres gefunden, während sie in Wirklichkeit versuchte, die Übelkeit zu unterdrücken, versuchte, nicht zu stöhnen oder zu schreien. Die unsichtbaren Scheuklappen, die dunklen Schirme, die sich rechts und links an ihr Gesicht pressten und sie blind machten und ihr die Tränen in die Augen trieben. Scham. Sie weiß noch, wie sie ein Glas Bolognese ins Regal zurückstellte, ohne zu sehen, was sie tat – sie war nicht in der Lage, die Entfernung einzuschätzen –, sie hatte solche Angst, es fallen zu lassen, kaputtzuschmeißen, die anderen Gläser mit runterzufegen, Leute dazu zu bringen, mit dem Wischmop angerannt zu kommen, mit Handschellen.

Sie muss hier raus. Raus. Sich beruhigen. Wieder reinkommen. Nach Hause gehen, später wiederkommen. Morgen. Erst nachdenken. Es durchrechnen. Aufhören zu katastrophisieren. Zum Geldautomaten gehen und nachschauen, wie viel Geld genau sie auf ihrem Konto hat – sie kann das. Dann geht sie wieder rein und macht ihren Einkauf. Es ist nur ein beschissener Supermarkt, verdammt. Sie hat das Recht, hier zu sein. Sie kann sich leisten, was sie braucht – das weiß sie.

Sie wird ein paar Dinge in den Einkaufskorb legen, Dinge, von denen sie weiß, dass sie sie braucht – und dann an die Kasse gehen und bezahlen. Sie weiß, dass sie Geld hat. Genug Essen für ein paar Tage, außerdem Waschmittel. Und ein Viererpack Klopapier. Vier Rollen sollten sie über den Ukrainekrieg hinweg versorgen.

Es liegt nicht an den Preisen, auch wenn es beängstigend ist, wie schnell sie nach oben gehen. Wirklich angsteinflößend. Es ist nachvollziehbar, Angst zu haben. Die Stromrechnung – Gott im Himmel. Sie hatte keine Ahnung, dass der Schalter im Flur die Flutlichtanlage in Croke Park bediente. Ihr Haus ist plötzlich ein Palast. Sie hat Angst, das Licht einzuschalten.

Sie ist allein. Deshalb ist sie so. Sie hat kein Sicherheitsnetz.

Sie ist seit Jahren allein.

Nein. Das stimmt nicht. Sie war nie allein. Sie war wie ein Kind, das allein im Dunkeln liegt, in seinem Zimmer, aber weiß, dass seine Mammy unten ist.

Das weiß Paula erst jetzt – erst seit Kurzem. Sie war nie allein. Es hat sich immer wer um sie gekümmert.

Das ist vorbei.

Unten ist keine Mammy mehr.

Sie ist allein. Na los, Liebes, jetzt leg die Cornflakes in deinen Korb, und dann sehen wir ja, was passiert. Los, beschäm dich selbst. Diesmal wird deine Nicola nicht kommen, um dich zu retten, mit ihrem Prada und ihrem Dies und ihrem Das. Diesmal hat sie dich endgültig allein gelassen, tja, so ist das.

Die Stromrechnung war ein Schock, aber der wahre Schock ist die Tatsache, dass Paula diejenige sein wird, die sie bezahlt. Sämtliche Unterstützung von Nicola hat aufgehört. All die Almosen, die es Paula erlaubten, sich als unabhängig zu betrachten, sind weg und kommen auch nicht zurück. Sie ist nicht verbittert – es ist alles so, wie es sein soll. Trotzdem ist es beängstigend. Jetzt gerade, hier, ist es nahezu lähmend.

Scheiß drauf. Sie geht weiter. Sie wird jetzt nicht rauslaufen, es gibt keinen Grund für das Drama. Sie wäre sowieso die einzige Zuschauerin. Sie legt keine Cornflakes in ihren Korb. Sie will keine Cornflakes. Falls sie einen Sinneswandel hat, kommt sie eben zurück. Und für einen Sinneswandel muss sie ihre Sinne beieinanderhaben.

Einatmen, ausatmen. Ihr geht's gut, ihr geht's gut. Strömung und Rückströmung. Ein gleichmäßiger Rhythmus. Die Worte sind zurück, wie Zugvögel nach dem Winter. Sie hat seit Monaten nicht mehr daran gedacht – sicher seit Corona. Sie fliegen durch den Supermarkt, oben, unter der Decke. Strömung und Rückströmung. Ihr persönlicher Wortschwarm. Die Wörter mag sie. Das Wort Rhythmus mochte sie noch nie. Die Stellung der »h«s, nichts als Fallen, nur dazu da, einen dumm dastehen zu lassen. Wie »dass« und »das«. Sie weiß noch, wie sie für das Verwechseln der Wörter Prügel kassierte. Keine richtigen Prügel, aber vorgeführt wurde sie, weil sie es immer wieder falsch machte. Geht dir das irgendwann mal in den Schädel, Paula O'Leary? Sie erinnert sich nicht mehr an den Namen der Lehrerin, aber ihre Stimme hat sie immer noch im Kopf. Wenn die Lehrerin jetzt da vorne um die Ecke käme – wahrscheinlich ist sie inzwischen eine uralte Schachtel mit Pflegerin –, würde Paula stehen bleiben und zu ihr sagen, Ja, Miss, geht es, und dann weiterlaufen.

Gehen tut ihr gut, selbst hier im Laden. Komisch, dass Bewegung ihr immer hilft. Ihr Korb ist immer noch leer, aber es ist ihre Entscheidung, kein Elend. Sie musste schon immer aufpassen. Daran ist nichts verkehrt. Sie greift zu einem Netz Satsumas – sie ist wieder am Start. Nach Nicolas Belagerung ist sie auf den Geschmack gekommen. Sie liebt es, gleich morgens als Erstes eine Satsuma zu essen.

Inzwischen wohnt Nicola in einem Haus in Artane. Sie teilt es sich mit zwei anderen Frauen. Sie hat sich ein Zimmer gemietet. Die beiden sind ein Paar; ob sie verheiratet sind, weiß Paula nicht. Eine von ihnen ist Lehrerin. Was die andere tut, hat Nicola ihr nicht erzählt, oder Paula hat es nicht mitbekommen. Lehrerin ist einfach. Wahrscheinlich hat die andere einen dieser Jobs, die Paula nie begreifen wird.

– Sind sie nett?

– Ja, ganz in Ordnung.

– Hast du ein schönes Zimmer?

Nicola schaute sie an.

– Es ist okay.

– Ist es größer als deins hier?

– Viel größer, sagte Nicola. – Du hast ja keine Ahnung.

– Okay.

– Es ist ein wahrer Kuhstall – riesig.

– Super.

– Es fährt ein Bus von der Tür zum Bett.

– War nur eine Frage, sagte Paula.

Das war vor ein paar Wochen gewesen. Vor dreizehn Tagen.

– Tut mir leid, dass ich zynisch war, sagte Nicola.

– Und seit wann das, Süße?

Das Leben ist ein Arschloch. Paula lässt sich ein T-Shirt mit dem Spruch vorne drauf drucken, dick und fett, quer über die Brust. Sie lässt gleich ein paar machen, die sie verschenkt. Eins bekommt ihre alte Lehrerin, Miss Sowieso, wenn sie gleich da vorne mit ihrem Gehwagen um die Ecke kommt. Hallo, Miss, schauen Sie mal – alles richtig geschrieben, sogar das »Das« stimmt.

Nein, sie ändert es noch ab.

Die Wirklichkeit ist ein Arschloch.

Die Wirklichkeit, zu bekommen, was man sich gewünscht hat.

– Kommt Beyoncé mit?

Nicola lächelte.

– Nein, ich glaube nicht.

– Du wirst sie vermissen, sagte Paula.

– Höchstwahrscheinlich.

Paula war versucht, das Beyoncé-Poster von der Decke zu reißen. Jetzt, wo sie allein im Haus ist, kommt es ihr ein bisschen albern vor. Aber sie hat Angst, dass Jack es vermissen würde – wenn er sieht, dass es weg ist – wenn er mal nach Hause kommt. Aber wann soll das sein? Sie hat Jack seit Jahren nicht gesehen – es sind jetzt mehr als drei. Außer über Zoom. Paula hasst Zoom. Sie hasst es über alles. Während dem Call fühlt sie sich unwohl, und wenn es vorbei ist, ist sie furchtbar traurig, sie hat ihn gesehen und gleichzeitig nicht. Es ist besser als nichts, Paula. Wie oft hat sie das in den letzten Jahren gehört. Auch aus ihrem eigenen Mund. Aber sie ist sich nicht so sicher. Nach einem Zoom-Call mit Jack krebst sie nur so rum. Ein normales Telefonat wäre leichter. Das, was sie auf ihrem Telefon anschaut oder auf Nicolas iPad, ist nicht Jack. Es ist ein Cartoon, ein Hologramm.

Das ist auch was, das weg ist, und nicht wiederkommt: Nicolas iPad.

Er ist ein kleiner Scheißkerl. Es stört sie nicht, das zu denken. Es stört sie nicht, es zu sagen. Sie hat es gesagt. Mary. Joe. Nicola. Sogar John Paul hat es ihr gesagt. Und Leanne. Er könnte für eine Woche nach Hause kommen, sogar noch kürzer. Es würde ihn nicht umbringen.

Sie hätte gern ein Brötchen mit Schinken und mit Tomate. Sie isst zu Mittag oft ein Schinkenbrötchen mit Tomate, wenn sie und Mary beide arbeiten – im Centra nebenan machen sie leckere Brötchen. Sie wird sich eins gönnen – scheiß auf die Kohle. Sie legt eine Packung Tomaten in den Korb. Sie geht noch mal zur Backabteilung, um ein Brötchen zu holen. Der Schinken liegt auf dem Weg. Sie hat alles durchdacht.

– Weißt du, bei Jack, hatte sie vor etwa einem Monat zu Nicola gesagt. – Bei Jack dachte ich immer, ihn hätte ich hinbekommen. Dass ich bei ihm meinen Job einigermaßen erledigt hätte.

– Hast du auch.

– Aber wir sehen uns nie.

– Er lebt in Amerika, sagte Nicola. – Bleib mal fair.

– Zu wem denn?

– Zu euch beiden, sagte Nicola. – Der Rest von uns ist hier. Er nicht. Du kannst kaum erwarten, dass er mal kurz auf ein Pläuschchen vorbeischaut.

Wenn Paula über Jack spricht, regt sie sich nie auf – nie zittert dabei ihre Stimme. Sie hat vor ein paar Monaten ihren Reisepass erneuert. Seitdem wartet sie darauf, dass Jack sie einlädt oder sie beiläufig erwähnen kann, dass sie ihn gerne in Chicago besuchen würde.

– Ich komme mit, sagte Mary.

– Er hat mich doch noch gar nicht gefragt, Mare.

– Ist mir egal, sagte Mary. – Scheiß auf ihn, wir fahren einfach trotzdem. Ich würde zu gerne mal hin – wo lebt er gleich noch mal?

– In Chicago.

– Genial, sagte Mary. Windy City. Der perfekte Ort für zwei alte Schachteln.

Das war, ehe Paula klar wurde, dass sie arm ist, wieder mal. Vor einem Jahr noch – nein, mehr –, vor zwei Jahren noch, hätte Nicola sofort ihr Telefon aus der Tasche gezogen, sobald Paula das Wort Chicago nur in den Mund genommen hätte, sie hätte rumgetippt, Flüge rausgesucht, Paula gesagt, sie solle ihren Pass holen und ihr die Nummer geben, damit sie die Buchung für sie bestätigen kann. Paula hätte sich gewehrt, aber sie wäre begeistert gewesen. Es wäre dazu gekommen, weil Nicola dafür gesorgt hätte, dass es dazu kommt.

Das hat aufgehört. Musste es. Aber Paula fragt sich, ob sie je darüber hinwegkommt – über die Tatsache, dass Nicola nicht ihre gute Fee ist. Sie muss. Sie will.

Er ist trotzdem ein kleiner Scheißkerl. Vielleicht ist das etwas, auf das sie stolz sein kann. Er ist wirklich unabhängig. Er ist ausgeflogen, hat die Biege gemacht. Er braucht sie nicht. Er braucht nicht an sie zu denken. Er ist erwachsen. Richtig erwachsen. Sie weiß nichts über ihn. Früher stand er auf Beyoncé. Sie hatte Beyoncé vor ein paar Tagen abends gegoogelt, als sie auf Jacks altem Bett lag – und auf Nicolas altem Bett – und zu Beyoncé an die Decke schaute. Sie hatte sich gefragt, ob Jack nach Chicago gegangen war, weil Beyoncé von dort stammte, aber die kam nicht aus Chicago, sie kam von irgendwo in Texas. Wie dämlich, zu glauben, Jack wäre so weit weg gegangen, bis in irgendeine Stadt nach Amerika, nur weil er als Teenager auf dieses Mädchen gestanden hatte. Er unterrichtet dort an einem College – sie kann sich den Namen nicht merken. Sie hat ihn irgendwo aufgeschrieben. Es ist ein langer Name, ewig lang, mit dem Wort »Northeastern« drin. Ihr Sohn unterrichtet an einem College – an einer waschechten Universität in den Vereinigten Staaten von Amerika. Sie hat zwei Söhne. Der eine ist ein ehemaliger Heroinjunkie, der andere ein College-Professor. Der eine kochte ihr Suppe, als sie Corona hatte, und der andere rief nicht mal an. Er ist ein kleiner Scheißkerl, und darauf ist sie stolz.

Nicola trifft sich wieder mit den Mädchen. Sie gehen ins Kino, Kaffeetrinken, machen Spaziergänge. Offensichtlich geht es allen gut – sogar Lily. Wahrscheinlich geht es ihnen gut. Weshalb auch nicht? Aber mit den Mädchen zu sprechen, sie zu sehen, ist heikel. Paula hat Angst, etwas Falsches zu sagen, Nicola zu hintergehen, sich einzumischen, aber das wird schon. Sie kriegt den Bogen schon noch raus, und die Mädchen auch. Tony hat aufgehört, sie anzurufen oder zu schreiben, auch das ist okay. Es ist eine Erleichterung. Er kriegt den Bogen auch schon noch raus – oder eben nicht. Im Moment ist das Paula egal.

Sie schnappt sich zwei Hähnchenfilets für drei Euro. Das wird ihr Abendessen. Und das Abendessen für morgen. Das sind ihre Proteine.

Nicola hat es ständig mit Proteinen und Kohlenhydraten. Sie sieht nie Hähnchen und Kartoffeln, sie sieht Proteine und Kohlenhydrate. Das wird Paula sicher nicht vermissen – sie isst jetzt wieder, worauf sie Lust hat. Sie wird sich Kartoffeln besorgen. Und Spinat. Dabei steht sie gar nicht besonders auf Spinat, es kommt ihr immer so vor, als würde sie ein Experiment zu sich nehmen. Sie versucht immer noch, Nicola zu beeindrucken, nichts anderes. Stellt sich Nicolas Anerkennung vor, wenn sie den Spinat auf Paulas Teller sieht.

Sie nimmt die Tüte Spinat wieder aus dem Korb und wirft sie zurück in die Truhe. Sie holt sich lieber eine Dose Erbsen. Sie hat seit Jahren keine Erbsen aus der Dose mehr gegessen.

Sie versucht, rauszufinden, wo die Erbsen stehen – sie ist schon wieder dabei, sich zu verlaufen –, als sie es sieht. Eine Frau, die eine Flasche Bodylotion zurück ins Regal stellt. Paula hat gerade eben dasselbe getan, mit der Tüte Spinat. Aber das hier ist anders, es ist schrecklich. Es ist, als würde sie der Frau beim Stürzen zusehen. Nur, dass sie dann wenigstens zu ihr hinlaufen könnte – was Paula tun würde – und ihr wieder hochhelfen. Sie könnten die Peinlichkeit weglachen. Das hier ist Scham – Paula weiß es. Sie sieht es. Die Frau ist ganz jung. Jetzt geht sie weg. Paula geht rüber zu dem Regal, um den Preis der Bodylotion zu erkennen. Cien Body Milk – sie kostet €1,79. Paula nimmt eine Flasche aus dem Regal. Sie weiß nicht, ob es dieselbe ist. Sie legt sie in ihren Korb.

Von hier aus – von außen – hat ihr die Haustür nie was ausgemacht. Vor dem Nachhausekommen hatte sie nie Angst vor dem, was sie dahinter erwartete. Sie drückt die Tür auf und geht ins Haus.

Sie fürchtet sich nicht vor der Leere. Der Flur ist auch nicht leerer als damals, ehe Nicola kam und blieb. Alles ist wie immer. Draußen wird es dunkel. Dann wird es im Haus noch dunkler. Sie wünschte – ein bisschen –, Nicola wäre noch ein paar Monate geblieben, bis die Tage wieder ein bisschen länger werden. Aber allein im Haus zu sein, macht ihr wirklich nichts aus. Sie ist die Herrin über alles, was sie sieht. Die Herrin aller Lichtschalter. Sie knipst die Flurlampe an. Sie geht in die Küche und macht die Tür weit auf, damit sie genug sieht. Sie stellt die Einkäufe auf den Tisch. Sie schaltet das Licht an. Sie geht zurück zur Haustür und macht die Flurlampe aus. Dann steht sie wieder in der Küche. Dieses Gerenne von Schalter zu Schalter trägt definitiv zu ihrer Fitness bei.

Sie behält die Jacke an. Sie spürt die Kälte im Gesicht, auf ihren Wangen. Hier drinnen ist es kälter als draußen. Bald schaltet sich die Heizung ein, eine Stunde lang. Sie wird es eine Weile ausprobieren, sehen, was es mit der Rechnung macht. Eine Stunde am Morgen, eine Stunde am Abend. Vielleicht ändert sie an ihren freien Tagen noch mal was daran, wenn sie mehr Zeit zu Hause verbringt. Sie kriegt das hin. Sie hat es immer hingekriegt.

Sie schaut nach, wie spät es ist. Viertel vor vier. Dann setzt sie jetzt Wasser auf. Zwischen fünf und sieben benutzt sie nichts, was Strom benötigt, schaltet nichts ein. Das sind die Spitzen. Dann verbrauchen alle im Land Strom. Das hat sie in den Nachrichten gesehen. Alle kommen von der Arbeit, aus der Schule, haben Hunger, schwitzen, frieren, sind fertig – Herde, Wasserkocher, Duschen, Mixer, Gameboys, Laptops, Geschirrspüler, Waschmaschinen, Sex Toys. Wenn ein Stromausfall kommt, dann da. Paula hat Kerzen und weiß, wo sie sind, auf dem Tisch liegt eine Schachtel Streichhölzer. Ihre eigene Idee, ihr eigener Plan – Nicola hat nichts damit zu tun. Beinahe wünscht sie sich einen Stromausfall. Dann könnte sie durch die Straße laufen, an Türen klopfen, ihre Kerzen anbieten.

Ihr geht's gut. Sie holt tief Luft und bestärkt sich – ihr geht's gut. Die Nervosität ist verschwunden, hat sich wieder in ihrem Loch verkrochen. Lauert.

Sie ist allein. Sie ist nicht einsam. Sie hat eine Geschichte gehört

– von Mary – über eine Frau mit Corona, damals am Anfang, als es ihnen allen noch eine Höllenangst einjagte. Die Frau konnte nicht aufstehen, sie war völlig fertig, sechs Tage lang, hatte Angst, zu atmen, Angst, sich zu bewegen.

– Sie lag in ihrem eigenen Dreck, Paula, die Ärmste – sie konnte nicht mal die Augen öffnen.

Irgendwann machte sie die Augen doch auf und sah am Fußende vom Bett ihre Katze sitzen. Die Katze starrte sie an und überlegte offensichtlich, welchen Teil von ihr sie zuerst fressen sollte.

– Das brachte sie wieder raus aus der Kiste.

Paula hat keine Katze. Sie wird sich auch nie eine zulegen. Sie hat zwei Impfungen plus einen Booster. Sie hatte bereits Corona. Sie wird von keiner Katze gefressen werden.

Sie ist allein.

Sie ist für sich. Sie kann die kleinen Mädchen von nebenan hören, sie toben, und die Mutter weist sie zurecht. Auf Polnisch. Da ist keine Wut in ihrer Stimme, keine Wut dringt durch die Wand.

Paula nimmt die Bodylotion aus der Einkaufstüte. Sie fragt sich, weshalb sie das Zeug gekauft hat. Warum sie der Frau nicht nachgelaufen ist und ihr die Flasche geschenkt hat. Nein, das wäre schrecklich gewesen, die arme Frau hätte sich dann noch schlimmer gefühlt. Nicht mal zwei Euro. Das wäre kein Akt der Solidarität gewesen. Es hätte die Demütigung der Frau nur weiter verstärkt, hätte Scham auf Scham gehäuft. Paula kann sie sehen, die Frau, wie sie vor ihr davonrennt. Außerdem hatte sie was an sich. Der Mantel, denkt Paula jetzt, es war ein guter Mantel, einer, der Paula auch gefallen hätte. Es war ein Mantel, wie Nicola ihn getragen hätte – das war's. Die Frau war Armut nicht gewohnt. Paula hatte kurz ihr Gesicht gesehen, sie war blass, sie sah aus, als wäre ihr schlecht.

Sie wird die Bodylotion benutzen – Paula wird sie für sich selbst nehmen. Sie kann sich zu den anderen Flaschen ins Bad gesellen.

Da oben geht's zu wie auf einem Schachbrett, Flaschen und Tuben in Reih und Glied auf beiden Seiten der Wanne. Das meiste davon gehört Nicola – gehörte Nicola.

Das ist Trotz. Genau. Ihre Zwei-Euro-Flasche Hautpflegelotion. Es ist ein Symbol. Was das Zeug wirklich gekostet hat, spielt keine Rolle, es geht um das, wofür es steht. Für das kleine bisschen Luxus, für das kleine bisschen Selbstachtung. Um ihre Haut geschmeidig zu halten. Für wen? Wofür? Für sich selbst, drauf geschissen. Wenn Joe jetzt hier wäre, könnte er ihr sagen, ob der Begriff Symbol die richtige Bezeichnung dafür ist. Sie würde ihm mit der Flasche eins überbraten. Tun Symbole weh, Joe? Analogien, Metaphern, Vergleiche – noch mehr Begriffe aus der Schule. Ihr Kopf ist voll damit. Durch Corona befreit, denkt sie manchmal.

Sie ist immer noch unschlüssig, was Joe betrifft. Fragt sich, ob sie ihn mag – ob sie ihn wirklich mag. Sogar, ob sie ihn liebt. Sie hat sein Gesicht gesehen, sie saßen zusammen auf einer Bank in Howth, vor dem Mietshaus, in dem er wohnt. Sie waren spazieren, nur ein Stück den Kai entlang, bis zum Leuchtturm und zurück. Das war letzte Woche, Paula war mit dem DART hingefahren, Joe hatte sie wieder nach Hause gebracht. Sein Gesicht, sein Profil, er hatte traurig ausgesehen. Erst auf der Rückfahrt im Auto war es ihr wieder eingefallen – dass seine Frau gestorben war, seine Ex-Frau. Vor nicht mal einem Jahr. Als sie da saßen, auf der Bank, und sie ihn ansah, da hatte sein Gesicht sich verändert – es hatte sich aufgehellt. Sie folgte seinem Blick und sah ein kleines Kind, einen pummeligen kleinen Kerl, der drüben auf der Wiese durch eine Schar Möwen rannte. Joe hatte hingezeigt, aber er hatte nichts gesagt.

– Was sind das für Möwen, Joe?

Er lächelte. Er wusste, dass sie sich über ihn lustig machte.

Doch. Sie mag ihn. Definitiv. Es ist die Zoom-Version, die sie nicht mag – die Textnachricht-Version, die Telefon-Version. Er legte ihr die

Hand aufs Bein – als sie auf der Bank saßen. Sie legte ihre Hand auf seine Hand. Trotzdem ist sie froh, dass er jetzt nicht hier ist, und sie würde niemals in seine Wohnung ziehen. Sie hatten den Nachmittag dort verbracht, in seinem Schlafzimmer, und als sie wieder ging, war sie froh.

Das ist etwas, das sie definitiv tun wird. Sie wird Joe mit nach Hause nehmen. Sie wird ihn an der Hand nehmen und mit ihm nach oben gehen, und dann wird sie im Bett liegen bleiben und zuhören, wie er geht – die Treppe runter, die Haustür öffnet, wieder schließt. Sie wird ihn bitten, dabei nichts zu sagen – sie will einfach nur seinen Schritten lauschen.

Vielleicht muss sie sich, was Joe betrifft, gar nicht sicher sein – vielleicht besteht darin der Trick.

Sie hätte gern einen neuen Wasserkocher. Nur um einen neuen Griff in der Hand zu halten, ein anderes Gewicht. In ihrem sieht es innen ein bisschen aus wie in einem Horrorfilm. Fast würde man mit Haien rechnen – oder mit diesen kleinen Dingern, die Leute fressen, wenn sie in Südamerika ins Wasser fallen. Piranhas. In ihrer Kindheit waren die in aller Munde. Heute hört man kaum noch was darüber. Er hat Zähne wie ein Piranha. Das ist ein Vergleich. »Als« und »wie« sind Vergleichswörter.

Sie steht in der Küche.

Sie weiß nicht, was sie tun soll.

Sie ist am Boden zerstört.

Sie holt Luft – atmet ein. Atmet aus. Aber stimmt das? Ist sie am Boden zerstört? Ja, ist sie. Absolut. Das ist nicht nur so dahingesagt. Es ist die Traurigkeit in ihrem Atem und wie schwer ihr das Ausatmen fällt. Sie ist allein. Irgendwo da draußen hockt eine Katze und leckt sich die Lippen.

Sie will keinen Tee. Sie hat Strom verschwendet, Strom für den Wasserkocher. Jetzt werden im ganzen Land die Lichter ausgehen, nur ihretwegen. Sie kommt in die Nachrichten – die Frau, die Irland zum Stillstand brachte. Putins Kumpanin. Putins Verbündete. Putins abgeranzte Tussi.

Sie weiß nicht, was sie tun soll. Sie weiß nicht, ob sie sich hinsetzen soll, ob sie den Mantel ausziehen soll, ob sie es schafft, sich in ihrem beschissenen Zuhause zu Hause zu fühlen. Sie steht vor der Spüle rum und wartet auf Erlaubnis, wartet darauf, dass irgendwas passiert. Auf das Gegenteil eines Stromausfalls. Einen Stoß. Einen Ruck. Einen Klick. Der Schalter ist direkt vor ihr. Sie wartet darauf, dass Nicola sich vorbeugt und ihn für sie anstellt. Das wird nicht passieren. Diese Zeiten sind vorbei.

Super.

Nicola ist ihre Tochter. Sie atmet ein, sie atmet aus. Nicola ist ihre Tochter. Ihr Kind. Sie hat sich selbstständig gemacht. So wie Paula. Sie hat sich auch selbstständig gemacht. Sie ist eine Waise. Sie ist siebenundsechzig Jahre alt und endlich Vollwaise. Eine Waise mit Fahrkarte. Nicola ist nicht ihre Mutter.

Das wissen sie beide.

Es ist niederschmetternd.

Es ist wundervoll.

Es ist niederschmetternd.

– Ich weiß noch, ich hatte Jack im Arm. Ich saß hier – Himmel, Nicola, ich saß hier, genau auf diesem Fleck. Und Jack blutete – er war voller Blut. Ich kapierte nicht, was los war – ich konnte nicht erkennen, woher das Blut kam.

– Von dir.

– Ja. Es war meins.

– Ich spiele dieses Spiel nicht mit.

– Was? Was denn für ein Spiel?

– Das »Stell dich nicht so an«-Spiel.

– Es gibt kein Spiel, Nicola.

– Ich mache da nicht mit.

– Entschuldige, Nicola, ich weiß nicht, wovon du sprichst. Ehrlich.

– Du willst mir erzählen, dass du genau weißt, was ich durchmache. Du hast mir quasi gesagt, dass du viel schlimmer dran warst, schließlich hab ich nie eins von meinen Kindern vollgeblutet. Eine Erfahrung, die mir erspart geblieben ist, Gott sei Dank, und jetzt willst du mir erzählen, dass alles wieder gut wird, weil du viel Schlimmeres durchgemacht hast und du heute noch auf demselben beschissenen Stuhl hockst wie damals, als du deinen süßen kleinen blauäugigen Jungen vollgeblutet hast, und es dir schließlich auch wieder gut geht – logo, dazu muss man dich ja nur anschauen.

– Gott, Nicola. Du hasst mich wirklich, oder?

– Ja.

Drauf geschissen – sie macht sich jetzt ihr Brötchen. Dazu braucht sie keinen Strom, sie wird die Wirtschaft also nicht in Gefahr bringen.

Sie müsste begeistert sein. Sie *ist* begeistert. Sie hat das Haus wieder für sich allein. Es ist ewig her, dass sie glaubte, Nicola würde in ihr altes Leben zurückkehren, zu Tony und den Kindern. Die Hoffnung hatte sie schon vor einem Jahr begraben. Nicola war zerbrochen – Paula hatte es mit angesehen – und hatte sich wieder gefunden, neu gefunden. Auch das hatte Paula mit angesehen. Allerdings ohne es zu merken, zumindest nicht sofort. Die alte Nicola würde wieder zurückkommen, sie würde darüber hinwegkommen. Würde wieder an die Arbeit gehen, wieder ihre Fitnessausstattung verkaufen, wieder die Welt am Laufen halten. Sie brauchte nur Zeit. Jemanden, der ihr zuhörte. Ruhe und eine Schulter zum Anlehnen. Paula würde sich um sie kümmern. Paula würde ihr eine Mutter sein. Sie erinnert sich noch gut an diese Gedanken, an diesen Entschluss – ein Entschluss wie der, sich jetzt ihr Schinken-Tomaten-Brötchen zu gönnen.

Sie hatte keinen blassen Schimmer.

Sie hat noch immer keinen blassen Schimmer.

Das kommt automatisch – das kommt immer automatisch. Das Runtermachen, die Abwertung. Geht dir das irgendwann mal in den Scheißschädel, Paula O'Leary?

– Wir haben das beste Leben, Paula.

– Himmel, sagte Paula. – Bist du sicher?

– Absolut, sagte Mary.

Sie saßen in der Hitze und dem Dampf im Hinterzimmer der Reinigung und machten, was Paula jetzt auch tut, aßen Brötchen mit Schinken und Tomate, und Mary auch noch mit Zwiebeln.

– Aller Sorgen ledig, sagte Mary.

– Aha.

Vor einer halben Stunde hatte ein Kunde die Reinigung betreten und angefangen, wegen eines Flecks auf seinem Jackenaufschlag rumzumeckern. Er redete mit ihnen, als hätten sie hinter dem Schalter nur auf ihn gewartet.

– Dabei habe ich Sie auf den Fleck extra hingewiesen, sagte er.

– Wen? Mich?, fragte Mary.

– Schon möglich – ich bin mir nicht mehr zu hundert Prozent sicher. Er schaute Paula an.

– Wann war das?, fragte Mary.

– Spielt das eine Rolle?

– Natürlich, sagte Mary.

Wieder schaute er Paula an. Er wartete darauf, dass sie eingriff, zur Vernunft kam.

– Dienstag, glaube ich.

Er hielt immer noch das Jackett in der Hand. Paula konnte den Fleck nicht erkennen. Dazu hätte sie ihre Brille gebraucht. Die steckte oben auf ihrem Scheitel, und da blieb sie auch. Sie wusste, dass sie

Dienstag nicht gearbeitet hatte. Aber das spielte keine Rolle. Sie hatte diesen Idioten noch nie gesehen. Auch das spielte keine Rolle. Sie interessierte sich für das, was vor sich ging, was in ihr vor sich ging. Es war ihr egal – er konnte meckern und drohen, so viel er wollte.

– Dienstag bin ich selbst hier gewesen, sagte Mary. – Aber an dieses Jackett erinnere ich mich nicht.

– Meine Frau hat es vorbeigebracht.

– Dienstag?

– Ich glaube schon, sagte er. – Ich habe den Beleg.

– Super, sagte Mary. – Geben Sie mal her.

Sie nahm ihm das Jackett ab.

– Und Sie haben Ihre Frau begleitet, richtig?

– Ich war bei der Arbeit.

– Guter Mann, sagte Mary. – Sie haben doch gerade gesagt, Sie hätten auf den Fleck hingewiesen.

Sie zeigte auf den Aufschlag. Pikte dagegen.

– Meinen Sie diesen Fleck hier?

– Ich habe ihn meiner Frau gezeigt, sagte er.

– Ach so, sagte Mary. – Jetzt hab ich's kapiert. Und Ihre Frau hat mich ausdrücklich auf den Fleck hingewiesen. Richtig? In Ihrem Namen sozusagen.

– Ja, sagte er. – Falls Sie das waren.

– Sie haben nicht zufällig ein Foto von ihr dabei, oder? Nur zur Sicherheit.

Paula dachte, sie würde sich gleich in die Hose pinkeln. Mary hatte sich das Revers dicht unter die Nase gehalten.

– Sieht nach Fett aus, sagte sie. – Was vom Inder, richtig?

Paula erwartete, dass der Typ in die Luft ging, aber sein Gesicht – sie war sich gar nicht sicher, ob er Mary verstanden hatte.

– Also daran würde ich mich erinnern, sagte Mary. – Wenn sie mir den Fleck gezeigt hätte. Eine Frau, die einer anderen Frau einen Fleck zeigt – ich meine, so was vergisst man doch nicht in unserer Branche.

Mary hob den Blick vom Jackett.

– Den haben Sie reingerieben, sagte sie. – Stimmt's?

– Ich habe eine Serviette benutzt.

– Ach so. Na gut, wir tun unser Bestes.

– Danke sehr.

– Wir werden uns nach Kräften bemühen, sagte Mary. – Paula und ich. Aber, ich fürchte, es kann sein, dass der Zug abgefahren ist.

– Ich verstehe, sagte der Typ.

– Mit der Serviette. Mary schüttelte den Kopf.

– Ich weiß schon, sagte er.

– Lassen Sie die Jacke ruhig noch mal hier, sagte sie.

Die Tür war noch nicht ganz zu, als sie losprusteten.

– Arschloch, sagte Mary.

– Ja.

– Mieser kleiner Stinkstiefel.

Mary nahm die Jacke.

– Weißt du was, Paula, sagte sie. – Den Fleck lassen wir schön, wo er ist. Höchstens gibt es noch ein paar neue dazu.

Das beste Leben. So hatte Mary es genannt. Den Punkt, an dem sie jetzt standen. Das hatte sie mal irgendwo im Fernsehen gehört.

– In einer dieser »Sieh mich an, ich bin besser als du«-Sendungen, sagte Mary. – Du weißt schon, auf RTÉ. Die Ärmste hatte gerade einen Minimarathon hinter sich gebracht und sah aus, als hätte sie sich angeschissen, die arme Frau, und das andere Mädel – also die Moderatorin – schrie die ganze Zeit auf sie ein, »Du lebst dein bestes Leben, du lebst dein bestes Leben!« Ihre Kinder – die von der Frau, die gerade den Minimarathon absolviert hatte, waren auch da und sollten sie eigentlich umarmen, weil sie ja so stolz auf ihre Mam waren und so weiter. Aber sie wollten nicht so richtig. Man konnte ihnen ansehen, dass sie so nervös waren, weil sie Angst hatten, dass sie hinten wo reinfassen würden, wenn sie die Frau umarmen.

– Nein! Hör auf, jetzt!

– Und ihr Typ – was für ein Schwellschädel. So ein dicker, fetter irischer Schädel, weißt du, was ich meine? So was gibt es sonst nirgendwo. Halb Schwein, halb Cockerspaniel. Und die lebt ihr bestes Leben? Nein, dachte ich nur, nein, tust du ganz sicher nicht, Süße. Aber ich. Und weißt du, was das Geheimnis ist? Los, Paula, mach schon – frag mich.

– Was denn fragen?

– Was das Geheimnis ist.

– Na gut – was ist das Geheimnis, Mare?

– Ich scheiß drauf, sagte Mary. – Das ist meine Realityshow. Ich scheiß drauf.

– Die würde ich mir auch anschauen.

– Du bist dabei, Süße.

Paula isst im Stehen an der Spüle. Als hätte sie's eilig – nur ein kurzer Bissen, ehe sie wieder weitermuss. Oder als hätte sie Angst, dass es ihr jeden Moment wieder hochkommt und sie was zum Reinkotzen in der Nähe haben muss. Das ist tatsächlich mal passiert, fällt ihr ein. An dem Morgen, nachdem Nicola nach Hause gekommen war. Genau so – Paula hatte direkt in die Spüle gekotzt. Für was anderes fehlte ihr die Zeit.

Jetzt wird sie sich nicht übergeben. Vielleicht übergibt sie sich nie wieder.

Sie zieht einen Stuhl unter dem Tisch heraus und setzt sich hin. Sie könnte das Radio einschalten – Kohle raushauen. Aber sie ist zufrieden mit der Stille – sie hört nur sich selbst kauen, atmen.

Was wird passieren?

Nichts.

Das Alter. Älterwerden. Ihre Enkelkinder verwöhnen, ihre Kinder lieben. Auf nichts warten. Mary hat recht. Drauf scheißen. Das sagt sich so leicht. Mary macht sich ständig über irgendwas Sorgen. Aber über die richtigen Dinge. Das ist der Trick. Vielleicht. O Gott, und das für den Rest ihres Lebens.

Sie ist Mutter. Weil das Haus leer ist.

Sie fühlt sich nicht so. Sie weiß nicht, wie es sich anzufühlen hat. Woher auch? Manchmal denkt sie an ihre eigene Mutter, wie es ihr damals ergangen war, als Paula und die anderen aus dem Haus gingen und sie allein ließen. Paula hat keinen blassen Schimmer. Sie hat ihre Mutter nie danach gefragt. Sie hat damals keinen einzigen Gedanken an ihre Mutter verschwendet. Sie glaubt nicht, dass ihre Mutter ihr eine Antwort gegeben hätte. Nein, was denn – mir geht's prima. Vielleicht hätte sie die Frage überhaupt nicht kapiert. Paula ist sich nicht mal sicher, ob es eine Frage gibt. Das ist eben der Lauf der Dinge. Ihre Mutter hätte das verstanden. Heirate niemals einen Kramer, Paula. Sie würden sich verstehen, denkt Paula, wenn ihre Mutter noch am Leben wäre. Sie würden miteinander auskommen. Sie würden plaudern – sie hat es beinahe im Ohr.

Sie ist mit den Toten allein im Haus. Sogar die Textnachrichten sind versiegt. Sie bekommt keine mehr. So gut wie keine. Was nicht schlimm ist. Glaubt sie – meint sie zu glauben. Sie greift zum Telefon. Hackt eine an Mary ein. AM ARSCH VORBEI GEHT AUCH EIN WEG X. Sie liest es und löscht die Nachricht. Sie will keine Nachricht zurückkriegen und dann wieder eine schicken müssen. Das geht ihr auf die Nerven. Am übernächsten Tag sieht sie Mary sowieso wieder, bei der Arbeit. Dann wird sie ihr von dem Mädchen erzählen – von der Frau – bei Lidl und von der Bodylotion. Sie wird ihr erzählen, dass sie sich die Lotion gekauft hat. Sie wird ihr erzählen, wie gut sie sich jetzt fühlt – wie frei –, seit sie nicht mehr von Nicola abhängig ist. Das ist toll für sie und toll für Nicola. Wahrscheinlich auch toll für Nicolas Kinder. Sogar für Lily. Sie hat Mary das mit Lily erzählt. Das, was Nicola gesehen hatte. Das, was Nicola getan hatte – und was sie nicht getan hatte.

– Verdammte Scheiße, Paula – es ist wirklich gut, dass Waffen in diesem Scheißland nicht frei verkäuflich sind.

Man kann zwar keine Waffen kaufen, aber Charlo hatte trotzdem eine in seinem Besitz, als er starb. Er hatte damit gerade eine Frau erschossen. Die Küche, der Platz, an dem sie jetzt sitzt, das ganze Haus ist voll von ihm. Von seiner Stimme.

Und jetzt ist Nicola auch noch mit dabei.

– Meinen Kindern wird niemals jemand so was antun, hatte Nicola gesagt.

Das wird Paula nie vergessen – nie vergessen können. Sie hatte Nicola angesehen und gedacht – gewusst –, dass sie jetzt etwas hören würde, das sie nicht überlebte.

– Was antun, Nicola?

Sie hatte gehofft, Nicola würde nicht antworten. Und dann – drängender und noch drängender – hatte sie gehofft, dass sie es tat. Sie musste es tun – Nicola musste reden.

Aber Nicola sagte nichts.

– Was, Nicola?, sagte Paula. – Hat dein Vater …?

Paula richtete sich auf.

– Kannst du dich an damals erinnern? An den Morgen, als ich ihn rausgeschmissen habe?

– Ja.

– Ich habe gesehen, wie er dich anschaut. Unsittlich – ist das Wort okay für dich?

– Ja.

– In der Sekunde, als ich das sah, sagte Paula. – Und als ich dich sah, da habe ich die Bratpfanne gepackt und auf ihn eingeschlagen. Weißt du das noch?

– Ja.

– Das war damals der Grund.

– Ja.

– Gut, sagte Paula. – Das war alles, was ich gesehen habe. Es war genug, mehr als genug. In der Sekunde, als ich es sah. Aber wie gesagt, das war alles. An mehr kann ich mich nicht erinnern.

Nicola reagierte nicht.

– Liebes? Nicola?

– Was?

– War da noch mehr?

– Mehr was?

– Du weißt, was ich meine, Nicola – war da noch mehr?

Nicola wandte den Blick ab, weg von Paula.

– Ja.

Sie hatte Bescheid gewusst, Nicolas Blick. Sie hatte gewusst, dass sie sich selbst in Fetzen reißen musste. Sie konnte Nicola nur helfen, wenn Nicola sah, wie sie sich veränderte, sich bewegte. Sich krümmte und wand. Litt. Sie wollte Nicola umbringen. Und Nicola wollte sie umbringen. Beide standen sie da und starrten ihre Mutter an. Mordlust im Blick. Fick dich! Nicola, die Paula mit einer Stimme anschrie, die sie noch nie gehört hatte. Fick dich, fick dich, fick dich, fick dich! Paula nickte. Und nickte. Und nickte. Und hielt dem Blick dieses sechsundvierzig Jahre alten Teenagers stand. Ihr kleines Mädchen, ihr großes Mädchen.

O Gott, o Gott, o Gott!

Es kommt ihr vor wie gerade eben, aber Paula rechnet nach. Es ist anderthalb Jahre her, noch ein bisschen länger. Als Nicola zu ihr gekommen und geblieben war.

Sie atmet ein und atmet aus. Strömung und Rückströmung. Sie spürt, dass sie lächelt, sie weiß nicht, warum. Sie steckt sich den Finger – den Fingernagel – zwischen die Zähne und pult das Stückchen Schinken heraus, das dort festhängt.

Sie schafft das. Ihr wird es wieder gut gehen. Ihr wird es wieder richtig gut gehen.

Als Nicola ging, als sie schon an der Tür stand, legte Paula die Hand – die Handfläche – auf Nicolas Wange und ließ sie dort. Nicola ließ es geschehen.

– Bis dann.

– Ja, sagte Nicola. – Bye.

– Ich liebe dich, sagte Paula.

Sie spürte Nicolas Lächeln in ihrer Handfläche.

Jetzt sieht sie auf ihre Hand hinunter, sieht die Handfläche an. Sie kann es immer noch spüren, Nicolas Lächeln. Sie wird es immer spüren.

ZWEI

7. MAI 2021

– Ich bring sie um.

Paula fragte sich, ob Nicola sie bereits umgebracht hatte. So, wie sie dasaß. Es fehlte nur das Blut an den Händen, das auf den Boden tropfte. Ihr Gesicht, wie sie auf den Teppich starrte – sie sah aus wie jemand, der die Morde bereits begangen hatte. Sie schaute nicht wirklich auf den Fußboden. Sie schaute nirgendwohin. Schaute nichts im Zimmer an.

Das Wohnzimmer war schmuddelig – das fiel Paula jetzt auf, aber es lag nicht am Dreck – es lag am Alter. Sie wurden zusammen alt, das Haus und sie. Dieses Zimmer betrat Nicola so gut wie nie. Sie ging immer direkt in die Küche.

Wie Nicola dasaß – wie auf der Schüssel, vornübergebeugt. Paula hatte sie noch nie so erlebt.

– Komm, lehn dich an, Süße – warum lehnst du dich nicht an?

Sie fasste Nicola am Ellbogen, zog sanft daran, und Nicola folgte ihr. Sie richtete sich auf und lehnte sich zurück. Aber sie war sofort wieder oben, sprang von der Couch, stand da, schaute sich um. Nicht suchend. Als würde sie wohin müssen. Sie stand an einer Kreuzung oder Weggabelung, unsicher – erschrocken.

Sie setzte sich wieder hin, ließ sich wieder fallen, neben Paula. Blieb zusammengesackt sitzen, wie abgeschaltet. Jemand spielte sie wie ein Instrument. Sie war wie besessen, das war nicht Nicola.

Paula hatte Angst. Sie fühlte sich selbst wie besessen. Eben noch hatte sie im warmen Abglanz eines schönen Tages dagesessen, und einen Moment später war sie kurz davor, den Krankenwagen oder die Polizei zu rufen.

Sie versuchte es noch einmal. Sie berührte Nicola am Arm, knapp über dem Ellbogen.

– So ist es gut – lehn dich an, Süße. Komm, lass los, so ist es besser, du wirst sehen.

Sie kniete sich neben Nicola auf die Couch. Zwischen der Rücklehne und der Wand gab es eine Lücke, ein paar Zentimeter, dort hatte sie ein Federbett reingequetscht, damit sie es gleich zur Hand hatte, wenn sie es wollte. Es war nicht bezogen und fleckig, an manchen Stellen fast platt und in den Ecken aufgebauscht, aber Nicola wehrte sich nicht. Sie ließ sich zudecken, umhüllen, von einem Federbett das mit Milch, Marmelade, Pisse, Kotze und jeder Sorte Alkohol unter der Sonne zugekleistert war. Nein, das stimmte gar nicht. Beim letzten Mal – beim endgültig letzten Mal, als Paula sich das Versprechen gegeben hatte, nie wieder zu trinken, hatte sie sämtliche alten Federbetten und Laken und Decken und Kissenbezüge rausgeworfen – Stück für Stück, Zahltag für Zahltag, über Monate –, bis es nichts mehr gab, das jedes Mal, wenn sie sich hinlegte und zu schlafen versuchte, alte Gerüche ausdünstete. Dieses Federbett war gar nicht übel. Jetzt gerade saß sie auch darunter.

– Möchtest du darüber reden, Nicola?

– Nein.

Sie tat es trotzdem. Gut möglich, dass sie nicht hatte reden wollen, aber Paula hörte – zumindest dachte sie es – ein Klickgeräusch, das aus Nicolas Kehle kam. Es klang beinahe wie das Schloss vom Gartentor oder die Sorte Ton, die man von sich gab, wenn man zeigen wollte, dass man es sich anders überlegte. Jedenfalls, welches Geräusch auch immer das gewesen war, Nicola fing an zu reden.

– Ich kann nicht schlafen. Ich bekomme keine Luft, ich kann nicht mal die Augen zumachen – obwohl sie furchtbar wund sind, sie brennen ständig, ich kann kaum noch was sehen – aber ich kann sie nicht zumachen. Nichts hilft, ich habe es mit allen möglichen Augentropfen und weiß Gott was für Zeug versucht, aber das bringt alles nichts, die reinste Geldverschwendung. Ich kann nicht weinen.

– Willst du denn weinen?

– Ja – nein. Doch. Aber es geht nicht.

– Wieso das?

– Ich weine nie, sagte sie.

Paula wollte ihr widersprechen. Sie wollte sie an die Momente erinnern, als sie Nicola weinen gesehen und gehört hatte. Bei ihrer Hochzeit. Bei den Geburten ihrer Kinder. Nach ihrer Fehlgeburt. Bei den Kommunionsfeiern, auf der Beerdigung ihrer Granny. Sie konnte sich nicht daran erinnern, dass Nicola als Kind geweint hätte, auch nicht, wenn sie neben Paula auf dem Fußboden kauerte und Paula weinte. Sie musste geweint haben, aber Paula konnte sie nicht hören. Da war gar nichts, keine einzige Erinnerung. Das Baby konnte sie nicht weinen hören, nicht das Mädchen und nicht die Frau. Wie sie wegen etwas weinte, das sie haben wollte, oder wegen eines Freundes. Oder wegen ihres tyrannischen Vaters – aus Angst und Schrecken. Sie muss geweint haben, als sie ein Baby war – sie muss geweint haben, als Paula sie zur Welt brachte. Paula musste sie gehört haben, aber sie konnte sich nicht daran erinnern. Nicht jetzt.

An den weinenden Jack erinnerte sie sich. Sie sah ihn, sie spürte ihn in ihren Armen, wie sie ihn tröstete – sie spürte, dass es wirkte. Heile, heile Segen, sang sie – Morgen kommt der Regen. Leanne hatte geweint. Leanne weinte ununterbrochen. Leanne war nie satt, nie zufrieden, nie still gewesen. Leannes Wut wurde immer von Tränen begleitet, die des Kindes und die der Erwachsenen. John Paul? John Paul konnte sie auch weinen sehen. Im Krankenhaus, nachdem sie ihm den Magen ausgepumpt hatten – war das das letzte Mal gewesen? Unvorstellbar, dass John Paul heute noch weinte. Aber wer mochte das schon wissen? Sie jedenfalls nicht.

Der blanke Terror, als Nicola merkte, wie Charlo sie anschaute, sie von oben bis unten musterte – hatte das die Tränen blockiert? Oder ihre unfähige Mutter, die alles mit ansah und so tat, als würde sie nichts merken. Aber das stimmte nicht – so war es nicht gewesen. Paula hatte Charlo gesehen, hatte gesehen, wie er Nicola mit Blicken durchbohrte, sie anstarrte, wie er Frauen anstarrte – und dann war er weg, aus dem Haus verschwunden, voller Blut, seinem eigenen, nicht mal eine Minute, nachdem sie die Bratpfanne gepackt und auf seinen Schädel hatte krachen lassen, und er kam ihr nie wieder über die Schwelle. Dafür hatte Paula gesorgt. Aber davor? Ehe sie es endlich sah? Hinterher hatte Nicola ihr erzählt, er hätte sie niemals angefasst – nachdem klar war, dass er nie zurückkommen würde. Gott, was war das für eine Unterhaltung gewesen, mit dem eigenen Kind. Hat er irgendwann mal irgendwas gemacht? Im Spiel? Hat er dich jemals komisch angefasst? Sie hatte gesagt, er hätte es nicht getan, und damit war es erledigt.

– Es tut mir leid, sagte Paula jetzt. – Es tut mir schrecklich leid.

– Sei still.

Nicola sprach so leise, dass Paula sich nicht sicher war, ob sie richtig verstanden hatte. Aber Nicola wiederholte es, auf dieselbe Weise, mit derselben Stimme.

– Sei still.

Paula wusste nicht, was sie tun oder sagen sollte. Sich verteidigen, sich wieder entschuldigen – sie hatte keinen blassen Schimmer. Sie wollte fliehen, unter der Decke raus. Für sich allein auf der Treppe sitzen. Ein sicherer Ort, wo sie sehen konnte, was kam. Sie konnte Nicolas Hitze spüren – die klimakterische Kuh. Sie riechen. Ihre perfekte Tochter, ihre Retterin, verwandelte sich in eine irre, ungewaschene Alte.

– Okay, sagte Paula.

Sie rührte sich nicht. Machte keinen Mucks. Würde sie aufstehen und gehen, könnte sie nie wieder ins Zimmer zurück – könnte sie Nicola nie wieder unter die Augen treten. Das spürte sie, das wusste sie. Diese Sache hier verfolgte sie seit Jahrzehnten. Das war ihr sofort klar – auch wenn sie bis vor fünf Minuten nichts davon geahnt hatte.

– Okay, sagte sie noch einmal. Sie glaubte, dass sie es noch einmal sagte. Leise. Ruhig. Es lag nichts Aggressives in dem Wort, nichts Provokatives. Nur Bestätigung – sie sollte still sein. Weil sie gesagt hatte, es tue ihr leid.

– Nicola?

Nicola sagte nichts und bewegte sich nicht.

– Nicola – Süße?

– Was?

– Ich bin froh, dass du hier bist.

Die Stille – es war Stille. Von draußen war nichts zu hören. Sie hörte nur das Surren in ihrem rechten Ohr, den Tinnitus, lauter als je zuvor. Das dumpfe Surren, das niemals verstummte. Sie wusste nicht, wann es angefangen hatte – sie hatte nicht mal gewusst, dass es einen Namen hatte, erst Jahre nachdem es ihr zum ersten Mal aufgefallen war und nachdem ihr aufgefallen war, dass es das Erste – das Einzige – war, das ihr morgens beim Aufwachen vertraut vorkam. Sie wusste nicht, ob der Schaden Charlos schuld war, sie konnte es keiner konkreten Misshandlung zuordnen. Oder irgendwas anderem – dem Alter, Pech, Vererbung. Joe hatte dem Surren schließlich einen Namen gegeben, als er ihr seinen eigenen Tinnitus beschrieb. Sie hatte ihm damals nicht gesagt, dass sie auch einen hatte und dass ihrer, so wie es sich anhörte, viel schlimmer war als seiner.

Jetzt war das Surren alles, was sie hörte. Es war keine pandemische Stille. Es war ein schwarzes Loch, und es würde alles verschlingen.

– Ich bin froh, dass du hier bist, sagte sie wieder. – Wirklich.

Sie wollte Nicola in den Arm nehmen. Aber sie würde es nicht tun.

Möglich, dass Paula sie zu fest umarmte, sie beide zurückzwang in die Rollen von früher, Nicola, die Mutter, und Paula, die hilflose, nutzlose Tochter. Auch möglich, dass Nicola sie zurückstieß oder um sich schlug. Und Paula anfing zu weinen. Sie würde nicht weinen – sie würde auf gar keinen Fall weinen. Nicht, solange Nicola es nicht tat.

Es war völlig bescheuert, so zu denken. Das war Nicola keine Hilfe und ihr selbst auch nicht. Als Carmel ihre Chemo hatte, rasierte sich Denise, ihre jüngere Schwester, den Kopf. Aus Solidarität, hatte sie gesagt. Und Paula hätte sie am liebsten umgebracht – weil es so rührselig war. Glaubst du, Carmel ist freiwillig kahl, Denise?

Sie konnte kaum atmen. Sie musste sich übergeben. Sie war kurz davor zusammenzubrechen.

– Hier bist du sicher, Süße, sagte sie. – Nicola.

Sie wartete auf den Angriff. Weil sie es verdient hatte – es geschah ihr ganz recht. Weil sie so was gesagt hatte. Sie spielte – komm, wir spielen, dass ich deine Mutter bin. Vielleicht wäre es das Beste, wenn Nicola sich gehen ließ und auf sie eindrosch. Vielleicht reinigte das die Luft, und sie könnten noch mal von vorn anfangen. Ganz von vorne. Sie könnte die Mutter sein, und Nicola könnte das Kind sein, und vielleicht würde sie dann weinen.

Himmel.

Paula konnte sich nicht daran erinnern, wann sie das letzte Mal geweint hatte. Sie weinte andauernd – sie konnte sich nur nicht daran erinnern, ob es einen Tag her war oder vier oder eine Woche. Wahrscheinlich, als sie das letzte Mal mit Jack gesprochen hatte, als das Zoom-Dings vorbei war. Nicht, weil sie traurig war, sondern eher vor Stolz – vor Glück sogar. Allein weil sie ihn gesehen hatte. Hinter ihm war ein Bildschirm gewesen, ein künstliches Ding, das gar nicht wirklich im Zimmer war. Etwas ganz Verrücktes, ein riesiges Gemälde mit Menschen, die aus Dreiecken gemacht waren und zwischendrin Fell – Jack hatte ihr alles erklärt, auch, wer es gemalt hatte, aber Paula konnte sich an keine Details erinnern. Es war ihr nicht wichtig gewesen. Die vielen Farben rund um Jack – das Grelle, Leuchtende – hatten seine Wangen zum Glühen gebracht. Er hatte richtig geschimmert. Er war ein schlanker, attraktiver Mann mit den dicken Bäckchen eines kleinen Jungen. Surrealismus – so hatte er den Malstil genannt. Aber das Surreale auf dem Bildschirm war Jack gewesen, nicht die Kunst. Sie wusste, was »surreal« bedeutete, und Jack wusste auch, dass sie es wusste, und hatte es ihr nicht erklärt. Er wusste, dass seine Mutter intelligent war, das hatte sie zum Weinen gebracht. Aber sie wusste nicht, ob es das letzte Mal gewesen war.

Irgendwo unter der Decke surrte ihr Telefon. Sie konnte es nicht spüren, nur hören. Eine Textnachricht. Sie würde jetzt nicht danach suchen. Sie wettete, dass es Tony war, der sich fragte, wo Nicola steckte.

– Hast du Hunger, Süße?

Nicola reagierte nicht.

– Ich auch nicht, sagte Paula.

Nicolas Telefon machte keinen Mucks. Vielleicht hatte sie es nicht dabei. Dabei fiel ihr auf, dass Nicola keine Handtasche dabeihatte. Nicola ohne ihre Handtasche war fast dasselbe wie Nicola ohne ihren Kopf. Wohin Nicola auch ging, ihre Tasche kam mit – sie hatte immer die schönsten Taschen. Aber warum rief niemand sie an? Vielleicht wusste niemand, dass sie weg war. Die Mädchen hatten alle ihr eigenes Zimmer – es war ein Haus mit vier Schlafzimmern. Sie hatten es vielleicht gar nicht mitbekommen, wie Kinder eben nichts mitbekamen. Außerdem waren sie in der Lage, für sich selbst zu sorgen – das hatte Paula oft erlebt.

Kinder bekamen nichts mit.

Was für eine Lüge! Der Beweis saß direkt neben ihr.

Himmel.

– Hast du es mit Optrex versucht, Süße?

– Ja.

– Das gibt es auch als Spray.

– Ich weiß.

– Es ist wirklich gut, aber teuer – das kann ich dir sagen.

Das war der richtige Weg. Sie zum Reden bringen.

– Ich habe irgendwas um die achtzehn Euro dafür bezahlt, sagte Paula. – Ich war fassungslos.

– Ich habe es bezahlt.

– Wirklich?

– Ja.

– Das hättest du nicht tun müssen – bist du sicher?

– Ja. Ich war dabei.

– Das hättest du nicht tun müssen.

Paula hoffte fast auf Sarkasmus, obwohl Nicola selten gemein oder mit Absicht verletzend war. Sie blieb sachlich und hatte Paula nur gesagt, dass sie das Augenspray bezahlt hatte. Und das hatte sie zufällig verletzt.

Wieder Paulas Telefon, diesmal ein Anruf. Wie ein ausgestreckter Zeigefinger. Tu es. Tu es. Tu es. Sie glaubte zu wissen, wo es war, neben ihrem rechten Fuß – sie wäre ohne große Verrenkungen drangekommen, ohne dass Nicola rutschen musste.

– Scheißtelefon, sagte sie.

Sie hoffte, Nicola würde zustimmen oder sonst wie reagieren und Paula die Erlaubnis geben, danach zu suchen. Aber Nicola sagte nichts und Paula ließ das Telefon zu Ende klingeln.

– Nicola, sagte sie. – Wenn du schlafen willst ...

– Ich kann nicht.

– Ich meine ja nur, wenn du schlafen willst. Wenn du es versuchen willst, dann bleib ich bei dir.

– Ich kann nicht schlafen, sagte Nicola.

– Ich weiß.

So, wie sie auf der Couch saßen – Paula zurückgelehnt, halb im

Liegen –, konnte sie Nicola nicht richtig sehen. Die Decke war zwischen ihnen, wie ein Hügel oder eine Düne. Sie hatten nicht mal Körperkontakt. Es war albern – es war nicht mal bequem. Es war die reinste Quälerei, ihr Rücken brachte sie um. Sie musste sich bewegen.

Das Telefon fing wieder an. Als Nächstes war garantiert die Haustürklingel dran. Tony schloss alle anderen Möglichkeiten aus. Er war bestimmt schon unterwegs. Wahrscheinlich rief er aus dem Auto an. Die Vorstellung war ein bisschen beängstigend.

– Hast du dich mit Tony gestritten, Süße?

– Nein, hab ich nicht.

– Das war nur eine Frage. Keine Kritik.

– Tony hat nichts damit zu tun.

– Ich weiß.

Sie widerstand der Versuchung – er macht sich Sorgen um dich, er will nur wissen, wo du bist. Sie wusste nicht, ob Tony sich dafür interessierte, wo Nicola war. Selbst wenn – und es war mehr als wahrscheinlich, dass er es tat –, spielte es keine Rolle.

Die Finger zeigten schon wieder auf sie – armer Tony, armer Tony.

Scheiß auf Tony.

Paula setzte sich auf. Sie stöhnte – es ging nicht anders. Sie konnte das Telefon spüren – sobald sie die Hand bewegte, war es da. Sie nahm es zur Hand, schaute aber nicht auf den Bildschirm. Sie ließ das Telefon auf den Boden fallen.

Jetzt konnte sie Nicola sehen, und, Gott, sie sah schrecklich aus. Als sie aus dem Flur gekommen waren, hatte Paula das Deckenlicht eingeschaltet. Es gab nur die nackte Birne, keinen Lampenschirm. Es hatte nie einen Lampenschirm gegeben. Sie hatte immer einen kaufen wollen. Normalerweise knipste sie nur die kleine Lampe an, die neben der Couch, am Fenster. Das war gemütlicher. Das Zimmer war zu hell, und Nicola war auch zu hell. Ihre Haut war weiß, als wäre sie zu lange im Wasser gewesen, aufgeschwemmt, verquollen – und feucht.

– Willst du es versuchen?, fragte Paula sie.

– Was?

– Schlafen.

Nicola schaute zu ihr hin und wieder weg.

– Nein, will ich nicht.

Paula antwortete nicht.

Lass sie doch schwitzen. Paula hatte auch geschwitzt. Jetzt war Little Miss Perfect an der Reihe. Sie konnte gern die Couch mit ihrem Schweiß tränken. Nur zu. Sie hatte sie schließlich bezahlt. Nein, hatte sie nicht, fiel Paula ein. Diese hier hatte Paula sich selbst gekauft – bei einem anderen Ausflug, zu IKEA, auch mit Mary. Es war die alte gewesen, die Nicola bezahlt hatte. Nein – jetzt, wo sie darüber nachdachte, sich die ganze Geschichte von Paula Spencers Sofas ins Gedächtnis rief – die alte stammte noch aus der Zeit, als sie hier eingezogen waren, sie und Charlo – und Nicola. Auf der Couch hatte Paula Sex gehabt. Nicola hatte Mumps, Masern und die Windpocken darauf durchgemacht.

Sie musste aufstehen. Sie musste was tun. Was Sinnvolles, überhaupt irgendwas. Sie konnte spüren, wie ihre Gedanken hässlich wurden, wie sie selbst hässlich wurde.

Sie schlüpfte unter der Bettdecke raus. Sie stand auf – ohne zu stöhnen. Das war besser – das allein war schon besser. Sie ging zu der kleinen Lampe – noch etwas, das sie sich selbst gekauft hatte – und knipste sie an. Sie ging zur Tür und schaltete das Deckenlicht aus.

– Gut, so ist es schöner.

Das Dämmerlicht wirkte Wunder. Nicola sah nicht mehr wie ein durchgeknallter Trampel aus. Jetzt sah sie verkatert aus. Vielleicht war sie das ja auch. Oder einfach nur krank. Die Couch wirkte auch weniger katastrophal, jetzt, wo Paula nicht mehr mittendrauf saß. Sie würde rausgehen und wieder reinkommen, und sie könnten noch mal von vorne anfangen.

– Ich gehe nur kurz nach oben und richte dein Bett her. Ich bin gleich wieder da. Okay?

– Okay.

Paula holte sich ihr Haus zurück. Es kam ihr vor, als wäre sie tagelang nicht mehr im Flur gewesen. Sie stand da, ein bisschen verloren, unsicher. Sie schaltete das Licht im Flur aus, aber das machte es zu dunkel. Sie schaltete es wieder an.

– Nicht beachten, sagte sie.

Sie würde Nicolas Bett machen. Aber wo? Welches Bett war Nicolas Bett? Sie ging die Treppe hinauf. Welches Bett war das beste? Welches Zimmer? Es gab in diesem Haus kein Bett, das Nicola als das ihre betrachtet hätte. Dessen war Paula sich ziemlich sicher. Selbst wenn sie in ihrem alten Zimmer würde schlafen wollen, es war auch Leannes Zimmer gewesen – bis vor Kurzem noch. Von Nicola war kein einziges Poster oder Bild mehr übrig. Es hatte mal ein *Dirty Dancing*-Poster gegeben. Paula erinnerte sich noch daran. Aber das war schon lange dahin, genau wie Patrick Swayze, der arme Kerl. Und Leanne hatte das Zimmer hinterlassen, als würde sie jeden Moment wiederkommen. Es war immer noch Leannes Zimmer – und ein Saustall. Paula hatte einfach die Tür abgeschlossen.

Sie würde Nicola ihr eigenes Zimmer geben. Es war einfach das schönste. Paula konnte in dem von Jack schlafen. Aber sie wusste – noch ehe sie oben angekommen war –, dass es nicht funktionieren würde. Nicola wäre niemals damit einverstanden – sie würde niemals zulassen, dass Paula dieses Opfer für sie erbrachte. Abgesehen davon hatte sie Paula in jedem nur erdenklichen Zustand in diesem Zimmer erlebt – hatte nach den Katastrophen ihrer Mutter den Fußboden geschrubbt, mit Gummihandschuhen und Eimer, auf Händen und Knien. Jacks Zimmer war das beste. Jacks Zimmer war am sichersten.

Sie warf einen Blick hinein – diese Tür hatte sie nie abgesperrt. Sie machte Licht. Es war super. Sie brauchte nur den ganzen Krempel vom Bett räumen – das Zeug wanderte einfach rüber zu Leanne. Ein paar Tüten alte Klamotten und ein Karton, in dem der Radiator für ihr Zimmer verpackt gewesen war. Den Radiator würde sie auch holen, falls Nicola es warm wollte – obwohl es draußen nicht kalt war.

Mein Gott, sie war ein anderer Mensch – der heutige Tag, den hatte eine völlig andere erlebt. Sie war jetzt eine verlorene alte Frau, die ihr Bestes gab. Sie war in der kurzen Zeitspanne, die Treppe hinauf, alt geworden, hatte sich selbst eingeholt. Was zum Teufel war hier los?

Sie ließ eine der Kleidertüten zu Boden fallen, um die Tür zu Leannes Zimmer zu öffnen. Sie machte kein Licht. Sie warf die zweite Tüte aufs Bett und sah, dass die andere, die sie hatte fallen lassen, aufgeplatzt war. Uralte Unterhosen, Socken, ein Paar Jeans, der Stoff an einem Knie so dünn, dass er aufgerissen war, aufklaffte wie ein Maul. Sie pfefferte die Sachen aufs Bett, ging in Jacks Zimmer zurück und holte den Pappkarton. Er war leer bis auf die Styropordinger, in die Elektrozeug immer eingepackt war. Sie trug auch den Karton in Leannes Zimmer. Sie wollte ihn nicht werfen und stellte ihn auf dem Boden ab. Sie schloss die Tür wieder und fragte sich – zum wiederholten Mal –, weshalb sie diese Tür immer schloss, die von Jack aber nicht.

Sie wusste genau, weshalb.

Das Bett war mit Laken und Bettwäsche bezogen. Beides sah okay aus – das Bett war ordentlich gemacht –, aber die Sachen stammten von Jacks letztem Besuch zu Hause vor anderthalb Jahren, zu Weihnachten, ehe das mit Corona losgegangen war. Sie würde die Matratze mit einem frischen Laken beziehen und den Bettbezug wechseln – für Madam nur das Beste. Es tat gut, das für Nicola zu tun. Einfache Dinge, leicht zu erledigen. Keine Worte, keine Tretminen. Nichts Verkehrtes.

Sie hörte, wie unten die Tür – die Haustür – aufging.

Sie wühlte im Boilerschrank nach dem besten Laken. Sie trat zurück, damit die Schranktür ihr nicht im Weg war, und lauschte. Sie hatte gehört, wie die Haustür geöffnet, aber nicht, wie sie geschlossen wurde.

– Nicola?

Das Haus war wieder leer – Paula war sich fast sicher. O Gott, sie hatte sie verraten. Nicola hatte ihr Gesicht gesehen, ihre Stimme gehört – ihre Verärgerung gespürt, ihre Nutzlosigkeit. Derselbe Instinkt, der Nicola zu ihr getrieben hatte, hatte sie jetzt wieder rausgejagt. Ihr Selbsterhaltungstrieb. Sie hatte Paula vertraut und wusste jetzt endgültig, dass sie ihr niemals vertrauen konnte.

Dieses Miststück – dieses verdammte Miststück – sie hatte sie reingelegt.

Ruhig bleiben, sagte Paula zu sich.

– Nicola? Bist du da?

Sie hätte an ihr Schlafzimmerfenster gehen können. Ihr Zimmer lag nach vorne raus. Dann hätte sie Nicola wegfahren sehen können oder wie sie die Tasche aus dem Auto holte – oder zu Tony in den Wagen stieg.

Vertrau ihr – vertrau Nicola. Vertrau dir selbst. Nicola würde wiederkommen oder eben nicht.

Gott! Trotzdem.

Sie zog das Bettlaken unter drei oder vier anderen heraus. Sie schloss die Tür vom Boilerschrank. Sie hing ein bisschen schief in den Angeln, es war keine richtige Tür, nicht die Originaltür. Die hatte Leanne kaputtgehauen – das würde Paula niemals vergessen. Leanne hatte die Tür mit einem Hammer zertrümmert, den sie unter dem Bett hatte. Erst später – lange nachdem sie aufgehört hatte zu zittern – hatte Paula sich gefragt, warum Leanne einen Hammer unter dem Bett hatte. Einen Hammer mit gelbem Griff – einen Profihammer –, an dem noch das Preisschild klebte. Leanne hatte ihn bei McQuillan Tools in der Capel Street gekauft – oder geklaut –, ihn nach Hause getragen und sich unters Bett gelegt. Griffbereit. Wozu? Paula hatte sie nie gefragt. Sie hatte Pillen gefunden und keine Ahnung gehabt, wofür die waren. In einer Ziplock-Tüte versteckt hinter den Handtüchern hatte sie die Dinger gefunden und sie im Klo runtergespült. Beim zweiten Mal spülen, weil eine der Pillen immer noch in der Schüssel kreiste, hatte sie sich gefragt, was sie da tat. Sie war zurück in ihrem Film. Und dann hatte sie Leanne – noch eine Frau, die in ihrem eigenen Film lebte – dabei zugesehen, wie sie die Tür zertrümmerte. Eine halbe Stunde lang hatte sie die Tür bearbeitet, methodisch, hatte sie regelrecht zerlegt, hatte Löcher hineingeschlagen und dann die Paneele vom Rahmen gezogen. Paula hatte fasziniert zugesehen. Sie hatte sich gefragt, wo die Kraft und das Geschick herkamen. Hätte sie Leanne nicht gekannt, hätte sie bei ihrem Anblick gedacht, wie toll, dass Mädchen jetzt auch Schreinerinnen wurden. Bis es ihr schließlich klar geworden war – bis sie es kapierte. Die Tür war sie – sie war diejenige, die zerlegt wurde. Sie war nach unten gegangen, zur Haustür hinaus, und hatte Nicola angerufen.

Sie hatte nie mit Leanne darüber gesprochen. Tony musste diese Tür für sie einbauen, provisorisch. Das war zehn Jahre her. Die Tür war super. Sie erfüllte ihren Zweck, ließ sich öffnen und schließen. Allerdings fühlte es sich immer an, als würde sie abfallen, wenn Paula zu kräftig daran zog.

Sie würde niemals so weit sein – nie ihren Frieden finden. Es war zu viel. Zu viel Scheiße. So was wie Vergangenheit existierte nicht.

Sie zog das alte Laken ab und warf es nach draußen in den Flur. Sie schüttelte das frische aus, rauf und runter und dann aufs Bett. Sie hatte sich das Versprechen gegeben, nie wieder ein Betttuch zu bügeln. Das hatte sie jahrelang getan, die Bettwäsche anderer Leute bügeln, ihre Handtücher, sogar ihre Unterwäsche und Socken. Was für eine beschissene Zeitverschwendung. Dieses Laken war eins von den fertig genähten mit Gummizug in den Ecken.

Sie hörte etwas aus der Ferne. Ein Piepen – ein Autogeräusch. Draußen. Nicola hatte ihr Auto abgeschlossen. Sie ging zurück zum Haus.

Für die letzte Ecke musste Paula das Bett von der Wand rücken. Sie wollte nicht. Sie wollte ihren Rücken nicht auf die Probe stellen. Aber sie tat es – es musste sein.

Sie schob das Bett zurück an seinen Platz, schob mit beiden Knien.

Sie zog die alte Bettwäsche ab und die frische auf. Sie knöpfte den Bezug zu. Sie ging noch mal zum Schrank, Kopfkissenbezüge holen. Die hatte sie vergessen.

Sie hörte die Haustür, hörte, wie die Haustür leise von innen geschlossen wurde. Nicola war zurück, sie war im Haus.

Paula ging in Jacks Zimmer und bezog die Kopfkissen. Sie boxte in die Kissen, schüttelte sie kräftig auf. Sie zog die Vorhänge zu. Ging in ihr Zimmer und stöpselte den Radiator aus. Trug ihn wie ein kleines Kind auf dem Arm rüber in Jacks Zimmer. Stöpselte ihn ein. Sie schaute sich Jacks alte Poster an – die Bands, die Sängerinnen. Manchester United – Gary Neville, Wayne Rooney. Paula mochte Wayne Rooney – und Coleen. Aber sie wusste nicht, ob sie die Bilder abnehmen sollte, um das Zimmer zu Nicolas Zimmer zu machen. Es wurde Zeit, das Jack-Spencer-Museum zu schließen. Leannes Tür würde sie auch aufmachen und sie offen lassen – um die Gespenster zu befreien. Die Poster konnten warten. Ihr war ein schöner Gedanke gekommen. Sie ging noch mal in ihr Zimmer zurück und nahm den Überwurf vom Bett. Es war ein schönes Teil mit geometrischem Muster. Sie hatte es mal auf einem Markt gekauft, an einem Stand in Gorey, bei einem Rumänen. Sie hatte mit Mary einen Ausflug gemacht, sie wusste nicht mehr, mit welcher Ausrede sie nach Gorey gefahren waren. Jedenfalls hatte die Decke einen Zehner gekostet. Eine Hochzeitsmesse, das war es gewesen.

Irgendwer aus Marys Familie – die Tochter einer Cousine, niemand allzu Nahes – hatte sich mit Hochzeitstorten selbstständig gemacht, und sie waren nach Wexford gefahren, um sich ihren Stand anzuschauen und sie zu unterstützen.

– Aber, Paula, die Torte in der Mitte, ja? Die mit dem schwarzen Marzipanmädel und dem weißen Marzipantypen obendrauf?

– Die war richtig schön.

– Die war schief.

– War sie nicht.

– Doch. Der Schiefe Turm von Pisa – definitiv.

Sie hatten im Foyer des Hotels gestanden, in dem die Hochzeitsmesse stattfand, und die Mutter des Tortenmädchens hatte sie gehört, aber das brachte sie nur noch mehr zum Lachen, sobald sie im Freien und um die Ecke waren.

– Dem Untergang geweiht. Sie sollte sich lieber auf Beerdigungstorten spezialisieren.

An ihrer Zimmertür blieb Paula zögernd stehen. Vielleicht wollte sie die Decke für sich selbst. Sie liebte das Gewicht, nachts, wenn sie wach lag, nachdem sie auf dem Klo gewesen war. Wenn sie aufwachte, war ihr zu warm, und wenn sie zurückkam, fror sie, dann zog sie sich den Überwurf vom Fußende hoch und deckte sich im Hinlegen damit zu – Gott, das war wunderbar. Luxus. Sie machte weiter, sie würde Nicola die Decke geben.

O Gott. Was für ein Horrortag. Der Aufruhr – sie wusste, was das Wort bedeutete. Der Schock. Die Schuldgefühle, die Angst. Sie stand oben an der Treppe. Sie könnte sich einfach runterfallen lassen, und Nicola müsste sich um sie kümmern. Das Leben wäre wieder normal.

Sie ging die Treppe hinunter. Der Schmutz an den Wänden war ganz okay. Schultern, Hände, Leben. Sie hatte die Treppe hinter sich und ging schnurstracks ins Wohnzimmer – zögerte nicht. Auf dem Boden, direkt neben der Tür, stand eine Lidl-Tüte. Sie warf im

Vorbeigehen einen Blick hinein. Eine Flasche Wein und ein Netz Satsumas. Auf dem Couchtisch noch eine Flasche.

Herrgott im Himmel.

Sie konnte es riechen.

In der Lidl-Tüte war noch etwas gewesen. Sobald sie die Flasche auf dem Tisch sah und das Weinglas dazu, wusste sie, was es war. Es war die seitlich aufgerissene Verpackung eines Sets mit zwei Gläsern, eines fehlte. Im Haus gab es keinen Korkenzieher, aber die Flasche hatte einen Schraubverschluss. Der Deckel lag auf dem Boden, neben Paulas Telefon.

Sie setzte sich wieder hin. Das Federbett lag auch auf dem Boden. Sie schob es mit dem Fuß unter den Tisch. Bückte sich und hob das Telefon auf. Checkte den Bildschirm. Da waren mehrere Textnachrichten von Tony und ein paar WhatsApp-Dinger. Sie legte das Telefon auf den Tisch.

Sie konnte den Wein riechen, sie hatte ihn direkt unter der Nase, in ihrer Nase. Im Mund. Vorhin, mit Mary und Mandy, hatte es ihr nichts ausgemacht, als sie aus ihren kleinen Flaschen tranken. Da waren sie draußen gewesen, aber es ging nicht um drinnen oder draußen oder die Größe der Flasche. Es ging um Geschichte. Die sich wiederholte. Das konnte sie nicht mit ansehen, wie Nicola dasaß und sich eine Flasche – was eigentlich? Sie las das Etikett, Barossa Valley – hinter die Binde kippte. Jedenfalls nicht einfach so. Ihr würde schlecht werden. Oder sie würde mitmachen. Die zweite Flasche stand an der Tür, in der Gesellschaft eines nigelnagelneuen Weinglases.

– Du hast ja sogar neue Gläser gekauft.

– Tja, sagte Nicola. – Kennst mich ja.

Das da neben ihr war immer noch Nicola – die echte Nicola, keine Betrügerin, die ihr die Alk-Feen dagelassen hatten.

– Ich weiß, dass du keine Gläser hast, sagte Nicola. – Und ich hatte keine Lust, aus einem Marmeladenglas zu trinken. Oder aus der Flasche.

– Gut zu wissen.

Sie machte einen Witz – sie hoffte, dass es so klang, als hätte sie einen Witz gemacht.

– Sonst habe ich nichts mitgenommen, sagte Nicola.

– Das ist okay.

– Gar nichts, sagte Nicola.

– Gut.

– Ich gehe nicht wieder zurück.

– Das ist auch okay, sagte Paula. – Möchtest du vielleicht ein bisschen fernsehen?

– Nein.

– Gut.

– Ich möchte gar nichts.

– Und das ist auch okay.

– Ich möchte sterben.

– Sag das nicht, Süße.

– Es stimmt aber.

– Möchtest du darüber reden?

– Nein.

Paula kannte das Gefühl. Sie wollte auch mal tot sein, aber sie behielt es für sich. Ich auch, Süße – da war ich auch schon. Sie schluckte den Drang herunter, Nicola etwas vorauszuhaben.

Sie sah ihr beim Trinken zu. Sie hielt das Glas zwischen beiden Händen, aber sie zitterten nicht. Da war weder Hektik noch Verzweiflung. Sie schmeckte, was sie im Mund hatte. Sie beugte sich vor und stellte das Glas auf den Tisch.

– Nicht sterben, sagte sie. – Ich will gar nicht sterben – nur aufhören.

– Du willst, dass es aufhört.

– Genau.

Paula hätte ihr sagen können, dass es nie aufhörte. Es verkroch sich lediglich eine Zeit lang in irgendeine Ecke. Aber da war es immer, lauernd, höhnisch, geduldig. Doch diese Botschaft konnte warten. Und Paula würde nicht die Überbringerin sein. Das würde nicht nötig sein.

Nicola lag in Jacks Bett, in Paulas Schlafanzug. Den Nicola ihr gekauft hatte. Zwei Wochen nachdem Nicola einen ihrer Kontrollbesuche gemacht hatte und Paula in einem uralten Paar Leggins und einem abgeranzten T-Shirt von Leanne erwischt hatte, mit dem Aufdruck »Fuck Your Thoughts and Prayers« quer auf der Brust. Nicola war mit einer Marks-&-Spencer-Tüte voller Schlafanzüge aufgekreuzt, für sie und die Mädchen.

– Und wo ich schon mal dabei war, habe ich dir auch gleich einen gekauft, hatte sie gesagt.

Sie hatte ein paar Hundert Kröten ausgegeben, nur um Paula nicht zu beschämen. Genau diesen Schlafanzug trug sie jetzt – wer ihn bezahlt hatte, spielte keine Rolle.

Paula hatte Nicolas Telefon ausgeschaltet.

Sie hatte Tony geschrieben.

SIE IST BEI MIR

ICH KOMME

NEIN BESSER DU BLEIBST WEG

WAS IST LOS?

Du weißt ganz genau, was los ist, Scheiße noch mal, hätte sie gern geschrieben.

IHR GEHT'S GUT SIE BRAUCHT NUR EINE PAUSE

DIE MÄDCHEN MACHEN SICH SORGEN

MÄDCHEN MACHEN SICH STÄNDIG SORGEN – DAS TUN MÄDCHEN NUNMAL – LOL

Tony hatte nicht noch mal geschrieben, das war jetzt etwa eine Stunde her. Und sie glaubte nicht, dass er vorbeikommen würde. Von den Mädchen waren sicher auch Nachrichten gekommen – an Nicola –, aber Paula hatte sich nicht bei ihnen gemeldet. Darum konnte Nicola sich kümmern, wenn sie geschlafen hatte – falls sie schlief. Die Mädels schafften das schon. Vanessa war zweiundzwanzig und Gillian zwanzig. Lily, die Jüngste, war fünfzehn, fast sechzehn. Paula machte sich um die Mädchen keine Gedanken. Ihre Sorge galt Nicola. Wie es sich gehörte. Sie würde sich ganz und gar auf Nicola konzentrieren.

Unter ihrem Bein brummte ihr Telefon. Sie griff danach und zog die Hand unter dem Überwurf heraus, um die Nachricht zu lesen. Es war schon nach Mitternacht, aber Mary war noch wach und leistete Paula Gesellschaft. SCHLÄFT SIE SCHON? X. Nicola hatte die Augen geschlossen, aber Paula glaubte nicht, dass sie schlief. Wenn Paula sich bewegte, wenn sie aufstand, würde Nicola sofort die Augen aufreißen. GLAUB NICHT X. Vielleicht war es für Paula nötig, das zu glauben – dass sie Nicola weckte, wenn sie sich bewegte. Also würde sie sich nicht bewegen. Das war der Deal. Die Vereinbarung. Sie würde genau hier sitzen bleiben, bis Nicola schnarchte. Allerdings wünschte sie, sie hätte sich ein paar Gedanken über den Stuhl gemacht. Es war der Stuhl von Jacks Schreibtisch, einer der vier Küchenstühle mit gerader Lehne, die zu dem Tisch unten gehörten. Sie quälte sich selbst – vielleicht war es Absicht. Sie hätte einen anderen Stuhl raufholen sollen, als Nicola sich – mit Paulas Zahnbürste – die Zähne putzte. Dabei gab es im Haus überhaupt keinen anderen Stuhl – keinen passenden Stuhl. Es gab den Sessel, der zur Couch gehörte, aber den hätte sie nie die Treppe raufbekommen, und die einzigen anderen waren die Küchenstühle, und die waren genau wie dieser.

Die Tür stand leicht geöffnet, im Flur brannte Licht. Manchmal waren auf dem Sportplatz auf der anderen Straßenseite die

Flutlichter eingeschaltet und beleuchteten das Zimmer, als gäbe es draußen einen Polizeigroßeinsatz, aber es fand seit Monaten abends weder Fußball noch Training statt. Das Flurlicht reichte. Sie konnte Nicola sehen. Sie lag auf dem Rücken, viel zu starr. Sie schlief auf gar keinen Fall. Ihr Gesicht wirkte ein bisschen gesünder, aber das lag vielleicht nur an der Dunkelheit. Nein, definitiv, sie wirkte ruhiger, wieder ein bisschen mehr sie selbst. Beherrscht. Schön. Schon als sie die Treppe nach oben gegangen war, war sie wieder mehr sie selbst gewesen. Paula hatte unten gestanden und sie beobachtet. Anfangs hatte sie noch geglaubt, sie würde ihr raufhelfen müssen und sich gefragt, wie sie das anstellen sollte. Nicola war nicht gerade klein und Paulas Rücken die reinste Katastrophe. Es war gut gewesen – beruhigend –, Nicola die Treppe raufgehen zu sehen. Wie Nicola.

Paula würde wach bleiben. Sie würde da sein, wann auch immer Nicola die Augen aufschlug. Sie würde lächeln.

Der Gedanke hatte sich inzwischen festgesetzt – sie hatte immer darauf gewartet, dass das passierte. Sie hatte darauf gewartet, auch wenn es ihr nicht bewusst gewesen war, auch wenn ihr dieser konkrete Gedanke nie gekommen war. Sie wusste, dass sie darauf gewartet hatte. Ihr hatte davor gegraut.

Sie stemmte die Ellbogen aufs Bett, um Nicola genauer zu betrachten. Als ihre Arme ins Federbett sanken, bewegte Nicola sich. Paula dachte, sie müsste sich wieder aufsetzen, weil sie Nicola gestört hatte. Paula löste ihr Gewicht vom Bett, aber Nicola schlief. Ihr Kopf hob sich nicht vom Kopfkissen. Sie hatte sich im Schlaf gedreht, sich auf die Seite gelegt, das Gesicht zu Paula.

Paula beugte sich weiter vor. Ihr Rücken machte ihr zu schaffen, aber sie hielt nicht inne – es war nicht weit, nur ein paar Zentimeter –, bis ihre Lippen Nicolas Stirn berührten.

Sie setzte sich wieder auf. O Gott, ihr Rücken. Es war nicht nur eine einzelne Stelle an ihrer Wirbelsäule, es war die ganze beschissene

Autobahn. Ein paar Sekunden später war es wieder besser, und Nicolas Geruch war immer noch bei ihr.

Zuflucht. Das war es, was sie Nicola gab – eine Zuflucht.

Sie liebte Worte. Sogar jetzt, hier.

SIE SCHLÄFT TIEF UND FEST X

Wie passten schlafen und fest zusammen? Früher hasste sie es, wenn ein Wort mehr als eine Bedeutung hatte oder verschiedene Schreibweisen. Es kam ihr falsch vor, wie mit Vorsatz, ein Code, den sie niemals würde knacken können. Doch es war ihr gelungen. Schließlich.

Mary antwortete nicht. Vielleicht war sie eingeschlafen.

Sie würde Joe schreiben, aber nicht jetzt. Morgen früh. Ihn fragen, wie es ihm geht.

Asyl.

Das Wort kam zu ihr zurückgetrudelt.

Wie eine Feder im Wind.

Zuflucht.

Flucht oder Zuflucht, nur zwei Buchstaben machten den Unterschied. Sie liebte das. Dieser Ort hatte sie erst in die Flucht getrieben und wurde jetzt zur Zuflucht.

Ein sicherer Zufluchtsort. Ein Asyl.

Sie flüsterte es vor sich hin.

– Asyl, Asyl, Asyl.

Sie richtete sich auf. Scheiße, ihrer Tochter Zuflucht zu gewähren brach ihr das verdammte Kreuz.

Sie schaute Nicola an.

Wieder stemmte sie die Ellbogen auf die Decke – Scheiß auf die Rückenschmerzen.

– Ich liebe dich, flüsterte sie.

Sie meinte es so, wie sie es sagte. Ohne Tricks, ohne Hintergedanken.

Mit dem Zimmer stimmte was nicht. Wo war sie?

Sie erinnerte sich – aber nicht richtig.

Sie war in Jacks Zimmer, aber sie sollte eigentlich nicht im Bett liegen – sie sollte eigentlich nicht aufwachen. Sie hatte neben Nicola gesessen. Hatte Nicola beschützt, aber jetzt lag sie im Bett, unter der Decke.

Sie war allein.

Es war passiert – genau das, was sie auf keinen Fall gewollt hatte. Sie war diejenige im Bett und Nicola diejenige unten. Die den Hut aufhatte. Sich um ihre Mutter kümmerte. Es war Morgen – Paula lag mit dem Gesicht zum Fenster. Es war nicht so hell wie es in ihrem Zimmer gewesen wäre. Ihr Zimmer hatte Morgensonne. Hier hinten wurde es später hell, wenn die Sonne übers Dach kam.

Was sollte sie jetzt tun? Wie sollte sie das rückgängig machen, die Dinge wieder in den Zustand von gestern Abend zurückbringen? Gott, sie war zu absolut nichts nutze!

Dann fiel es ihr wieder ein.

Es fiel ihr wieder ein, und sie spürte, wie Nicola sich hinter ihr bewegte. Nicola lag ebenfalls in dem Bett.

Nicola war aufgewacht, irgendwann letzte Nacht. Sie hatte Paula auf dem Stuhl sitzen sehen. Sie hatte Platz gemacht, war auf die andere Bettseite gerutscht, bis an die Wand. Sie hatte die Zudecke hochgehoben. Sie hatte Paula aufgefordert, sich hinzulegen.

– Komm.

Nur dieses eine Wort. Sie hatte sich umgedreht, und Paula war ins Bett gekommen. Weil Nicola es so wollte.

Und hier lag sie nun.

Sie hatte nicht die Kontrolle verloren, hatte immer noch den Hut auf. Sie konnte immer noch Nicolas Mutter sein.

Es war schwer zu sagen, wie spät es war. Wäre sie in ihrem Zimmer aufgewacht, hätte sie es genau gewusst. Sie hätte nur auf die Vorhänge und den Tag dahinter schauen müssen. Sie hätte das Geräusch von zuschlagenden Haustüren gehört, startenden Motoren, Absätzen auf Asphalt, rufende Kinder, das polnische Baby von nebenan.

Sie drehte sich vorsichtig um. Nicola hatte sich zusammengerollt. Paula legte ihr die Hand auf den Rücken und spürte die Hitze. Sie war verschwitzt. Sie spürte ihren Atem, hörte ein leises Pfeifen.

Hatte Nicola Corona? War es das? Das kam ihr jetzt erst – Gott, war sie dumm! Und das, obwohl sie erst gestern ihre erste Spritze bekommen hatte – es hätte ihr erster Gedanke sein müssen. Nein, das stimmte nicht. Nicola war wichtiger als Paulas Gesundheit – wichtiger als Leben oder Tod.

Stimmte das? Oder war sie nur sentimental, weil es unter der Bettdecke so gemütlich war und ihre klimakterische Tochter ihr als Wärmflasche diente? Nein, es stimmte. Für Nicola wäre sie gestorben. Sie hätte sie auf alle Fälle reingelassen. Aber die Impfung gab ihr trotzdem keine Sicherheit, keine Immunität. Bis das Zeug wirkte, dauerte es eine Woche. Oder waren es zwei? Sie würde ab sofort eine Maske aufsetzen – jetzt, wo Nicola erlebt hatte, dass Paula keine Sekunde gezögert hatte. Sie hatte Paulas Gesicht gesehen. Jetzt konnte Paula es verstecken.

Sie konnte die Familie von nebenan hören. Das Kinderzimmer lag offenbar direkt hinter der Wand. Sie glaubte, eines der kleinen Mädchen lachen zu hören. Sie hörte eine Tür klappern, wahrscheinlich die Badtür, auf und zu und auf und zu. Sie war aufgewacht, ohne eingeschlafen zu sein. So fühlte es sich zumindest an. Sie war nicht müde. Sie hatte geschlafen, musste gut geschlafen haben. Paulas Gradmesser für ihren Schlaf waren ihre Augen. War sie müde, fingen die Augen an zu brennen und zu tränen. War sie es nicht, ging es ihren Augen gut. Jetzt waren sie taufrisch. Die reinsten Jungmädchenaugen.

Sie hätte nicht schlafen dürfen, aber das war einfach nur dämlich. Sie wäre Nicola kaum eine Unterstützung gewesen, hätte sie die ganze

Nacht lang wach auf dem Stuhl gehockt. Das Mädchen brauchte eine Mutter, keine beschissene Märtyrerin. Nicola hatte sie dort sitzen sehen, das war genug. Sie hatte Paula bei ihrer Vigil gesehen – das war der Punkt. Sie lag hier im Bett, weil Nicola sie hier hatte haben wollen.

Vigil. Märtyrerin.

Stammten alle passenden Wörter aus der Religion?

Sie hatte eine Vigil abhalten wollen, um sich selbst etwas zu beweisen. Aber so war es viel praktischer. Ausgeruht wäre sie nützlicher.

Aber sie fühlte sich nicht ausgeruht. Sie fühlte sich krank. Sie fühlte sich unzulänglich. Sie fühlte sich schwach. Sie lag hier, weil es bequemer war. Sie war einfach nur scheiße.

Sie schob den Gedanken weg, die Schuld, und er rutschte einfach so runter, vom Bett auf den Boden.

Schuld – schon wieder Religion.

Sie war nicht scheiße. Das klang gut. Wichtigtuerisch. Was für ein Tattoo das abgeben würde, im Nacken. Sie stellte sich vor, wie jemand – Jack, Leanne, der Pfarrer – den Satz bei ihrer Beerdigung sagte.

Auf sie wartete eine ganze Reihe Nachrichten und WhatsApps. Eine kam von Mary.

HAST DU AUCH GESCHLAFEN? X

GERADE AUFGEWACHT. SCHLAFE NOCH. X

Zwei waren von Tony.

ALLES OKAY?

WAS IST LOS?

Sie dachte nach. Irgendwas musste sie ihm antworten. Er war nicht der Feind, zumindest soweit sie wusste.

SIE SCHLÄFT NOCH. ERSCHÖPFT. BRAUCHT RUHE. ALLES GUT.

Das würde ihn davon abhalten, auf die Haustür einzudreschen, dachte sie. Eindreschen war unfair. Tony war kein Schläger. Sie hatte ihn immer für ein bisschen zart gehalten. *Ziemliches Weichei, wenn du mich fragst. Verpiss dich, Charlo.* Das Arschloch hatte nichts in ihrem Kopf verloren.

Warum hielt sie Tony davon ab herzukommen? Er war Nicolas Ehemann, ein Mann, bei den Verdächtigen ganz oben. Gott, nein, so wollte sie nicht denken. Nicola hatte gesagt, sie würde sie umbringen. Also kam keiner hier rein. Ganz einfach. Das war Paulas Job. Türsteherin. Pflegerin und Türsteherin. Die Grabrede wurde immer besser. Sie war nicht scheiße. Sie war Türsteherin, Pflegerin und Mutter.

Sie musste aufstehen und in die Gänge kommen, aber sie lag direkt neben Nicola. Es war ein schmales Einzelbett. Sie war ein Tier, das sein Junges beschützte.

Das Telefon in ihrer Hand vibrierte – wieder eine Nachricht. Sie hielt es sich dicht vor die Augen.

Es war Mary.

SUPER. DIE ÄRMSTE. WIR REDEN SPÄTER X

Sie dachte über eine Antwort nach, darüber, wie sie antworten sollte und ob überhaupt – sie würde sicher nicht die ganze Zeit Nachrichten beantworten –, als das Telefon anfing zu klingeln. Sie ließ es fallen, es sprang ihr regelrecht aus der Hand. Prallte von ihrer Wange ab und landete irgendwo neben ihr. Sie tastete danach, dann hielt sie es wieder in der Hand. Nicola rührte sich. Paula schaute auf den Bildschirm. Es war Tony – natürlich. Sie drückte ihn weg. Tony konnte warten.

– Na, Liebes?, sagte sie.

Nicola antwortete nicht.

Sie schlief immer noch.

Das Tablett war auf eine Art Körnerkissen montiert, damit man es beim Essen auf dem Schoß halten konnte, während man sich seine Soaps ansah. Jack hatte ihr das Ding vor Jahren mal zum Geburtstag geschenkt. Damals ging er noch zur Schule. Sie hatte es gefunden, hatte gewusst, dass es noch irgendwo war. Es steckte in der Ritze zwischen Kühlschrank und Waschmaschine. Paula musste den Besenstiel nehmen, um es rauszukriegen. Es war verdreckt, voll mit Küchengrind und Spinnweben.

Sie war überdreht. Sie musste Ruhe bewahren.

Sie war nicht überdreht – sie war tüchtig. Sie wusch ein Tablett ab. Sie würde Toastbrot toasten. Sie war die Ruhe selbst.

Die Weinflaschen waren aus dem Wohnzimmer verschwunden. Das Weinglas stand gespült und verkehrt rum auf dem Abtropfgitter. Das Netz mit den Satsumas lag hinter ihr auf dem Tisch. Eine würde sie zu Toast und Tee mit aufs Tablett legen. Paula wäre eine Satsuma oder irgendeine andere Zitrusfrucht – jede Art von Obst – morgens auf nüchternen Magen zu viel, aber Nicola hatte die Dinger mitgebracht. Sie hatte ein Netz Satsumas gekauft, als sie fast alles andere vergessen hatte.

Paula drehte den Wasserhahn zu. Sie nahm ein Messer und fuhr mit der Spitze durch die Ritzen an der Tablettkante, um sicherzugehen, dass sie sämtlichen Grind erwischt hatte. Das Unterteil – der Sack – bestand aus irgendeinem Material, halb Baumwolle, halb Kunststoff. Sie wischte ihn mit einem feuchten Lappen ab. Sie drehte das Tablett um und sah eine Spinne – Herr im Himmel! Die war längst tot, vertrocknet und eingerollt, eingeklemmt zwischen Stoff und Holz. Paula hielt das Tablett über die Spüle und schüttelte es. Die Spinne fiel ins Spülbecken. Paula stellte das Wasser wieder an und sah zu, wie es die Spinne erreichte und sie zum Ausguss schwemmte. Beine lösten sich vom Körper. Paula drehte das Wasser ganz auf. Sie dachte schon, sie müsste mit dem Messer nachhelfen, aber das Wasser tat seinen Job. Die Spinne war verschwunden. Allerdings war ihr Bademantel ein bisschen nass geworden, vorne und einer der Ärmel.

Sie ging an die Küchentür. Lauschte.

Oben war nichts zu hören.

Sie hatte immer noch Vorsprung. Solange sie sich nicht von der WhatsApperei aufsaugen ließ. Wenn sie das zuließ, entglitt ihr die Zeit, dann entglitt ihr Nicola.

Sie hatte Hunger. Sie würde jetzt eine Scheibe Brot in den Toaster stecken. Zwei Fliegen mit einer Klappe schlagen – sie aß Toast, und der Geruch zog durchs Haus nach oben. Ehe sie es mit Butter bestrich und aß, würde sie sich damit in den Flur stellen und ein bisschen wedeln.

Sie hatte Vorsprung – so war es. Hatte den Hut auf, war für den Tag zuständig, für das Haus. Für ihr Kind und sich selbst. Schon wieder überdreht – sie musste aufpassen. Schon wieder unfair zu sich – sie *passte* auf.

Das Brot hatte schon bessere Tage gesehen, aber es war nichts verschimmelt. Sie hatte es gerade noch rechtzeitig erwischt. In der Tüte waren noch sechs oder sieben Scheiben. Eine für sich, sechs für Madam. Zwei für sich, fünf für Madam.

Ihr Telefon hüpfte auf dem Küchentisch herum. Sie steckte das Brot in den Toaster und ging zurück ins Wohnzimmer. Es sah okay aus – es sah gut aus. Sie hatte das Federbett zusammengelegt, aber jetzt stopfte sie es zurück an seinen angestammten Platz, in die Lücke zwischen Couch und Wand. Ein schmuddeliges altes Ding, bei Tageslicht betrachtet.

Paula ging wieder in die Küche. Das Toastbrot war fertig. Der Toaster hatte es auf die Anrichte gespuckt. Mit dem Geruch war es wie beim Kaffee, er war besser als der Geschmack. Sie ging mit der Scheibe in den Flur und fing an zu wedeln, wie ein Pfarrer mit dem Weihrauchkessel. *In nomine Patris.* An kleine Einzelheiten der lateinischen Messe erinnerte sie sich noch aus ihrer Kindheit, ehe sie mit Englisch angefangen hatten. *Et Filii, et Spiritus Sancti.* Sie trug den heiligen Toast zurück in die Küche. Amen. Sie würde aufs Telefon schauen, während sie ihn aß. So konnte sie die Zeit im Auge behalten, die sie ihrem Telefon gönnen würde. Sie würde sich mit dem Gesicht zur Tür setzen, falls Nicola runterkam. Sie würde überhaupt nicht sitzen. Als sie die Butter aus dem Kühlschrank holte, verriet ihr das Gewicht, dass nicht mehr viel übrig war. Sie nahm den Deckel ab. Es würde reichen.

Nicolas Töchter hatten ihr wieder geschrieben. Sie würde ihnen antworten – ihre Mammy brauchte mal Pause. Aber es waren keine kleinen Kinder mehr – sie verdienten Ehrlichkeit. Sie würde Nicola fragen, ehe sie ihnen schrieb.

Wieder Tony.

ICH SCHAU NACHHER VORBEI.

Noch eine Nachricht.

OK?

Auch was das betraf, würde sie Nicola fragen.

Dann fiel ihr Nicolas Anblick am Vorabend ein, halb tot auf ihrer Couch, fast komatös. Sie würde Nicola nicht darum bitten, irgendwas zu entscheiden.

Eine Nachricht war von Mary.

BRAUCHST DU WAS? XX ABGESEHEN VOM OFFENSICHTLICHEN X

Die konnte sie beantworten. Es war schön, wenigstens eine raushauen zu können. Das sollte reichen. Sie würde das Telefon in den Schrank legen. Zu den Weinflaschen.

GERADE NICHT. DANKE X

Jetzt würde sie Nicola erst mal den Toast und eine Tasse Tee raufbringen – sie vermutete, dass Nicola morgens Tee trank. Es war jetzt neun Uhr. Sie hörte, wie die kleinen Mädchen nebenan das Haus verließen – sie hatte gehört, wie ihre Mutter ihnen auf Polnisch befahl, sich zu beeilen. Die Worte hatte sie zwar nicht verstanden, aber trotzdem genau gewusst, was die Frau sagte – auf dem Weg zur Arbeit, unterwegs noch irgendwo das Baby abliefern, die beiden Kleinen im Schlepptau.

Sie würde den Toast doch noch nicht nach oben bringen. Zuerst würde sie nachschauen, ob Nicola schon wach war. Schlaf war wichtiger.

Sie roch ihren eigenen Toast – Gott, sie hatte vergessen, ihn zu essen. Sie konnte ihn oben auf dem Flur riechen, als sie leise die Tür öffnete.

Im Zimmer war es noch dunkel. Es war, als würde sie ein anderes Haus betreten, zu einer anderen Tageszeit. So, wie Nicola dalag, konnte sie ihr Gesicht nicht sehen, ohne aufs Bett zu klettern und die Vorhänge aufzuziehen. Still stand sie da und lauschte. Nicola schlief immer noch. Die Ärmste, sie musste tatsächlich total erschöpft gewesen sein.

– Es war der Blick, mit dem er sie angesehen hat.

Paula brauchte einen Moment, um zu kapieren – zu akzeptieren –, dass die Worte von Nicola gekommen waren.

– Sorry, Süße, ich hab dich nicht verstanden. Was hast du gesagt?

Vielleicht hatte sie sich das auch nur eingebildet, vielleicht war das mal wieder einer dieser Streiche, die ihr Hirn ihr spielte.

– Ich sagte ...

Paula hatte Nicola genau verstanden. Jedes einzelne Wort. Aber sie musste es noch einmal hören. Die Worte waren wie ein Echo – Worte aus ferner Vergangenheit.

– Es war der Blick, mit dem er sie angesehen hat, sagte Nicola.

– Um wen geht es, Süße?

– Lily.

Lily war Nicolas Jüngste.

– Wer hat sie angeschaut?

Paula graute – ganz plötzlich. Ihr graute. Der Name – der falsche Name, der richtige Name – würde alles zum Einsturz bringen.

– Keith, sagte Nicola.

– Wer ist Keith, Süße?

– Tonys Bruder.

Sie wusste jetzt wieder, wer Keith war, sie erinnerte sich an ihn. Tonys jüngerer Bruder. Mit der Impfgegnerin verheiratet. Der mit den Legastheniker-Zwillingen.

– Was ist passiert?, fragte Paula.

Sie setzte sich hin, musste sich setzen. Vor Erleichterung hatte sie ganz weiche Knie – es war nicht Tony. Erleichterung und Abscheu. Scham. Sie konnte Nicola zuhören, wäre in der Lage zu hören.

– Was ist passiert?, fragte sie noch einmal. – Liebes? Nicola?

Fast hoffte sie, sie würde Nicola weinen hören – würde hören, wie Nicola das tat, von dem sie behauptete, es nicht zu können. Paula wäre in der Lage gewesen, sie zu trösten – zumindest, es zu versuchen. Sie wäre in der Lage gewesen, aufzustehen und sich aufs Bett zu setzen.

– Kann ich die Vorhänge aufziehen?, fragte sie. – Ich mache jetzt die Vorhänge auf.

Sie lehnte sich zurück. Griff nach dem Vorhangzipfel, der ihr am nächsten war, aber um es richtig hinzukriegen, musste sie aufstehen. Sie zog den Vorhang ein Stückchen zurück – etwas mehr als eine Handbreit.

– So, sagte sie. – So ist es fein.

Gott – was sie da redete. So ist es fein. Verdammte Scheiße.

Aber es war okay, es war wirklich okay. Sie füllte die Leere mit Worten. Mit sanften Worten. Worte ohne Bedeutung. Und das war okay – es war gut. Es war keine Vermeidungsstrategie. Die Sonne würde aus dem, was sie da eben gehört hatte, das Böse nicht herausbrennen. Er hat sie mit diesem Blick angeschaut. Sie hörte die Worte. Sie hörte die Worte in Nicolas Stimme. Sie hörte sie in ihrer eigenen Stimme.

Sie setzte sich wieder hin. Vorsichtig. Ihr Rücken brachte sie schon wieder um. Versuchte, sie abzulenken.

– Wann war das, Nicola?

Nicola hatte sich nicht bewegt. Sie lag mit dem Rücken zu Paula. Das Gesicht zur Wand.

– Trauerfeier.

– Auf einer Trauerfeier?

– Ja.

– Von wem? Ich kann mich nicht erinnern, dass du bei einer Trauerfeier warst.

– Ist das wichtig?

– Nein, sagte Paula. – Ist es nicht.

– Tonys Tante. Connie.

– Ich wusste gar nicht, dass sie gestorben ist, glaube ich, sagte Paula. – An Corona?

– Und an Krebs.

– Okay, sagte Paula. – Das ist furchtbar – die Ärmste. Sag mal, hast du eigentlich Hunger?

Nicola antwortete nicht.

– Möchtest du Tee oder Kaffee?

– Tee.

– Sehr gut. Aber keinen Toast, oder?

– Nein.

– Du musst was essen, Süße.

– Nein. Muss ich nicht.

Paula stand auf. Langsam. Der Schwung hatte sie verlassen.

– Ich bin sofort wieder da, sagte sie.

Sie ging drei Schritte Richtung Tür.

– Nach der Beisetzung.

Paula blieb stehen. Schaute Nicola an. Sie konnte nur die Kopfspitze sehen.

– Sind Beisetzungen schon wieder erlaubt?, fragte sie. – Richtige Trauerfeiern, meine ich?

Sie sah, wie Nicola leicht den Kopf schüttelte.

– Nein.

Nicola bewegte sich. Sie setzte sich auf. Paula setzte sich auf die Bettkante. Aber das war schlecht – sie brauchte etwas im Rücken. Sie ging zurück zum Stuhl und hob den Überwurf vom Boden auf.

– Hier, Süße.

Sie beugte sich zu ihr und stützte ein Knie aufs Bett, um Nicola zu helfen, sich die Decke um die Schultern zu legen. Nicola brauchte keine Hilfe, aber sie half ihr trotzdem. Sie legte Nicola die Hand auf den Arm – nur eine Sekunde lang. Ihr Rücken protestierte nicht allzu sehr. Ließ es ihr durchgehen.

– Wir waren nicht mit dabei, sagte Nicola.

– Verstehe.

– Es waren nur zehn Leute erlaubt. Tonys Onkel ...

– Malcom, oder?

– Bernard.

– Wer ist Malcom?

– Keine Ahnung, sagte Nicola. – Den hast du dir ausgedacht.

– Wahrscheinlich.

– Die vier Kinder und Tante Connies Schwestern und ihr Bruder.

– Das waren dann zehn.

– Genau.

– Entschuldige, was ist nach der Beisetzung passiert?

Sie zwang sich dazubleiben. Fast hatte sie wieder vergessen, warum sie an diesem Punkt waren, was Nicola ihr da eben erzählt hatte.

– Es gab ein kleines Treffen, sagte Nicola. – Wir hätten nicht hingehen sollen.

– Wo?

– Bei Laura im Garten. Es fand alles im Freien statt.

– Wer ist das, Süße? Wer ist Laura?

– Connies Tochter.

– Tonys Cousine.

– Ja.

– Was ist passiert?, fragte Paula noch einmal.

Nicola hatte den Blick auf die offene Zimmertür gerichtet.

– Warum bin ich in diesem Zimmer?, fragte sie.

– Ich hatte keine Gelegenheit, das andere Zimmer, dein altes, aufzuräumen. Es ist mit Leannes Krempel vollgestopft – ein ziemlicher Saustall, ehrlich gesagt.

Nicola gähnte.

– Jedenfalls hast du geschlafen, sagte Paula.

– Was?

– Du hast geschlafen, ich meine bloß, weil du gesagt hast, du könntest nicht schlafen. Gestern Abend.

– Ja.

– Das ist gut – wenigstens etwas, sagte Paula.

Gott, war das hart.

– Entschuldige, sagte sie. – Ich habe dich unterbrochen. Du hast gerade von Laura erzählt – so hieß sie doch, oder?

– Ja.

– Von der Feier in ihrem Garten.

– Es war keine Feier.

– Du weißt, was ich meine, sagte Paula. Das Hinterher.

– Tony hätte allein hingehen sollen, sagte Nicola.

– Aber du bist mitgegangen.

– Ja. Ich wollte irgendwie. Himmel – dabei kannte ich Connie kaum. Und ich glaub auch nicht, dass sie Tony besonders am Herzen lag. Es ist ihm nicht besonders nahegegangen.

Nicola schaute an Paula vorbei auf das Stückchen Tag, das sie durch den Spalt in den Vorhängen sehen konnte.

– Ein Tapetenwechsel, sagte sie. – Ganz einfach. Ein Vorwand, sich schick zu machen. Gott ...

Paula wiederholte es noch einmal.

– Was ist passiert?

– Lily kam auch mit. Offensichtlich.

Nicola schaute wieder raus auf den Flur.

– Eigentlich wäre an dem Tag Schule gewesen, aber irgendwas war, eine Versammlung oder sonst was – ich weiß es nicht mehr. Jedenfalls meinte sie, sie würde mit uns mitkommen.

Nicola schaute Paula an.

– Das war schön.

– Ganz bestimmt, sagte Paula. – Als du in Lilys Alter warst, haben wir's uns auch oft schön gemacht.

Paula hochhieven, ins Bett schleppen, ihr die Kotze aus dem Gesicht wischen.

– Weißt du noch, *Dirty Dancing*?

Sie waren im Kino gewesen und hatten sich *Dirty Dancing* angeschaut, nur sie beide.

– Die Mädchen können ihn auswendig, sagte Nicola. – Genau wie ich.

– Wie schön, sagte Paula.

Nicola erzählte ihr das nicht zum ersten Mal, aber sie hätte trotzdem am liebsten geweint. Sie hatte etwas richtig gemacht bei Nicola – hatte eine einzige Sache richtig gemacht, wenigstens eine.

– Wir haben uns darüber lustig gemacht, sagte Nicola. – Weil wir uns benommen haben, als würden wir auf eine Party gehen. Lily meinte, wir könnten ja ein bisschen vorglühen. Sie fing an, sich Namen für Trauerfeier-Cocktails auszudenken.

– Sie hat Humor.

– Tod Tonic – das war einer davon.

Paula lachte.

– Von denen hatte ich auch schon ein paar.

– Irgendwann war Tony ziemlich genervt. Im Auto, auf der Fahrt dorthin.

– Wohin?

– Zu Laura – hab ich dir doch erzählt.

– Aber wo, meine ich.

– In Clongriffin.

– Also nicht so weit weg.

– Nein. Aber er hat es nicht gleich gefunden, und irgendwann war er genervt. Lily hat es dann auf Google Maps gesucht und hat Tony gesagt, wo er abbiegen muss und ...

– Das hat ihm nicht gefallen.

– Er hat es geliebt.

Verfickte Tunte.

Charlos Stimme in Paulas Kopf – sie schluckte sie runter.

– Das finde ich schön, sagte sie. – Das ist, weißt du? Das ist richtig wunderbar.

Nicola nickte.

– Ja, sagte sie. – Stimmt. Ich war ein bisschen eifersüchtig. Weil er auf sie hörte – du weißt schon.

Nicola schaute die Hände in ihrem Schoß an.

– Möchtest du jetzt vielleicht Tee, Nicola?

– Ja – danke.

– Ganz normalen, oder? Nicht Minze oder Kamille?

– Ja, ganz normal.

– Und ein bisschen Toast?

Nicola nickte wieder.

– Bin gleich wieder da, sagte Paula.

Sie musste sich am Geländer festhalten. Sie musste sich in Erinnerung rufen, dass sie nicht floh. Es brannte nicht – sie musste nicht türmen. Die Haustür stellte keine Versuchung dar. Sie würde

Frühstück machen und wieder nach oben gehen.

Trotzdem blieb sie am Fuß der Treppe stehen. Es war ein schöner Tag, das sah sie durch die geriffelte Glasscheibe, aber selbst wenn es schütten würde, wäre es eine Freude gewesen, aus dem Haus rauszukommen. Der Regen im Gesicht, Schnee, kugelgroße Hagelkörner – es wäre einfach nur wunderbar gewesen.

Paula ging in die Küche.

Ging ans Spülbecken und übergab sich. Sie drehte den Wasserhahn auf, damit Nicola sie nicht hörte. Streckte sich nach dem Radio. Sie konnte es nicht sehen, sie hatte die Augen zugekniffen, aber sie wusste, wo es stand. Sie stellte es an. Der verdammte Ryan Tubridy – aber das war ihr egal. Er würde alle Geräusche übertönen, die sie von sich gab. Sie hatte keinen Grund zur Panik – sie würde das durchstehen. Wenn sie zurück zu Nicola nach oben ging, wäre sie wieder wie neu.

O Gott, o Gott, o Gott – was würde sie zu hören bekommen? Welches Gift hatte sie an Nicola und ihre Töchter weitergegeben? Der faulige Gestank, der Verderbtheit anzog – sie war eine dreckige alte Schlampe. Sie hätte sich vor Jahren umbringen sollen.

Ihr ging's gut – ihr ging es gut. Das Gesicht nach unten zu halten, ganz nah an den kalten Wasserstrahl, tat ihr gut. Sie konnte die Augen öffnen. Sie konnte sich aufrichten. Ihr war nicht mehr schwindlig. Sie hielt die Hände unter den Wasserhahn. Hob sie ans Gesicht. Das tat gut. Sie bückte sich – es ging – und nahm den Zipfel ihres Bademantels. Das Geschirrtuch war zu kratzig. Der Bademantel war ganz weich, noch fast neu – ein Weihnachtsgeschenk von Nicolas Töchtern. O Gott, o Gott, o Gott!

Alles gut.

Sie füllte den Wasserkocher. Drehte Tubridy den Saft ab. Füllte eine Tasse mit Wasser. Steckte zwei Scheiben Brot in den Toaster.

Sie trank das Wasser, stürzte es hinunter. Gott, tat das gut.

Sie schaffte das.

Sie schaute auf ihr Telefon. Eine neue Nachricht von Mary.

WIE LÄUFT'S? X

Sie wusste nicht, was sie sagen sollte. Sie konnte keinen Witz machen, und sie konnte nicht die Wahrheit sagen.

BIS SPÄTER X

Sie scrollte sich durch die anderen Nachrichten, angefangen bei gestern Abend bis vor ein paar Minuten. Sie fand, was sie suchte. Lily. Auf WhatsApp.

NANNY? WIE GEHT'S MAM? XXX

Sie öffnete die Kontaktinfo, um sich das Foto richtig anzuschauen. Lily und der Hund, Gilbert. Kopf an Kopf – Lily beim Versuch, den Hundeblick nachzuahmen. Ein wahres Wunder von Kind. So unfassbar großartig. Als Nicola mit Lily schwanger gewesen war, lag sie monatelang zu Hause im Bett und gefühlte Wochen im Kreißsaal. Paula hatte damals schon eine ganze Weile aufgehört zu trinken und auf die beiden Großen aufgepasst. Sie hatten ein paarmal hier übernachtet. Sie hatte sie zur Schule gebracht. Sie hatte sie bekocht, sie hatte sie geliebt. Sie hatte demonstriert, hatte versucht, Nicola zu beweisen, dass sie vertrauenswürdig war. Aber selbst hatte sie nie das Gefühl gehabt, es geschafft zu haben. Die Mädchen liebten sie, das wusste Paula, aber Nicola tolerierte sie.

Der Wasserkocher klickte, und der Toaster spuckte das Brot aus, ein Gerät direkt nach dem anderen – Tadaa!

Sie schrieb Lily zurück.

IHR GEHT'S GUT, SÜSSE. IST NUR MÜDE XXX

Sie stellte den Wasserkocher weg und griff wieder zum Telefon.

BIS SPÄTER XXX

Noch ein Tattoo für ihren Nacken – Bis später – auf Griechisch. Oder Irisch.

Sie war fertig, alles bereit. Auf dem Tablett standen zwei Tassen Tee, der Tetrapak Milch, ein Teller mit einem Berg Toastbrot, mit

Butter bestrichen und geviertelt, und ein Glas Marmelade, falls jemand was wollte. Außerdem – das holte sie jetzt noch aus der Besteckschublade – ein Messer. Sie legte das Telefon aufs Tablett, nahm es wieder herunter und legte es auf den Tisch. Sie hob das Tablett auf und stellte es wieder hin. In der Besteckschublade lag ein Spiegel, den hatte sie eben entdeckt. Ein alter Spiegel aus einer Puderdose – der würde reichen.

Sie schaute hinein. Es ging, ihre Augen waren nicht allzu rot. Oben im Zimmer war es sowieso halbdunkel.

Die Zuckerdose war zu groß fürs Tablett. Sie holte eine Tasse aus dem Schrank und schüttete etwas Zucker hinein. Nahm das Tablett wieder auf.

Die Treppe raufgehen ging gut, nichts in ihr trieb sie zur Flucht. Sie hatte Riesenhunger, war irgendwie froh, dass sie sich übergeben hatte. Sie fühlte sich bereit.

Trotzdem – o Gott –, ihr graute.

Sie hörte ihr Telefon in der Küche surren. Es war das Letzte, was sie von der Außenwelt mitbekam, ehe sie Jacks Zimmer betrat.

Nicola lag wieder unter der Bettdecke.

– Die machen sich alle Sorgen um dich, Süße, sagte Paula. – Mein Telefon tanzt da unten Tango.

Nicola reagierte nicht.

– Ich hab deinen Tee. Und Toast. Also ich bin am Verhungern, ich weiß ja nicht, wie das mit dir ist. Komm, Süße, setz dich auf.

Nicola rührte sich nicht.

– Komm schon, Nicola. Du musst was essen.

Der Gedanke kam Paula erst jetzt. Nicola war wieder eingeschlafen. Wie dumm war sie eigentlich, einfach so reinzuplatzen? Nein, den schob sie weg. Sie war nur ein paar Minuten unten gewesen. Sie mussten reden. Nicola musste reden – Paula musste zuhören.

– Nicola – aufwachen!

Sie stellte das Tablett auf dem Stuhl ab. Es klirrte, die Tassen stießen aneinander, aber sie hatte nichts verschüttet. Paula schob die rechte Hand unter die Decke und ertastete einen Fuß. Sie hielt ihn fest, drückte leicht, ließ wieder locker.

– Hoch mit dir, sagte sie.

– Ich will nicht in die Schule, sagte Nicola.

Paula lächelte. Sie konnte es selbst nicht fassen, eben hatte sie noch ins Spülbecken gekotzt. Sie nahm ein Stückchen Toast vom Teller. Biss hinein.

– Mhm, ist das gut.

Nicola setzte sich auf.

Paula nahm eine Tasse vom Tablett und stellte sie aufs Fensterbrett.

– Hier, nimm das Tablett.

Sie hob es vom Stuhl.

– Streck die Beine aus.

Sie musste ein Knie aufs Bett stützen, um Nicola das Tablett hinstellen zu können. Nicola nahm es ihr ab.

– Danke, sagte sie.

– Gern geschehen.

Sie nahm noch einen Bissen, ehe sie wieder aufstand.

Vom Stuhl aus kam sie bequem an ihre Tasse. Sie hatte sich unten in der Küche schon Milch eingefüllt. Der Toast ging ihr runter wie Wein – Gott, war das köstlich, vor allem die geschmolzene Butter.

Nicola hatte nach dem Henkel gegriffen, aber sie hatte die Tasse nicht vom Tablett gehoben.

– Vergiss die Milch nicht, Süße, sagte Paula.

Nicola nahm den Tetrapak. Erleichterung. Bei der Bewegung hatte sie ein bisschen benebelt gewirkt, wie unter Drogen, und Paula hatte schon befürchtet, sie hätte was genommen. Sie hatte sich gefragt, ob ihre Ärztin ihr was verschrieben hatte, Antidepressiva oder so was, und ob sie danach suchen sollte, sie an sich nehmen sollte. Nicola war ohne Tasche und ohne Jacke hergekommen, aber Paula wusste, wenn es darum ging, Dinge zu verstecken, wurden verzweifelte Menschen zum Genie.

Nicola drehte den Deckel von der Milch. Es war ein kleiner Karton, ein halber Liter, also ging es leicht. Sie schenkte sich die Milch in die Tasse – exakt so viel, wie sie wollte. Schraubte den Deckel wieder dauf. Nahm ein Stückchen Toast vom Teller und biss hinein.

– Marmelade willst du keine, oder?

Nicola schüttelte den Kopf.

– Okay, sagte Paula.

Sie hielt die Tasse mit beiden Händen umfasst. Sie schaute Nicola zu, wie sie sich den Rest Toast in den Mund schob.

– Also, sagte sie.

Nicola griff nach dem nächsten Stück.

– Was ist dann passiert?, fragte Paula. – Als ihr bei Laura wart?

Nicola schraubte den Deckel vom Marmeladenglas und nahm das Messer.

– Ich hab's mir anders überlegt, sagte sie.

– Nur zu.

Nicola hatte den Toast zurück auf den Teller gelegt. Sie nahm das Glas, hielt es schräg und holte mit dem Messer einen Klecks Marmelade heraus, direkt auf den Toast.

– Sie waren alle im Garten, sagte sie. – Wir mussten nicht durchs Haus. Seitlich ist ein Gartenweg. Aber es war trotzdem ein bisschen eng, es waren viel zu viele Leute da, Mindestens vierzig, und die Gärten dort sind echt winzig. Neubausiedlung halt. Im Haus waren auch Leute, ein einziges Kommen und Gehen. Gemma, die Frau von Keith – Gott, wie ich die hasse! –, ist ständig rein- und rausgerannt, ohne Maske oder irgendwas. Hat Tonys Tanten und Onkeln mitten ins Gesicht geatmet.

Paula stellte die Tasse aufs Fensterbrett. Sie beugte sich vor und nahm ein Stück Toast.

– Wie lange ist das her, Nicola? Du hast mir, glaube ich, nie was von einer Beerdigung erzählt.

– Ein paar Wochen, sagte Nicola.

– Oh, ach so.

– Ich stand mit Hazel zusammen.

– Welche Hazel?

– Tonys Schwester, Mammy – Himmel noch mal!

– Ach, die Hazel. Gut.

– Wie viele Hazels kennst du denn?

– Jede Menge – hör auf jetzt. Erzähl weiter.

– Hazels Kinder und noch ein paar andere – Cousinen von Lily – wollten raus auf die Straße, und ich habe ihr erlaubt mitzugehen.

Nicola senkte den Blick aufs Tablett.

– Soll ich dir das Ding abnehmen, Süße?

Nicola antwortete nicht. Paula stand auf, um danach zu greifen.

– Nein, lass, sagte Nicola.

– Okay.

Sie wollte sich nicht wieder hinsetzen, tat es doch.

– Was ist passiert?

– Ich stand zufällig so da, sagte Nicola. – Deshalb …

– Was, deshalb, Süße?

– Ich stand mit dem Gesicht zum Garten, sagte Nicola. – Also mit dem Rücken zur Gartenpforte.

– Durch die Lilys Cousinen auf die Straße gingen.

– Und Lily.

– Natürlich. Und Lily.

– Keith, sagte Nicola. – Er hat sie so angesehen. Er hat sie verfolgt, als sie an ihm vorbeiging.

– Wie, verfolgt?

– Mit dem Blick.

Nicola hob den Kopf und schaute Paula an.

– Er stand noch näher bei mir, als du jetzt bist, sagte sie. – Ich habe ihm direkt ins Gesicht geschaut. Und bin seinem Blick gefolgt. Dabei wusste ich es schon. Ich wusste, dass er Lily nachschaute. Und was für ein Blick das war. Sie ist fünfzehn.

– Ja.

– Und sie sieht aus wie fünfzehn.

Paula nickte.

– Er stand – Keith stand mit einem von Tonys Cousins zusammen, ein Typ im selben Alter. Dann hat er gesagt, er, also Keith, er meinte: Ist die heiß.

– O Gott.

– Ich glaube, es war ihm völlig egal.

– Dass du ihn gehört hast.

– Ja.

– Widerliches Arschloch, sagte Paula.

– Er hat es zwar nicht direkt gerufen, aber geflüstert hat er auch nicht. Es war ihm egal, ob jemand ihn hörte. Er sagte es ganz beiläufig, als würde er übers Wetter sprechen. Ist *das* heiß – so ungefähr.

– Und er kann nicht zufällig …?

– Nein!

– Okay, sagte Paula. – Tut mir leid.

Gott, wie blöd von ihr – was sollte das? Nicola anzweifeln. Bei der allerersten Chance, sie hatte augenblicklich die Gelegenheit ergriffen, ihr ein Bein zu stellen, sie als hysterisch hinzustellen. Paula wollte das nicht, es war das Letzte, was sie wollte.

– Erzähl weiter, Süße. Bitte.

– Na ja, sagte Nicola. – Ich war sicher nicht die Einzige, die ihn gehört hat.

– Hat – wie hieß sie gleich noch mal, die Frau, mit der du zusammenstandest, Hazel? Hat Hazel ihn gehört?

– Bestimmt.

– Hat sie etwas gesagt?

– Nein.

– Oder dich angesehen?

– Nein.

– Hat Lily ihn gehört?

– Nein. Nein. Sie war schon um die Ecke.

– Mit den anderen Kids.

– Ja.

– Himmel, Nicola – es tut mir so leid. Das ist einfach schrecklich. Richtig übel.

Nicola musterte ihren Tee. Sie neigte die Tasse und starrte hinein.

– Wo war Tony?, fragte Paula.

– Weiß ich nicht genau, sagte Nicola. – Ich hab nicht nach ihm gesucht. Ich glaube, er unterhielt sich gerade mit seinen Tanten und Onkeln. Sie waren irgendwie alle zusammen, saßen auf Stühlen. Also die Gartenstühle, meine ich.

– Hat Tony mitbekommen, was sein Bruder gesagt hat?

– Nein, sagte Nicola. – Ich glaube nicht.

– Hast du es ihm gesagt?

– Was?

– Hast du ihm das erzählt, hinterher, meine ich? Hast du ihm erzählt, was du gehört hast?

– Nein.

Nicola starrte immer noch in die Tasse.

– Hab ich nicht.

– Okay.

– Ich hab es niemandem erzählt, sagte Nicola.

Sie stellte die Tasse aufs Tablett.

– Gar niemandem.

– Wieso nicht?

Nicola antwortete nicht.

Paula hatte gesehen, dass Charlo Nicola angeschaut hatte, so wie sie sich vorstellte, dass Nicola gesehen hatte, wie Tonys Bruder Lily angeschaut hatte. Paula hatte es gesehen – und sie hatte gesehen, wie Nicola sie ansah, ihren um Hilfe flehenden Blick. Und Paula hatte die Bratpfanne vom Herd genommen und ihm über den Schädel gezogen. Sie hatte nicht gezögert. Sie hatte sich keine Zeit genommen, um zu zweifeln oder über Konsequenzen nachzudenken. Sie hatte getan, was sie tun musste, das Allernatürlichste. Sie hatte nicht gewusst, ob sie Charlo damit umbrachte, es hatte sie nicht interessiert.

Sie wiederholte die Frage.

– Wieso nicht?

Diesmal, fand sie, klang es, als würde sie ein bisschen auf Nicola herumhacken.

Vielleicht tat sie es auch.

– Was, wieso nicht?

– Ich weiß auch nicht, sagte Paula.

– Wir waren auf einer Trauerfeier, sagte Nicola.

– Ja, klar.

– Ich wollte kein Fass aufmachen.

– Das versteh ich.

Paula seufzte.

– Das verstehe ich, wiederholte sie. – Und hinterher, Süße?

– Was?

– Danach hast du auch nichts gesagt?

– Nein.

– Nicht zu Tony und auch nicht zu, wie hieß der noch, Keith?

Nicola antwortete nicht.

– Hast du – hast du was zu Lily gesagt?

– Nein!, sagte Nicola.

– Okay.
– Sie hat es nicht mitbekommen.
– Diesmal nicht, sagte Paula.

Sie ging zu weit – sie war gemein. Der Drang, gegen Nicola zu sticheln, ihr Vorwürfe zu machen, es machte ihr fast Spaß. Nicola saß auf der Anklagebank, und Paula wusste, dass sie unfair war, dabei wollte sie das gar nicht. Aber es fiel ihr schwer, das Gefühl zu verdrängen – zur Abwechslung war Paula die Anklägerin.

Nicola schwieg. Sie hatte sich nicht bewegt. Jetzt hoffte Paula, dass Nicola es gar nicht mitbekommen hatte.

– Du blöde Fotze.

Paula wandte den Blick zur Tür, um zu sehen, von wem das gekommen war.

Von Nicola – natürlich war das Nicola gewesen.

– Entschuldige, sagte Paula. – Es tut mir leid.

Sie sagten beide kein Wort mehr. Eine Minute lang. Zwei Minuten. Paula widerstand dem Drang, rauszugehen, aufzustehen, sich vorzubeugen und nach dem Tablett zu greifen – es über Nicola umzukippen oder die Treppe runterzutragen. Das Bedürfnis zu schreien. Das Bedürfnis, über sie herzufallen. Zu weinen, zu kreischen. Um Verzeihung zu bitten. Missbrauch zu brüllen. Sich hinzulegen, sich aus dem Leben zu zwingen. Was hatte sie getan? Wie war das passiert?

Sie saß da – auf ewig. Ließ Nicola nicht aus den Augen. Sie wollte sprechen, wollte unbedingt etwas sagen, um es wiedergutzumachen, etwas, das ihnen half, weiterzumachen oder an den Punkt zurückzukehren, bevor sie ihr dummes Maul aufgemacht hatte. Nur hatte sie keinen blassen Schimmer, was – sie hatte keine Ahnung, was sie sagen sollte. Es gab keine Zauberworte, zumindest keine, die sie kannte. Die, mit denen sie es versucht hatte, waren alle nutzlos. Ich liebe dich. Du kannst mich mal. Mach mit mir, was du willst. Bitte nicht – bitte,

Charlo – bitte nicht. Es tut mir leid.

Frag mich, frag mich, frag mich.

– Nicola ...

– Was?

– Kann ich was sagen?

– Du hast schon einiges gesagt.

– Nein, hab ich nicht, eigentlich nicht.

– Was?

Sie würde sich nicht noch einmal entschuldigen. Das war sinnlos. Nicola würde es heraushören – Paula, die sich selbst leidtat.

– Mach dir keine Vorwürfe, sagte Paula.

– Tu ich nicht.

– Doch, tust du – wenn du auch nur ein bisschen nach mir kommst. Und bevor du jetzt sagst, du kommst nicht nach mir: Du hast recht. Das stimmt in ganz vielen Bereichen, ich wüsste gar nicht, wo ich anfangen soll, aber gleichzeitig hast du auch nicht recht.

Nicola reagierte nicht. Das war gut, beschloss Paula. Sie konnte weiterreden. Nicola wollte hören, was sie zu sagen hatte.

– Du bist eine Frau, Süße, sagte Paula. – Du bist an allem schuld, an absolut allem.

Sie wünschte, ihre Tasse wäre nicht leer. Es war zwar gut, das Teil zwischen den Händen zu halten, aber sie hatte Durst, Gott, war sie durstig! Ihr pochte der Schädel. Aber sie würde jetzt nicht aufhören. Sie würde sich nicht erlauben, das als Ausrede zu benutzen, um runterzugehen und Wasser aufzusetzen. Sie musste es jetzt hinter sich bringen. Solange sie sich selbst über den Weg traute. Solange sie ihren Worten traute.

– Und der erste Mensch, der dir die Schuld gibt, bist du selbst, sagte sie. – Stimmt's, oder hab ich recht?

Nicola warf ihr einen Blick zu.

– Du machst dir Vorwürfe, weil du nichts unternommen hast.

Hättest du was unternommen, würdest du dir genauso Vorwürfe machen. Du bist schuld, dass dieser Drecksack Lily so angesehen hat, wie er's getan hat. So denkst du, und so fühlst du. Zumindest habe ich so gefühlt.

Nicola schaute sie jetzt an, schaute nicht mehr weg.

– Fühlst du immer noch so?

– Nein, sagte Paula. – Nein, nein, ich glaube nicht. Vielleicht bin ich inzwischen zu alt. Nein, nein, das stimmt nicht.

– Was meinst du damit?

– Ich denke heute nicht mehr so. Deinetwegen.

– Was soll das heißen, meinetwegen?

– Weil ich dich erlebt habe, sagte Paula. – Weil ich mitbekommen habe, wie du lebst. Wie du – wie heißt das immer? Wie du dich gebärdest, wie du dich schon immer gebärdet hast, Und weißt du was, Nicola? Das ist dir nicht einfach in den Schoß gefallen. Und du hast es definitiv nicht von deinem Vater. Das fällt mir jetzt erst auf, wo ich darüber spreche.

– Was meinst du?

– Deine Widerstandsfähigkeit ist das eine. Dein Geist – mir fällt kein anderes Wort ein. Ich meine das nicht gespenstisch. Ich meine deine Kraft und deine Energie. Und – Himmel, Süße – deine Anmut. Wie du dich ... Ich bin froh, dass ich das so sagen kann.

Das Wasser stand ihr ganz plötzlich in den Augen, ihr Kopf lief über. Die Tränen rollten aus ihr heraus, es war kein Schwall.

Sie stellte die Tasse aufs Fensterbrett zurück. Ganz vorsichtig, sie sah alles verschwommen. Sie musste sich die Augen abwischen. Sie konnte nichts sehen, aber sie wollte Nicola sehen. Sie legte sich die Hände vor die Augen. Hielt sich davon ab, sich dafür zu entschuldigen. Tut mir leid – wie dumm von mir, hier rumzuheulen. Sie tupfte sich mit den Daumen die Tränen weg, um wieder klar zu sehen. Sie wischte sich mit dem Ärmel das Gesicht trocken, erschrak dabei ein bisschen, sie war immer noch im Bademantel.

– Na, wir sind ja zwei schöne Schlampen, sagte sie. – Immer noch im Schlafanzug.

Sie war enttäuscht. Sie hatte gehofft, Nicola mitweinen zu sehen. Aber Nicola weinte nicht.

Auch gut, dachte Paula. Darum ging es schließlich nicht. Es ging hier nicht um Tränen.

– Du hast was gesagt. Vorhin, meine ich. Du hast gesagt, es war der Blick, mit dem – ich vergesse immer wieder den Namen von dem Arschloch.

– Keith.

– Richtig, sagte Paula. – Es war der Blick, mit dem er Lily angesehen hat.

– Genau.

– Willst du noch etwas sagen?

Nicola antwortete nicht.

– Wollen wir noch etwas Tee?, fragte Paula. – Die Frage ist wahrscheinlich leichter zu beantworten, oder?

– Ja.

– Super, sagte Paula. – Werbeunterbrechung. Ich glaube nicht, dass ich Kekse im Haus habe.

– Ist egal.

– Ich könnte welche holen gehen.

– Und nie mehr wiederkommen.

Paula stand auf.

– Ich komme immer zurück, sagte sie. – Ich bin nie abgehauen.

– Aber ich? Willst du das damit sagen?

Gott – was hatte Paula da gesagt? Hatte sie damit alles von eben kaputtgemacht? Sie ließ nicht zu, dass die Panik sie packte.

– Nein, sagte sie. – Nein, das will ich nicht damit sagen.

Sie nahm das Tablett vom Bett.

– Ich gehe nicht wieder zurück, sagte Nicola.

– Gut, sagte Paula. – Bin gleich wieder da. Möchtest du noch was essen?

– Nein.

– Wirklich nicht? Während ich unten bin?

– Nein.

– Gut.

Sie ging ins Bad und stellte das Tablett auf den Boden. Sie hatte die Tür offen gelassen. Wenn Nicola sich ein bisschen vorbeugte, konnte sie ihrer Mutter beim Pinkeln zusehen. Sie zog sich das Höschen hoch. Wusch sich die Hände. Hob das Tablett wieder auf. Ihr Rücken ließ sie in Ruhe. War das ein gutes oder ein schlechtes Zeichen? Es war überhaupt kein Zeichen.

Sie machte den Wasserkocher halb voll.

Sie tippte den Bildschirm ihres Telefons an, um nachzuschauen, ob sie verpasste Nachrichten oder Anrufe hatte. Mary hatte wieder geschrieben.

ALLES GUT? BRAUCHST DU WAS? X

Sie durfte sich nicht ablenken lassen.

ALLES GUT. MELDE MICH SPÄTER X

Sie nahm die Tassen und den Teller vom Tablett, auch die Marmelade. Spülte die Tassen ab. Diese beiden waren schöner als die anderen, die sauberen. Es beschäftigte sie, hielt sie vom Telefon fern.

Sie trocknete die Tassen ab. Sie wollte eigentlich keinen Tee mehr, aber wenn sie wieder oben war, würde sie ihn wollen. Sie würde die Tasse zwischen den Händen haben wollen, würde was zu tun haben wollen und den Geschmack – um dazubleiben. Ruhig. Um bei Sinnen zu bleiben. Das war etwas, das sie oft dachte oder hörte. Bei Sinnen bleiben, den Verstand wahren. Männer mussten sich nie um ihren Verstand sorgen. Männer waren nie verrückt. Nur die Mädchen.

Oben wurde die Badezimmertür geschlossen, das hörte sie.

Nicola, sie war aus dem Bett.

Sie übergoss einen der Teebeutel mit heißem Wasser.

Tony hatte auch wieder geschrieben und zweimal angerufen.

Armer Tony.

Armer Tony mit seinem notgeilen Bruder.

WIE GEHT ES IHR? IST IHR AKKU LEER?

Wusste er davon?

GUT, MELD MICH SPÄTER

Hatte er es geahnt? Hatte er gesehen, wie dieser Keith Lily anglotzte? Er hatte ihn sicher schon früher in Aktion erlebt, immer, wenn sie unterwegs gewesen waren. Vielleicht hatte er selbst mitgemacht. Sie wusste es nicht – sie wurde unfair. Vielleicht. Sie wusste nicht, ob Tony und Keith sich nahestanden, ob sie gut miteinander klarkamen oder sich nicht ausstehen konnten. Es war eine Trauerfeier gewesen – deshalb waren die Brüder gleichzeitig in einem Garten gewesen. Sie konnte sich nicht daran erinnern, dass Tony Keith jemals erwähnt hätte, oder Nicola, außer wenn Nicola über Keiths Frau lästerte – den Namen hatte Paula schon wieder vergessen.

Sie legte das Telefon auf den Tisch, griff zum Tablett.

Nächste Runde.

Nicola saß wieder im Bett, genauso wie eben, als Paula rausgegangen war. Sie hatte sich nicht wieder unter die Decke verkrochen.

– Bitte sehr, sagte Paula.

Sie stellte das Tablett auf den Stuhl.

– Wie spät ist es eigentlich, Süße?

– Keine Ahnung.

Nicola trug eine hübsche Armbanduhr mit großem Ziffernblatt wie bei einer Männeruhr. Welche Marke, das wusste Paula nicht mehr. Kein Name, den sie kannte.

– Egal, sagte sie. – Willst du das Tablett wieder auf dem Schoß oder lieber daneben?

– Daneben.

– Gut, sagte Paula. – Rutsch mal ein Stück, sonst fällt es noch runter.

Sie parkte das Tablett auf der Bettdecke und setzte sich auf den Stuhl. Sie wünschte, sie wäre dort, wo das Tablett war, neben Nicola.

– Was ist mit deiner Arbeit?, sagte sie.

– Was soll damit sein?

– Hast du angerufen?

– Nein, sagte Nicola. – Warum sollte ich?

– Das war nur eine Frage, Nicola. Du arbeitest heute nicht. Wissen die Bescheid? Mehr wollte ich gar nicht sagen.

– Es gibt keine »die«, sagte Nicola. – Ich bin »die«.

– Das wusste ich nicht … ich glaube nicht. Das ist ja toll – Himmel!

– Das hab ich dir erzählt.

– Ja, aber trotzdem. Ich, ich glaube nicht, dass ich es wirklich kapiert habe. Es gibt gar keinen Boss?

Nicola verkaufte Fitness-Equipment. Im ersten Lockdown hatte sie Paula erzählt, sie hätte noch nie so viel zu tun gehabt. Die Fitnessstudios waren alle geschlossen, die Leute richteten sich zu Hause ihr eigenes Studio ein. Sie hatte Paula eine Rudermaschine angeboten.

– Es gibt niemanden, bei dem ich mich krankmelden muss, sagte Nicola. – Ich bin mein eigener Chef.

– Großartig, sagte Paula. – Das könnte ich nie.

– Das hast du doch jahrelang getan.

– Nein, hab ich nicht.

– Du warst auch deine eigene Chefin.

– Nein, war ich nicht – oder etwa doch?

– Doch, klar, sagte Nicola. – Meistens jedenfalls.

– Ich war Putzfrau, Süße.

– Du warst selbstständig.

Paula fing an zu lachen.

– Das sagt sie mir jetzt.

Sie nahm die Tasse vom Fensterbrett.

– Das ist mir egal, sagte Nicola. – Die Arbeit. Die geht mir am Arsch vorbei.

– Oh.

– Oh?

– Na ja, das sieht dir nicht ähnlich.

– Machst du dir Sorgen?

– Natürlich mache ich mir Sorgen, sagte Paula. – Ja, ich mach mir Sorgen.

– Hast du Angst, dass du jetzt nichts mehr abbekommst?

Paula schaute in ihren Tee.

– Ich bin dir dankbar, sagte sie. – War ich immer. Aber weißt du was, Nicola? Leck mich am Arsch!

Sie schaute Nicola an, wie Nicola sie angesehen hatte.

– Tut mir leid.

– Okay, sagte Paula.

Sie stand auf. Vorher stellte sie die Tasse ab. Meinte, beide Hände zu brauchen, um sich vom Stuhl hochzudrücken. Aber es ging. Nicola Kontra zu geben, hatte unfassbar gutgetan.

– Ich mache die Vorhänge noch ein Stück auf, sagte sie. – Es ist zu dunkel. Das macht mich ganz müde.

– Okay.

– Was ist mit dem Fenster?

– Was soll damit sein?

– Soll ich uns frische Luft reinlassen?

– Okay.

– Nur ein bisschen – so ist gut.

Sie streckte die Hand nach draußen, in den Tag hinein.

– Ist schön heute, da draußen.

Drüben auf der Allwetteranlage fand ein Training oder so was statt. Das hatte sie seit Ewigkeiten nicht mehr gesehen. Eine Horde Mittelschüler, Mädchen und Jungen gemischt. Sie liefen um bunte Hütchen herum. Sie hörte eine Lehrerin irgendwelche Anweisungen rufen.

Sie konnte wieder sitzen. Sie lehnte sich zurück und griff zu ihrer Tasse. Nicola lag auf ein paar Kissen gestützt. Ein Kopfteil gab es nicht, deshalb lehnte ihr Kopf an der Wand. Es sah unbequem aus. Sie sah schrecklich aus. Paula konnte sich nicht erinnern, Nicola jemals so erlebt zu haben – blass, fleckig, so unglücklich. Es war viel zu hell im Zimmer, sie hätte die Vorhänge in Ruhe lassen sollen.

– Nicola. Nicola?

– Ja.

– Willst du reden?

– Nein.

– Es war der Blick, mit dem er sie angesehen hat, sagte Paula. – Dieser Keith. Das waren deine Worte.

– Ich weiß.

– Wie hast du das gemeint?

– Keine Ahnung.

– Nicola, das waren deine Worte, das hast du gesagt.

– Ich weiß, ich hab dich schon gehört.

– Und ich habe dich gehört, sagte Paula.

– Er hat mich daran erinnert.

Ihre Stimme klang anders, als würde ihr jemand die Kehle zudrücken, als würde jemand sie würgen. Vielleicht lag es an der Haltung, in der sie lag, aber Paula wusste, dass die Körperhaltung nichts damit zu tun hatte.

– An deinen Vater, sagte sie.

Ihre eigene Stimme klang auch anders, dachte sie.

– Sein Gesicht hat dich an das von deinem Vater erinnert. Habe ich recht?

Los, weine, dachte sie – flehte sie. Wein jetzt, Liebes, bitte. Dann könnte sie auch weinen. Mit Nicola.

– Ja.

Sie hörte Nicola atmen. Sie hörte sich selbst. Sie hörte die Lehrerin draußen. Sie hörte Mädchenstimmen lachen.

– Okay, sagte sie.

Nicolas Haare waren kürzer als früher. Sie konnte sich nicht mehr dahinter verstecken. So, wie sie dalag, hätte sie jetzt genau das getan, sich hinter ihren Haaren versteckt.

– Himmel, Süße ...

– Hör verdammt noch mal auf, mich Süße zu nennen.

– Was?

– Du hast mich nie Süße genannt, sagte Nicola. – Mich nicht und auch sonst niemanden. Jetzt nennst du plötzlich alle Leute Süße. Nur, weil deine beste Freundin Mary alle Leute so nennt – das ist echt erbärmlich.

– Weißt du was, Nicola?, sagte Paula. – Du hast tatsächlich recht. Du kannst mich aber trotzdem mal.

– Du kannst dich selber, Süße.

– Nicola ...

– Jaja, ich weiß. Als ich gesehen habe, wie er Lily anschaut – sein Gesicht. Dieser Blick. Er hat mich erinnert an ... Ich weiß nicht mal, wie ich ihn nennen soll.

– Früher hast du ihn Daddy genannt oder Da.

– Das mach ich nicht.

– Okay.

– Das kann ich nicht.

– Nenn ihn, wie du willst, sagte Paula.

Sie musste sich zwingen, Charlo nicht zu verteidigen, seinen Status als Nicolas Vater. Er *war* dein Vater, Nicola – so schlimm war er gar nicht.

– Sprich weiter, Süße – entschuldige, Liebes. Ist das okay?

– Ja.

– Darf ich dich Liebes nennen?

– Ja.

– Na, Gott sei Dank. Sprich weiter.

Nicola bewegte sich, stöhnte beim Verlagern des Gewichts.

– Ich dachte …, fing sie an und brach ab.

Sie bewegte sich wieder. Das Tablett wackelte. Nicolas Tasse schwappte über. Paula stand auf, nahm das Tablett vom Bett und wartete, bis Nicola so weit war, aber Nicola legte sich gerade auf den Rücken, als wollte sie schlafen. Paula brachte das Tablett raus auf den Flur und ließ es dort stehen. Sie ging zurück ins Zimmer.

Nicola starrte an die Decke.

– Himmel, sagte Paula. – Wenn du so daliegst, komme ich mir vor wie eine Psychiaterin.

– Sie ist hübsch, sagte Nicola.

– Wer, Süße – Liebes? Wer? Lily?

– Beyoncé.

– Wie bitte?

Paula folgte Nicolas Blick und entdeckte das Poster an der Decke. Es war kein so großes wie die Dinger an den Wänden. Es war eine Seite aus einer Zeitschrift, die Anzeige für eine ihrer CDs.

Sie lachte.

– Weißt du was?, sagte sie. – Das habe ich noch nie da kleben gesehen. Ist das Beyoncé?

– Ja, sagte Nicola. – *Dangerously in Love.*

– Sie ist wirklich umwerfend, auch wenn ich sie nicht richtig sehen kann.

Paula lachte wieder.

– Ich hab mich manchmal gefragt, ob Jack schwul ist, sagte sie. – Ich hätte es nicht schlimm gefunden.

– Vielleicht ist er's ja, sagte Nicola.

– Na ja, nicht, wenn's nach der Frau an der Decke geht.

– Sie ist eine Schwulenikone, sagte Nicola.

– Himmel noch mal, jede Frau, die jemals gesungen hat, ist heutzutage eine Schwulenikone. Aber was weiß ich schon davon – ich habe keine Ahnung.

Sie betrachtete die anderen Bilder an den Wänden und die Konzertkarten, die Jack sich mit Tesafilm übers Bett geklebt hatte. Arctic Monkeys, Arcade Fire, Lupe Fiasco.

– Wie kann es sein, dass du das nie gesehen hast?

– Ich habe nie hingeschaut, sagte Paula. – Ich habe es nie bemerkt.

Beim Reden überkam sie das Gefühl, sie wäre reingelegt worden. Als hätte sie in Wirklichkeit auf eine ganz andere Frage geantwortet. Ich habe nie hingeschaut – ich habe es nie bemerkt.

– War zu beschäftigt, seine Klamotten vom Fußboden zu sammeln.

Schon wieder eine Falle – sie konnte sich nicht erinnern, jemals Nicolas Klamotten aufgesammelt zu haben. Kein einziges Mal. Sie war Jack eine vollkommen andere Mutter gewesen – eine Quelle des Stolzes. Und der Scham. Sie hatte sich immer geschämt – das würde auch immer so bleiben. Sie wünschte, sie säße gerade mit Jack hier. Das wäre so viel leichter. Wahrscheinlich machte sie sich auch hier etwas vor. Seine Zeit würde schon noch kommen. Sein Tag der Abrechnung.

– Egal, sagte sie. – Du wolltest eben was sagen, bevor du von Beyoncé angefangen hast.

– Ich kann mich nicht daran erinnern.

– Doch, kannst du, sagte Paula. – Ich dachte, hast du gesagt. Du hast gesagt: »ich dachte«. Dann hast du aufgehört.

– Genau das dachte ich, sagte Nicola.

– Was meinst du damit?

– Ich dachte, ich hätte damit aufgehört. Es gestoppt.

– Womit aufgehört?

– Du hast damit aufgehört, mich Süße zu nennen.

– Womit aufgehört, Nicola?

– Ich vermisse es irgendwie.

– Nicola.

– Ihn.

Es klang wie der Name eines Horrorfilms.

– Deinen Vater, sagte Paula.

Nicola schaute zu Beyoncé hoch.

– Als du Keith gesehen hast.

– Keith ist mir scheißegal, sagte Nicola. – Er ist nur irgendein Idiot. Die Welt ist voll von Keiths.

– Stimmt. Ich weiß.

– Er hat Töchter.

– Keith? O Gott.

– Ja.

– Glaubst du …?

– Nein, sagte Nicola. – Falls du mich fragen willst, ob ich glaube, dass er ihnen was angetan hat. Oder antun würde. Nein. Ich bezweifle es. Es interessiert mich nicht.

– Nicola.

– Es. Interessiert. Mich. Nicht. Es ist mir scheißegal. Ich dachte, ich hätte es geschafft.

– Was geschafft?

– Ihn loszuwerden.

– Deinen Vater.

– Meinen Kindern wird niemals jemand so was antun, sagte Nicola.

Paula dachte – sie wusste –, dass sie das, was sie zu hören bekommen würde, nicht überleben würde.

– Was antun, Nicola?

Sie hoffte, Nicola würde nicht antworten.

– Was, Nicola? Hat dein Vater …?

Paula richtete sich auf.

– Kannst du dich an damals erinnern? An den Morgen, als ich ihn rausgeschmissen habe?

– Ja.

– Ich habe gesehen, wie er dich anschaut, sagte Paula. – Unsittlich – ist das Wort okay für dich?

– Ja.

Nicola starrte immer noch an die Decke.

– In der Sekunde, als ich das sah, sagte Paula. – Und als ich dich sah, da habe ich die Bratpfanne gepackt und auf ihn eingeschlagen. Weißt du das noch?

– Ja.

– Das war damals der Grund.

– Ja.

– Und du warst dabei.

– Ja.

– Gut, sagte Paula. – Ich muss dir sagen – also – mehr habe ich nie gesehen. Es war genug, mehr als genug. In der Sekunde, als ich es sah. Aber, wie gesagt, das ist alles, was ich gesehen habe. Das ist …

Sie würde nicht weinen. Sie durfte jetzt nicht ablenken.

– Das ist alles, woran ich mich erinnere, sagte sie. – Alles, was ich sah.

Nicola reagierte nicht darauf. Die Stille war entsetzlich.

– Liebes? Nicola?

Nicola drehte den Kopf und schaute Paula direkt an. Sie wirkte jünger, so wie sie dalag. Fast wie ein Kind. Wie Paulas Kind.

– Was?, fragte Nicola.

– War da noch mehr?

– Mehr was?

Ein Klingeln, ein Hämmern an der Haustür, ein Vogel, ein Fußball gegen's Fenster – egal was, alles wäre perfekt gewesen, alles, das Paula hätte vom Stuhl springen und fliehen lassen.

– Du weißt, was ich meine, Nicola, sagte sie.

– Ja.

– War da noch mehr?

– Ja.

– Himmel, Liebes – o Gott. Ich weiß nicht, was ich sagen soll.

– Toll, sagte Nicola. – Ist egal.

– Was ist passiert?, fragte Paula.

Sie überraschte sich selbst damit, dass sie die Worte ausgesprochen hatte, dass sie sie aussprechen konnte. Sie saß immer noch da, schaute Nicola immer noch ins Gesicht.

– Er hat mir die Hand auf den Rücken gelegt, sagte Nicola. – Hat sie liegen lassen. Rieb sie an mir. Rauf und runter.

– Himmel ...

– Und er war ... viel zu nah.

– Wie lange ging das, weißt du das noch?

– Ich bin hier nicht diejenige mit Gedächtnisproblemen. Süße.

– Erzähl es mir.

– Nicht so lang, sagte Nicola. – So ungefähr eine Woche lang. Drei Mal.

– Und dann habe ich ihn gesehen. War es so? Ist es so gewesen?

– Er meinte, ich würde mal einen Mann sehr glücklich machen, sagte Nicola.

– Das hat er gesagt?

– Ja.

– War ich da?

– Nicht wirklich, sagte Nicola.

– Was?

Nicola antwortete nicht.

– Was meinst du damit?

Nicola sagte nichts.

– Nicola, was hast du damit gemeint? Wann war das?

– Am Abend davor.

– Bevor ich es gesehen habe? Am Abend, bevor ich ihn schlug?

– Ja.

– Okay, sagte Paula. – Nicola?

– Was?

– Wenn ich ihn gesehen hätte, wenn ich ihn gehört hätte. Damals, an dem Abend davor, ich hätte ihn umgebracht. Okay?

– Okay.

– Ich hätte ihn verdammt noch mal umgebracht.

– Du hast gepennt.

– Wie bitte?

– Du warst weggetreten, sagte Nicola. – Unten. Ich habe versucht, dich zu wecken.

– Und da hat er das zu dir gesagt?

– Ja.

– Sorry – wo war ich? Auf der Couch?

– Genau.

– Entschuldige.

Paula stand auf.

Ihr wurde schlecht. Schon wieder. Sie wollte sich übergeben. Sie wollte es ausspucken, es auskotzen. Loswerden. Das Böse. Aber sie konnte das Zimmer nicht verlassen. Wenn sie jetzt ging, würde sie nicht wieder zurückkommen. Dazu wäre sie nicht in der Lage. Aufstehen reichte offensichtlich, und die Entscheidung, nicht rauszugehen. Sie hatte sich unter Kontrolle. Es ging ihr gut. Sie konnte weitermachen.

– Warum?, fragte Nicola.

Sie saß wieder aufrecht. Paula hatte nicht mitbekommen, wie sie sich aufgesetzt hatte.

– Warum was?

– Warum hast du eben Entschuldige gesagt?

– Ich weiß es nicht.

– Lügnerin.

– Es spielt keine Rolle, sagte Paula.

Sie setzte sich hin.

– Ich dachte, ich müsste aufs Klo, sagte sie. – Eigentlich, ganz ehrlich, dachte ich, ich müsste mich übergeben.

– Okay.

– Gut.

– Und? Musst du?

– Nein, sagte Paula. – Muss ich nicht. Mir geht es gut. Nein. Nicht gut. Entsetzlich. Ich weiß nicht, wie ich es in Worte fassen soll. Das, was du mir eben erzählt hast – wie es mir damit geht – ich weiß es nicht.

– Na los, geh schon, wenn du kotzen musst.

– Ich muss nicht.

– Ich halte dich nicht auf.

– Ich muss nicht.

– Gut.

– Es ist nicht gut.

– Er stand direkt hinter mir.

– Hör auf. Nein. Nicht. Das war nicht so gemeint.

– An mich gedrängt. Als ich versucht habe, dich aufzuwecken.

Eine Minute lang sagten sie beide kein Wort, nein, nicht so lang – aber es fühlte sich an wie eine Ewigkeit, es fühlte sich an wie im Weltall. Paula konnte jedes einzelne bisschen in sich hören, hörte alles, was in ihr vor sich ging.

Sie war bereit weiterzusprechen, bereit zu fragen.

– Ist sonst noch etwas passiert – hat er dir sonst noch was getan? Mein Gott.

– Nein.

– Okay, sagte Paula. – Okay. Aber warum hast du es mir nicht erzählt?

– Du warst bewusstlos.

Paula schloss die Augen. Schlimmer konnte es nicht mehr werden. Das war unmöglich. Langsam schüttelte sie den Kopf. Hörte wieder auf. Sie wollte nicht, dass Nicola dachte, sie würde abstreiten, was sie ihr erzählt hatte.

Sie öffnete die Augen. Das Zimmer war noch da. Nicola war noch da.

– Okay, sagte sie.

– Warst du, sagte Nicola.

– Ich weiß, sagte Paula. – Ich weiß. Aber ...

– Was?

– Ich hab ihn aus dem Haus gejagt.

– Ich hatte solche Angst.

– O Gott, Liebes, das kann ich mir vorstellen. Was er mir alles angetan hat – Himmel!

– Ich hatte Angst!

– Ich auch!

– Ich war nicht mit ihm verheiratet!

– Ich weiß, aber –

– Er war mein Vater! Er war mein verdammter Vater! Du dumme Fotze!

Sie konnte Nicola nicht mehr sehen. Das Ding im Bett hatte keinerlei Ähnlichkeit mit Nicola.

– Du warst doch meine Mutter, du hättest mich beschützen müssen!

Paula stand draußen auf dem Flur. Sie hatte die Tür hinter sich geschlossen. Nicola hatte angefangen zu kreischen – richtig zu kreischen. Paula trat auf das Tablett. Zum Glück hatte es das Kissen unten drunter, es rutschte nicht weg. Wie durch ein Wunder verschüttete sie nichts.

Verdammt noch mal.

Das Kreischen hatte aufgehört. *Der Exorzist* war vorbei.

Sie machte die Tür auf. Schaute nicht ins Zimmer.

– Willst du dein Telefon?

– Nein.

– Willst du noch Tee?

– Ja.

– Gut, sagte Paula. – Bin gleich wieder da.

Ein paar Minuten Abstand – wenn sie die Treppe wieder hochkam, würde Nicola sie wieder lieben. Du warst doch meine Mutter! Du hättest mich beschützen müssen! Das kleine, undankbare Miststück – die Prügel, die Paula eingesteckt hatte, um das Arschloch davon abzuhalten, die Kinder zu verprügeln. Er hatte sie bewusstlos geschlagen, er hatte sie vergewaltigt. Weil sie sich zwischen ihn und die Kinder geworfen hatte – alle Kinder. Nicht nur Madam. O Gott – was ging da in ihrem Kopf ab, sie war kurz davor, Nicola die Schuld zu geben, die Verantwortung auf sie abzuwälzen. Sie musste dringend eine Weile nach unten, sich zusammenreißen, durchatmen. Wieder zur Mutter werden. Die Mutter mit der Tochter im Bett, nicht irgendeine andere, seltsame Mutter. Sie konnte damit leben. Sie konnte das überstehen. Was sie alles aushalten konnte. Sie hatte gehört, was sie gehört hatte, und jetzt stand sie hier und füllte den Wasserkocher. Bereit für die zweite Runde, oder die dritte – Gott, sie konnte es kaum erwarten. Da war was Riesiges im Gange – etwas verdammt Riesiges.

Maisie hatte geschrieben, John Pauls Tochter.

HALLO GRANNY NORTHSIDE. ICH SITZE GERADE IN RELI UND LERNE NONNE SEIN XOX

Das war ein Witz zwischen ihnen, aus der Zeit ihrer Ausflüge in die Stadt. Maisie hatte etwas verwirrt ausgesehen, als Paula ihr erzählt hatte, eine Tante ihrer Mutter sei Nonne gewesen. Maisie hatte nicht wirklich gewusst, was eine Nonne war. Sie hatten sich in ein Starbucks gesetzt, heiße Schokolade getrunken und stundenlang nach Nonnen gegoogelt.

HALLO SCHWESTER MAISIE. HOFFE, DIR GEHT'S HEILIG! XOX

Im Laufe der Jahre hatte sie Charlo in eine Zeichentrickfigur verwandelt. Nichts anderes. Er war zum Haustier geworden, immer an ihrer Seite, wenn sie ihn dort haben wollte. In ihrer Vorstellung verhielt er sich genauso, wie sie es haben wollte. Sie hatte seine besten Seiten zusammengebastelt – sie hatte sich den Mann zusammengebastelt, der ihr den Atem geraubt hatte, als sie ihn zum ersten Mal gesehen hatte, den Typen, der sie zum Lachen brachte. Die Wirklichkeit hatte sie nie vergessen. Das hätte ihr Körper niemals zugelassen. Die Erinnerungen waren überall. Jeder Zentimeter des Hauses war voll damit. Das kleine Charlo-Museum – auch wenn Nicola noch so sehr versucht hatte, es mit neuen Ausstellungstücken und einem frischen Anstrich zu versehen. Paula zuliebe hatte sie das nicht getan, die Beweise übermalt – das war Paula jetzt klar.

Sie schaute zur Decke, hoch zu Nicola, direkt über ihr. Durch den Putz und die Bretter, die Staubmäuse, das Bettgestell, die Matratze.

Sie dachte an Joe. Plötzlich vermisste sie ihn. Seine Zuverlässigkeit, seine Doziererei – Geschichte, Ornithologie, jedes x-beliebige bescheuerte Thema –, seine Bücher, seine Hörgeräte auf dem kleinen Tisch neben dem Bett.

– Ich tu sie wieder rein, wenn ich sehe, dass du mich was fragst.

– Mit deinem Gehör ist alles in Ordnung, Joe. Du hörst mich sogar im Schlaf noch.

– Entschuldige, Paula, was hast du gesagt? Hast du gesagt, ich bin ein Schaf?

– Sehr witzig.

– Schau mal, deine Haare. So weich wie die von einem Lämmchen.

– Ach was, bin ich jetzt Marys kleines Lamm, oder was?

– Und ich der Schäfer?

– Jetzt willst du das Lamm vögeln anstatt Mary?

– Verzeihung, Kinderlieder sind nicht meine Stärke.

– Abgesehen davon ist Mary übrigens die Schäferin in der Geschichte.

– Die werde ich nachher gleich lesen.

– Ja, tu das, und dann kannst du mir erklären, worum es darin geht.

Sie lächelte. Sie spürte, wie sich ihre Miene aufhellte. Er hatte gelacht. Er war nicht nur der vertrocknete alte Sack, zu dem sie ihn in ihrer Erinnerung gemacht hatte. Sie hätte jetzt gern eine Zeit lang seine Gesellschaft – einen Spaziergang, ein Gespräch.

HALLO, JOE, WIE GEHT ES DIR? X

Wenn sie Joe schrieb, stimmte die Grammatik immer – so wie bei ihm – da gab es keine Abkürzungen. Was zum Teufel trieb sie hier? Nicola lag da oben, und sie flirtete einfach hier rum. Lenkte sich ab. Das war okay, es war erlaubt. Für eine kurze Weile.

Sie hatte zwei frische Tassen vorbereitet, die Teebeutel waren bereit, unter zwei Löffel geklemmt. Sie würde noch die restlichen Nachrichten lesen, ehe sie wieder nach oben ging.

Die Idee kam ihr, als sie das Telefon wieder zur Hand nahm. Super, einfach super, sie war ein Genie.

NICOLA POSITIV GETESTET. ICH AUCH. IHR GEHT'S GUT. MELD MICH SPÄTER.

Sie las die Nachricht noch mal durch und schickte sie an Tony.

Und noch eine an Lily.

LILY, DEINE MAM IST POSITIV. IHR GEHT'S GUT. SIE HAT DICH LIEB UND ICH AUCH XXX

Sie drückte auf Senden.

Fast rechnete sie damit, dass das Bett leer war, das Fenster weit offen stand, aber Nicola saß noch genauso da wie eben.

– Ich bin wieder da, sagte sie.

Nicola reagierte nicht.

– Wie du wahrscheinlich gemerkt hast, sagte Paula.

Sie hörte sich selbst plappern – sie war eine dämliche Kuh. *Auf den Punkt, Paula.* Charlo war im Zimmer. Das Arschloch hatte sich nach ihr ins Zimmer gemogelt. Er lehnte am Fensterbrett. Grinsend.

Nicola machte Platz – rutschte ein bisschen näher an die Wand, als Paula das Tablett ans Bett trug.

– Das Problem ist übrigens gelöst, sagte Paula.

Nicola schaute sie an.

– Welches Problem?

– Ich hab Tony geschrieben, wir hätten uns beide positiv getestet, sagte Paula.

– Wieso?

– Damit er uns in Ruhe lässt, sagte Paula. – Und den Mädchen wird er auch Bescheid sagen.

Nicola schaute zur offenen Zimmertür hinaus.

– Okay, sagte sie.

– Das ist nur vernünftig, sagte Paula. – Wenn man drüber nachdenkt.

Stimm mir zu, du Ziege, oder sag, dass ich gut bin – stimm mir wenigstens zu, verdammt.

– Okay, sagte Nicola wieder.

– Das macht die Sache ein bisschen leichter, sagte Paula.

Sie warf einen Blick zum Fenster hinaus, ehe sie sich wieder hinsetzte. Die Allwetteranlage war wieder leer. Auf dem Flachdach des Vereinshauses nisteten Möwen – das da drüben war ganz sicher ein Nest, an dem Ding, das vielleicht der Wassertank war. Es waren Silbermöwen – Joes Lektion Nr. 247. Es waren zwei, und sie waren riesig – Abwehrspieler. Sie grinste. Sie mochte es, wenn sie sich solche Sachen ausdachte.

Sie hörte, wie Nicola sich im Bett bewegte, hörte den Löffel in der Tasse, ehe Nicola sprach.

– Wie?

Paula drehte sich um.

– Wie was, Nicola?

Nicola hielt sich die Tasse dicht ans Gesicht. Sie sah aus, als wäre sie gerade aufgewacht. Sie sah neugierig aus.

– Wie habe ich mich testen lassen?

– Im Testzentrum, sagte Paula. – Croke Park. Glaube ich.

– Wie bin ich da hingekommen?

– Du bist gefahren, sagte Paula. – Dein Auto steht draußen.

– Echt?

– Muss es ja. Du bist doch gestern Abend mit dem Auto gekommen, oder nicht?

Nicola stellte die Tasse aufs Tablett. Sie schob sich etwas hoch, vorsichtig, damit das Tablett nicht zu sehr wackelte. Sie schaute hin, während sie sich hochhievte.

– Ich weiß es nicht, sagte sie. – Keine Ahnung.

– Himmel, sagte Paula. – Ich war davon ausgegangen. Ich glaube, ich habe dich mit deinem Schlüssel gesehen – mit dem Autoschlüssel. Als du reinkamst. Moment.

Sie stellte die Tasse aufs Fensterbrett. Von Charlo weit und breit keine Spur. Im Zimmer waren nur sie beide. Paula und Nicola. Sie ging zur Tür.

– Kannst du dich wirklich nicht daran erinnern, wie du hergekommen bist?

Nach einer Sekunde schüttelte Nicola den Kopf, einmal nur.

– Nein.

– Bin sofort wieder da, sagte Paula.

Sie ging rüber in ihr Schlafzimmer. Es kam ihr so vor, als wäre sie seit Ewigkeiten nicht mehr dort gewesen – als käme sie gerade von einer Reise zurück. Die Vorhänge waren zugezogen. Das war auch seltsam – sie hatte sie am Vortag geöffnet, ehe sie mit Mary und Mandy zum Impfen gefahren war. Das war erst einen Tag her – Himmel, nicht mal vierundzwanzig Stunden. Sie zog einen der Vorhänge beiseite, und da, vor dem Haus der polnischen Familie nebenan, stand Nicolas Auto. Ihr Hyundai Accent – ordentlich geparkt, soweit Paula das beurteilen konnte. Granatapfelrot – ein Rot, das zur Begleitung ein zweites Wort brauchte, um ihm gerecht zu werden. Paula hatte sich die Namen – den des Wagens und den der Farbe – auf einen Zettel geschrieben, nachdem Nicola sie auf eine Spritztour mitgenommen hatte. Das musste etwa zwei Jahre her sein. Sie hatte sich, nachdem sie wieder nach Hause gekommen war, die Namen aufgeschrieben, um allen davon erzählen zu können – Mary, Jack, Joe. Falls sie je wieder den Geruch eines nagelneuen Autos erleben würde, würde sie künftig an Nicola denken und an niemand anderen.

Jetzt wusste sie wieder, weshalb die Vorhänge zugezogen gewesen waren. Sie war gestern Abend kurz in ihrem Zimmer gewesen, um sich den Schlafanzug und ihren Bademantel anzuziehen. Auf dem Bett lagen ihre Anziehsachen – Beweisstück A. Beweisstücke A, B, C und D. Das Höschen hat schon bessere Tage gesehen, Euer Ehren.

– Du bist gefahren, sagte sie noch auf dem Flur. – Dein Auto steht draußen.

Sie hoffte, Nicola lächeln zu sehen.

Sie lächelte nicht.

Sie zuckte die Achseln und rutschte ein Stückchen tiefer unter die Decke. Ein komischer Augenblick, dachte Paula, aber Nicola lächelte immer noch nicht.

– Okay, sagte sie nur.

– Erinnerst du dich immer noch nicht?

– Ich bin mir nicht sicher, sagte Nicola.

– Keine Sorge, sagte Paula. – Das kommt schon wieder.

Das war Blödsinn. Paula hatte Riesenbatzen ihres Lebens vergessen, und die würden nie wieder zurückkommen. Sie hatte dieses Buch gelesen, *Girl on the Train*, die Beschreibung der Hauptfigur, der Alkoholikerin, die sich nicht an Dinge erinnern konnte und der gesagt wurde, die kämen auch nicht wieder, weil es, wenn man bewusstlos wurde, keine Erinnerungen gab, das hatte Paula alles nur zu gut verstanden. Sie konnte sich noch an das Gefühl der Dankbarkeit erinnern, als sie das Buch zu Ende gelesen hatte.

Der Wein – der Wein von gestern Abend.

Deshalb hatte sie vor ein paar Minuten fast damit gerechnet, dass das Bett leer war, dass das Fenster offen stand und ein Bettlaken raushing, an dem Nicola nach unten in den Garten geklettert war – und dass Nicola in der Küche stand und den Deckel von der Flasche schraubte. Aber das war nicht Nicola – die Frau in ihrer Vorstellung war sie selbst.

– Und du?, fragte Nicola.

– Was soll mit mir sein?

– Wie hast du dich testen lassen?

– Genau wie du – bin ich nicht bei dir mitgefahren?

– Ist das überhaupt erlaubt?

– Was?

– Hättest du nicht selbst hinfahren müssen?

Das war gut – es machte Spaß.

– Das weiß ich nicht, sagte Paula. – Soll ich nachschauen? Mein Telefon liegt unten. Aber was ist eigentlich, wenn man nicht selbst fahren kann oder kein Auto hat? So wie ich?

– Stimmt.

– Ein Taxi würde mich doch niemals mitnehmen. Oder wie ist das?

– Keine Ahnung.

– Ist doch auch egal, sagte Paula. – Es geht hier schließlich um dich.

Die Mädchen brauchen nicht zu wissen, ob ich getestet wurde.

– Die Ergebnisse bekommt man auch nicht gleich, sagte Nicola. – Also vor Ort, im Testzentrum. Die werden erst nach Deutschland geschickt oder nach Amerika.

– Scheiße, sagte Paula. – Scheiße, verdammt!

Nicola lachte.

– Du bist aufgeflogen. Süße.

– Mist.

Paula war glücklich wie nie – so kam es ihr tatsächlich vor.

– Weiß er das?

– Was?

– Weiß Tony, dass die Tests erst nach Deutschland gehen und so?

– Logisch weiß er das, sagte Nicola. – Die Hälfte seiner Familie hatte Corona.

– Ach so.

– Die lieben ihre Superspreader.

– Ach, scheiß drauf, sagte Paula.

Sie setzte sich hin. Lehnte sich zurück und nahm die Teetasse vom Fensterbrett. Das war doch auch egal, Ergebnis oder kein Ergebnis. Nicola würde sowieso bald wieder aufstehen und nach Hause fahren. Der ging's gerade gut da im Bett.

– Aber was wirst du dann sagen?, fragte Paula. – Weil ich ihm doch gesagt habe, du hättest Corona.

– Ich verstehe die Frage nicht, sagte Nicola.

– Wenn du wieder nach Hause gehst, sagte Paula.

– Tu ich nicht, sagte Nicola. – Du hast mir nicht zugehört.

– Doch, habe ich, sagte Paula. – Hab ich.

– Ich gehe nicht wieder nach Hause. Das habe ich dir schon mal gesagt.

– Ich weiß, sagte Paula. – Ich habe dir zugehört.

– Ich muss nicht hierbleiben …

– Natürlich bleibst du hier, Nicola, sagte Paula. – Das habe ich doch gesagt. Du kannst hierbleiben, solange du willst. Hab ich dir gesagt.

– Ich bin zum Testen gegangen, sagte Nicola. – Ich habe sämtliche Symptome, also wird das Ergebnis eine reine Formalität sein.

– Perfekt.

– Und bei dir ist es dasselbe, sagte Nicola.

– Super.

Nicola hatte Paulas Plan an sich gerissen. Nicola war wieder die Erwachsene, und Paula die Idiotin, um die man sich kümmern musste. Was war passiert? Wer hatte den Spieß umgedreht?

Nicola lag immer noch im Bett. Paula war immer noch die Pflegerin.

– Möchtest du Wasser?

– Nein.

– Wirklich nicht?

– Nein.

– Nicola?

– Was denn?

– Es tut mir leid.

Sie wartete darauf, dass Nicola etwas sagte. Sie spürte, wie sie sich vorbeugte. Doch sie hielt inne. Nicola musste nichts sagen. Paula hatte gesagt, was sie zu sagen hatte. Das zählte. Sie fragte sich, wie spät es war. Sie hatte Hunger.

Nichts. Kein Wort. Keine von beiden bewegte sich. Es war okay. Nicht allzu schlimm, aber es fühlte sich nach Arbeit an – nach harter Arbeit, echter Anstrengung, einfach nur dazusitzen. Auch das war okay. Es war gut und richtig. Sie stellte sich die Frage, wer als Erster sprechen würde. Sie konnten nicht für immer so bleiben. Paulas Augen fühlten sich roh an – oder vielmehr gekocht. Als würden sie nicht mehr in die Höhlen passen.

– Möchtest du irgendwas?, fragte sie.

– Nein.

– Du hast keinen Hunger, oder?

– Nein.

– Gut.

– Und du?

– Nein, sagte Paula. – Nein.

– Hast du wohl.

– Habe ich nicht, sagte Paula. – Das, was du mir da vorhin erzählt hast …

Nicola schaute sie an. Sah sie direkt an.

– Was du da gesagt hast. Dass ich bewusstlos war und – und – all das. Es tut mir leid.

– Okay.

– Danke.

Paula lächelte Nicola zu. Nicola sah sie nicht mehr an.

– Ich glaube nicht …, sagte Paula.

– Was?

– Na ja, sagte Paula. – Also, damals. Ich glaube nicht …

Halt's Maul – halt verdammt noch mal die Klappe!

– Ich glaube nicht, dass wir damals schon so viel wussten, sagte sie. – So viel wie heute. Ich glaube, wir waren nicht so wachsam.

Gott, sie war eine solche Idiotin. Sie konnte einfach nicht die verdammte Klappe halten. *Haargenau, Paula.* Soeben hatte sie ihre Entschuldigung zurückgenommen. Außerdem glaubte sie selbst nicht, was sie da gesagt hatte. Kein Wort davon.

– Entschuldige, Nicola – entschuldige – das hab ich nicht gesagt. Doch, hab ich – natürlich, aber … es ist Bullshit.

– Das weiß ich.

– Es ist gelogen – erstunken und erlogen. Es war rein automatisch. Eine Ausrede. Aber es gibt keine Ausreden. Es tut mir leid.

– Okay, sagte Nicola.
– Aus und vorbei.
– Ja.
– Ich kannte Mädchen, fing Paula an.

Sie fragte sich, was sie sagen wollte – fragte sich ernsthaft. Schon beim Sprechen. In welche Falle quasselte sie sich jetzt wieder hinein? Aber diesmal fühlte es sich richtig an. Ihre Kehle war wie zugeschnürt. Ihre Augen waren noch größer, runder – wunder. Sie erzählte Nicola die Wahrheit.

– Als ich noch jung war, sagte sie. – Mädchen in der Schule und auch sonst. Und, ach Gott, Nicola – wir haben Witze gerissen. Witze über Onkel, die einen begrapschten, wenn Mütter und Väter nicht hinschauten. Sogar Ordensbrüder. Aber wir, wie gesagt, wir haben uns darüber lustig gemacht. Gott allein weiß, was da vor sich ging.

Sie lehnte sich zurück.

– Stimmt nicht, sagte sie. – Wir wussten es auch.

Sie sah Nicola an.

– Wir wussten Bescheid. Wir wussten, dass es passierte, dass es passieren konnte.

Sie verstummte. Sie dachte, sie würde anfangen zu weinen – sie dachte, sie hatte sogar möglicherweise versucht, sich zum Weinen zu bringen. Aber sie wollte nicht. Es stand ihr nicht zu.

– Dein Großvater war ein harscher Mann, sagte sie.
– Harsch?
– Ja, sagte Paula. – Grob. Streng.
– Hat er jemals …?
– Nein, sagte Paula. – Nein. Nie. Aber deine Tante Carmel hatte mal angedeutet, dass er – dass er Dinge mit ihr gemacht habe. Und … und weißt du was, Nicola?

Sie setzte sich wieder gerade hin. Sie fühlte sich steif, ihr war etwas kalt. Sie hatte Angst.

– Ich hab sie nicht gelassen, sagte sie.
– Was meinst du?
– Ich hab sie nicht ausreden lassen, sagte Paula. – Ich wollte nichts davon hören. Ich kons – konspirierte mit ihnen. Sagt man das so? Ja, das ist das Wort. Ich konspirierte mit ihnen – mit der Kirche und mit ihnen. Ich ließ nicht zu, dass sie mir erzählte, was sie mir sagen wollte. Ich glaube, so war das überall.
Sie sah Nicola unverwandt an.
– Das ist meine Meinung, sagte sie. – Mein Senf dazu. Wir haben uns hinter unseren Witzen versteckt. Wir sind ja so witzig, wir Iren. Ich muss mal pinkeln – entschuldige.
– Ich auch.
– Aber ich zuerst. Alter vor Schönheit, Süße.
Sie lehnte sich gegen die Badtür. Nur ganz kurz. Sie würde sich nicht übergeben – sie hatte das Gefühl, als hätte sie es schon getan. Hatte sie auch, aber das – vorhin, unten am Spülbecken – kam ihr vor, als wäre es eine Ewigkeit her oder als hätte sie es sich eingebildet.
Sie zögerte nichts raus, sie grübelte nicht. Sie erledigte ihr Geschäft, wusch sich die Hände und ging zu Nicola zurück – die bereits draußen auf dem Flur stand, direkt vor der Badtür, und darauf wartete, dass Paula rauskam.
– Herrgott!
Nicola schlüpfte an ihr vorbei und schloss die Tür. Paula zögerte. Sollte sie in Jacks Zimmer zurückgehen oder kurz nach unten? Sie ging in Jacks Zimmer und schaute raus zu den Möwen, bis Nicola wiederkam.
– Komm mal her, sagte sie.
– Was?
– Komm kurz her und guck.
Nicola stellte sich neben Paula.
– Siehst du das? Da drüben, auf dem Dach? Die Silbermöwen.

Nicola wandte sich ab und ging zurück ins Bett.

Paula kam sich plötzlich dumm vor, und das gefiel ihr nicht. Es ließ sich schwer sagen, was hier vor sich ging. Draußen auf dem Flur, zwei Frauen, eine ging ins Bad, eine kam raus, das war komisch gewesen, sie hatten etwas gemeinsam gehabt. Und jetzt kam sie sich nur noch vor wie eine Idiotin – sie mit ihren bescheuerten Silbermöwen. Mit ihrem Wissen aus zweiter Hand. Sie war sich nicht mal wirklich sicher, ob es Silbermöwen waren.

Paula blieb am Fenster stehen. Sie wusste nicht, was sie tun sollte. Sie war erschöpft und aufgedreht zugleich. Und voller Angst. Und ihr war elend. Der Impuls war vorbei. Sie standen wieder da, wo sie angefangen hatten, aber das stimmte nicht. Alles war anders. Nicola hatte Dinge gesagt, und Paula hatte Dinge gesagt. Und sie befanden sich immer noch im selben Zimmer.

– Was hat Tony dazu gesagt?

Ihre Stimme – sie hatte sich fast selbst überrascht. Als hätte sie nicht damit gerechnet, sich reden zu hören – sie hätte nicht gedacht, dass sie dazu imstande war. Beim Sprechen setzte sie sich hin. Sie war zufrieden – und nervös. Froh mit Übelkeit. Sie war sich nicht sicher, ob sie es wirklich gesagt hatte. Nicola hatte es offensichtlich nicht gehört. Sie hatte sich wieder hingelegt. Paula überlegte, ob sie leise rausgehen sollte. Sie könnte in ihr Zimmer gehen und sich selbst eine Weile hinlegen.

– Ich habe es ihm nicht erzählt. Hab ich doch schon gesagt.

– Gar nicht?, fragte Paula. – Auch nicht hinterher?

– Nein. Was hätte ich ihm denn sagen sollen?

– Dass sein Bruder ein Drecksack ist, sagte Paula.

– Wozu hätte das gut sein sollen?

– Ich weiß es nicht.

– Tja.

Paula wartete. War das alles?

– Es ging nicht, sagte Nicola. – Tja. Ich konnte es nicht.

– Okay, sagte Paula. – Es war sicher nicht leicht.

– Es ist nicht passiert, sagte Nicola. – Es war also gar nichts.

– Okay, gut, sagte Paula.

Himmel, Himmel, Himmel!

– Was willst du tun, Nicola?

– Ganz ehrlich?

– Ja.

– Ich will sterben.

Diesmal klang es anders. Stumpfer – ernster. Paula zog sich zurück, preschte nicht vor. Sagte kein Wort. Sie hoffte, sie würde Nicola weinen hören. Aber Nicola weinte nicht.

Paula stand auf. Schmerz schoss durch sie hindurch – schoss vom unteren Ende der Wirbelsäule aufwärts, direkt durch sie durch. Sie setzte sich aufs Bett. Sie lehnte sich an die Wand – presste sich dagegen. Zog die Beine, die Füße aufs Bett. Wartete, bis ihr Rücken sich wieder beruhigte – es war gar nicht so schlimm. Sie streckte die rechte Hand aus und ließ sie auf Nicolas Kopf ruhen.

– Liebes, sagte sie.

Nicola sagte nichts. Regte sich nicht.

– Liebes, wiederholte Paula.

Sie ließ die Hand dort liegen. Das hatte sie früher auch getan, als Nicola noch ein Kind war – als sie alle noch Kinder waren. Als sie abends im Bett gelegen hatten. Falls sie daran gedacht hatte.

So zu sitzen, tat ihr nicht gut. Es war die reinste Qual. Es war die Hölle. Sie gab auf. *Ist nicht das erste Mal, Paula.* Legte sich flach auf den Rücken. Sie legte die Hand zurück auf Nicolas Kopf, aber so, wie sie dalag, war es komisch. Sie ließ es bleiben. Schaute zu Beyoncé an die Decke. Ihr gefiel die Vorstellung, wie Jack zu der Frau hochschaute. Ihr gefiel die Tatsache, dass sie die da oben noch nie bemerkt hatte. Ihr gefiel es, dass Nicola diejenige gewesen war, die sie darauf aufmerksam gemacht hatte.

Sie lauschte, konnte aber nicht erkennen, ob Nicola eingeschlafen war.

– Daran könnte ich mich gewöhnen, sagte sie leise.

Sie drehte den Kopf ein wenig nach links, um zum Fenster hinausschauen zu können. Draußen schwebte eine Möwe – eine der Nachbarinnen – vorbei. Sie schien zu schwanken, aber völlig mühelos. Ein einziger Flügelschlag – Paula dachte, sie hätte ihn gehört –, und weg war sie.

Der Tag hatte sich weiterbewegt. Das Licht war anders. Sie wusste zwar nicht, wie spät es war, aber sie wusste, dass sie eine Stunde geschlafen hatte. Sie wusste es einfach. Sie hatte Hunger. Richtigen Hunger. Es war trotzdem schön, so dazuliegen. Am liebsten wäre sie einfach so geblieben, bis sie dahinschwand – Nicola schlafend, sie im Halbschlaf. Aber sie musste aufstehen. Sie musste kochen, einen Blick aufs Telefon werfen. Sie musste ihnen die Außenwelt vom Hals halten.

Draußen war es jetzt lebhafter, auch nebenan. Die kleinen Mädchen waren aus der Schule zurück – sie trampelten die Treppe rauf und runter. Paula hörte den Verkehrslärm, obwohl das Zimmer nach hinten rausging. Autos und Leute auf anderen Straßen – die Motoren fühlten sich weiter entfernt an, als befände sie sich auf einem Floß vor der Küste.

Sie waren auf einem Floß, sie beide, Nicola und sie. Sie konnten hier bleiben, hier draußen – hier oben, hier drinnen –, solange sie wollten. Solange sie weiter schliefen oder im Halbschlaf blieben. Solange sie sich treiben lassen konnten. Solange sie nicht reden mussten. Solange sie nichts leugnen oder sich entschuldigen mussten oder beschuldigen oder flehen. Sie glitten über das Meer, über Salzwasser – über Tränen. Tränen, die Nicola nicht weinen würde. Nein, das war's – das Meer bestand aus Tränen, die bereits geweint worden waren. Paulas Tränen, die ihrer Mutter – die Tränen jeder Frau, die je gelebt hatte. Ihre Tränen hielten Nicola über Wasser. Und Paula. Solange sie nichts sagten. Beyoncé da oben war die Sonne. Oder der Mond, der sie anzog und lenkte, wie er es mit den Gezeiten tat. Das konnte ewig so bleiben, solange sie nur zwei Freundinnen auf ihrem Floß waren, Seite an Seite, schweigend, nicht Mutter und Tochter. Nicht Abhängige und Opfer. Sie konnte die Möwen draußen hören, wie sie stritten oder lachten – oder Warnungen ausstießen. Sie trieben aufs Ufer zu – das Ufer trieb auf sie zu.

Sie war zu hungrig, um so weiterzumachen. Sie wäre nicht noch einmal in der Lage, sich treiben zu lassen, irgendwann später am Tag wieder aufzuwachen, bei anderem Licht und anderen Geräuschen. Das hier war die leise Stelle im Horrorfilm, kurz vor dem großen Schreck. Aber Paula hatte ihren Schrecken schon gehabt. Es war die Ruhe nach dem Sturm. Hoffentlich. Die Ruhe zwischen zwei Stürmen. Wahrscheinlich. Was immer es war, es war wunderbar.

Trotzdem hatte sie Hunger, und soweit sie sich erinnerte, war nichts zu essen im Haus. Es kam ihr vor, als hätte sie vor Jahren zuletzt vor dem Kühlschrank gestanden.

Sie musste irgendwas unternehmen.

Sich an das Bein des Mannes krallen – das mochte sie an Horrorfilmen am liebsten. Sie hatte es schon immer geliebt, bei Charlo und bei den Jungs vor Charlo. Und bei Joe. Sich an ihr Bein krallen, sodass sie zusammenfuhren. Grob zu ihnen sein. In dem Moment, wo der Kopf durch die Tür krachte oder die Hand aus dem Klo kam oder das kleine Mädchen mit dem roten Mantel in Wirklichkeit eine messerwedelnde Alte im roten Mantel war – in dem Moment brachte sie die Männer dazu zusammenzufahren. Sex nach einem Horrorfilm war immer besonders toll.

Schluss damit.

Sie musste aufstehen. Sie musste aufholen. Sie musste eine Mutter sein. Ich will sterben. Das hatte Nicola gesagt. Das waren die letzten Worte gewesen, die sie zu Paula gesagt hatte. Ein paar Stunden im Bett ihres kleinen Bruders an der Matratze horchen würden den Wunsch nicht zum Verschwinden bringen.

Sie streckte die Füße unter der Decke raus, drehte sich auf die Seite und glitt aus dem Bett. Es ging ihr gut, mit dem Rücken war alles okay. Die Ruhe, die Pause, hatte ihr gutgetan. Nicola hatte Corona und Paula auch – das rief sie sich in Erinnerung, als sie nach unten ging. Es war wirklich genial – diese Geschichte, der große Bluff. Sie liebte es. Sie machten gemeinsame Sache, sie beide.

Vorne im Haus war es dunkler. Sie stand im Flur und war plötzlich zurück auf der Erde. Sie konnten zwar so tun, als hätten sie das Virus, aber Nicola war trotzdem wahrscheinlich selbstmordgefährdet. Und Paula, Paula war am Boden zerstört. Und wütend. Sie hätte auf dem Floß bleiben sollen. Scheiß auf das Floß – es gab kein Floß.

Sie ging in die Küche, und es war wieder heller, früher.

– Kühlschrank oder Telefon, Kühlschrank oder Telefon?

Sie murmelte vor sich hin. In ihr schlummerte immer noch ein Rest Lebendigkeit.

Sie ging zum Telefon. Eine Nachricht von Mary.

SCHAU VOR DIE TÜR XX

Sicher was zu essen. Mary hatte ihr eine Tüte auf die Treppe gestellt. Zwei Tüten, wahrscheinlich. Jetzt wäre es leichter, den Kühlschrank zu öffnen. Die Schuldgefühle würden nichts zu sehen kriegen.

1000 DANK XX DIE RETTUNG!!! ÜBRIGENS WIR HABEN CORONA. BEIDE. ABER ALLES GUT. NUR EIN BISSCHEN SCHLAPP X

Irgendwann würde sie Mary erzählen, dass das mit Corona eine Lüge war, ein Schwindel. Mary würde die Geschichte lieben. Paula war versucht, ihr sofort zu schreiben, die Wahrheit zu sagen, damit sie was zu lachen hatten, aber sie widerstand der Versuchung. Hier ging es nicht darum, was zu lachen zu haben.

Tony hatte auch geschrieben, einmal nur.

OK. WIE GEHT ES IHR?

Sie dachte darüber nach. Sie wollte ihn beruhigen, aber sie wollte auch, dass er sich Sorgen machte.

NICHT TOLL, ABER AUCH NICHT ZU SCHLIMM.

Mir geht es auch nicht zu schlimm, danke der Nachfrage – du Wichser. Solche Gedanken über Tony waren neu – dass er möglicherweise ein Wichser war. »Toll« war das Wort, das sie immer mit Tony verbunden hatte. Zuverlässig, beständig, attraktiv, soft, ein bisschen dumm, aber – am allerwichtigsten – toll. Sie hatte ihn die Windeln wechseln sehen. Sie hatte ihn kochen sehen – Tony kochte öfter als Nicola. Sie hatte gesehen, wie er sich mit den Mädchen *Der Teufel trägt Prada* angeschaut hatte, ganz auf seine Töchter und den Film konzentriert, wie er lachte, weil sie lachten. Er hatte Nicola dabei geholfen, Paula die Treppe raufzuschleppen. Später – als die Sauferei vorbei gewesen war – hatte er immer darauf geachtet, sie direkt anzusehen, wenn er sie fragte, wie es ihr ging.

Vielleicht war er trotzdem ein Wichser. Vielleicht war auch er ein Wichser.

Alles würde ans Licht kommen.

O Gott.

Sie beendete die Nachricht an Tony.

ETWAS FIEBER UND HUSTEN, ABER SONST OK.

Sie drückte auf Senden und legte das Telefon weg. Sie hielt es nicht länger aus. Sie starb vor Neugier, wollte wissen, was Mary vorbeigebracht hatte. Hoffentlich nichts zu Gesundes. Sie hätte jetzt auch problemlos eine ganze Biskuitrolle verdrückt. Sie hätte das ganze Ding auf einmal verputzt und die Verpackung ganz unten in den Eimer geschoben. Ihr war ein bisschen schwindlig, vom Hunger in den Wahnsinn getrieben. Nein, war sie nicht, sie bespaßte sich selbst, lenkte sich ab.

Es war witzig – noch vor nicht allzu langer Zeit hätten sie sich gegenseitig niemals irgendwo irgendwas vor die Haustür gestellt. Nicht in dieser Gegend. Egal was – Essen, Getränke, alte Klamotten, Videos, ein Kätzchen –, das Zeug wäre innerhalb von Sekunden verschwunden gewesen. Charlo hätte niemals eine Tüte auf einer Haustürstufe abgestellt.

Die Unruhe war wieder da, Paula war bedrückt, sie fror. Der Flur hatte was an sich. Sie konnte nie an die Haustür gehen, ohne dass Erinnerungen – an die schlimmen Dinge – sie packten, versuchten, sie davon abzuhalten, ihr auf die Finger schlugen, wenn sie nach der Klinke griff. Die Tür dann zu öffnen, war nie gut, war nie ausschließlich gut. Es war egal, weshalb Paula sie öffnete, wohin sie unterwegs war oder wie sehr sie sich freute – das Grauen war immer dabei. In ihr. Außerdem war sie immer noch im Bademantel. Sie hasste es, hasste die faule Schlampe in ihr – draußen würden Leute sein. Die Tüte würde außer Reichweite stehen, zu weit, um danach zu greifen, ohne die Tür loszulassen. Und dann wäre sie draußen, auf der Stufe, vor der Haustür, ausgesperrt. In diesem Zustand. An die Scheibe donnernd, in der Hoffnung, dass Nicola wach war, und das Telefon drinnen auf dem Küchentisch. Wenn sie sich der Haustür näherte, schlich sich immer ein Schatten an sie heran. *Wo willst du hin?*

Paula öffnete die Haustür. Am Vorabend hatte sie vergessen, doppelt abzuschließen.

Da war nichts. Die Tüte, mit der sie gerechnet hatte – von Centra oder Lidl, eine große Einkaufstüte –, war nicht da. Vielleicht waren die alten Zeiten doch nicht vorbei, und jemand hatte sie geklaut, hatte mitgekriegt, wie Mary das Ding durchs Gartentor schleifte und zugesehen, wie sie Paula schrieb und wieder ging. Jetzt schob sich irgendeine Schlampe Paulas Biskuitrolle rein, saß irgendwo auf der anderen Straßenseite hinter der Gardine und glotzte.

Dann entdeckte sie die Tüte – da war doch was. Direkt vor ihren Füßen. Eine Papiertüte, zusammengefaltet, fast platt. Paula bückte sich und hob sie auf. Das waren keine Lebensmittel, die Tüte wog fast nichts. Von Dunnes. Sie wusste, was da drin war. Ja, sie hatte recht. Es war eine Strickjacke – eine pinkfarbene Strickjacke. Mary hatte gesagt, sie würde ihr eine besorgen. Noch dazu in Scheißpink. Und Paula würde sie tragen müssen, Mary musste das Ding an ihr sehen. Sie hätte am liebsten gelacht, die Tüte nach oben getragen und Nicola die Jacke gezeigt, ihr erklärt, was passiert war, womit sie gerechnet und was sie stattdessen vor der Haustür gefunden hatte.

Sie war jetzt nicht mehr ganz so hungrig, nicht mehr ganz so verzweifelt.

Sie hatte schon die Hand auf dem Kühlschrank, als es klingelte. Sie fühlte sich, als hätte sie einen elektrischen Schlag abbekommen. Sie sprang in die Luft – wortwörtlich. Sie stöhnte.

Sie würde nicht aufmachen – sie ging nicht noch einmal an die Haustür.

Ihr Telefon vibrierte, auf dem Tisch.

Es war Tony.

HAB WAS VOR DIE TÜR GESTELLT. X

Eine Tüte Lebensmittel – mit Sicherheit. Jedenfalls nicht noch eine Strickjacke.

Er wartete garantiert draußen am Tor, weil er die Tüte nicht unbeaufsichtigt lassen wollte. Weil er Angst hatte, dass sie beide bewusstlos waren oder sich die Seele aus dem Leib husteten. Sie sollte rausgehen und winken. Wo war ihre Maske? Oben – sie war oben, in der Hosentasche ihrer Jeans. Bloß gut, dass sie nicht geduscht, sich nicht angezogen hatte. Ihr Anblick war bestimmt angemessen, wie krank.

Sie öffnete die Haustür. Sie griff zum Saum ihres Bademantels und hielt ihn sich vors Gesicht. Zog die Tür auf und stellte den Fuß dazwischen, damit sie nicht ins Schloss fiel. Sie sah die Tüten, ehe sie Tony sah. Zwei SuperValu-Tüten, aneinandergelehnt. Sie konnte ein Netz Orangen erkennen, Karotten, eine kleine Tafel Schokolade.

Dann sah sie ihn – sie hatte recht gehabt, er stand am Gartentor.

– Oh, danke, Tony, rief sie.

Sie klang viel zu gesund. Fast hätte sie gelacht.

– Ich hab keine Maske auf, Süßer, sagte sie etwas schwächer.

– Wie geht es ihr?, fragte er.

Er sah besorgt aus. Müde.

– Sie schläft, sagte sie. – Alles gut. Die ist bald wieder fit. Vielen Dank, Tony – du bist ein Held.

– Geh wieder rein, sagte er.

– Ja, mach ich.

Sie packte eine der Tüten am Griff und zerrte sie zu sich heran und in den Flur. Mit der anderen Tüte machte sie es genauso.

– Wie geht es dir denn, Paula?

– Gut, sagte sie. – Nicht so schlecht, unter diesen Umständen. Ich glaube, es hat mich noch nicht voll erwischt.

– Grüß sie von mir, ja?

Sie machte im Reden schon die Haustür zu.

– Klar, sagte sie. – Ich halte dich auf dem Laufenden, mach dir keine Sorgen.

Die Tür war schon fast zu, als sie Tony noch mal hörte.

– Wie kommt es, dass ihr die Ergebnisse so schnell bekommen habt?

– Was?

– Wie habt ihr eure Testergebnisse so schnell gekriegt?

Sie zog die Tür wieder ein Stückchen auf, um ihn ansehen zu können. Er versuchte nicht, sie reinzulegen, da war kein Argwohn in seinem Gesicht.

– Sie wussten es einfach, sagte Paula. – Haben's uns angesehen. Sie haben gesagt, wir sollen nach Hause gehen in Quarantäne, die Ergebnisse wären sicher keine Überraschung.

Sie hatte das Gefühl, damit durchzukommen. Sie machte die Tür ein Stückchen weiter auf.

– Logisch, dass wir uns isolieren müssen, bis wir die Ergebnisse kriegen, sagte sie. – Egal, was rauskommt.

– Klar, sagte Tony. – Logisch. Ich hab mich nur gewundert.

– Na gut, sagte Paula. – Bis dann.

Sie winkte und schloss die Haustür. Drückte dagegen, um sicherzugehen, dass sie richtig zu war. Sie war wie ausgedörrt – Lügen machten sie immer so durstig. Sie hatte die Geschichte nicht wirklich gut durchdacht – den ganzen Weg, die Konsequenzen. Gab es noch einen Fallstrick irgendwo? Darüber würde sie später nachdenken, es mit Nicola besprechen – falls Nicola sprach.

Sie musterte die beiden Tüten. Sie wusste, dass sie schwer waren, sie hatte sie ja bereits ins Haus geschleppt. O Gott, wie aufregend. Sie trug die Einkäufe, immer vier oder fünf Sachen auf einmal, aus dem Flur zum Küchentisch.

Sie öffnete die Schokolade und brach drei Stückchen ab. Paula spürte, wie sie schmolzen, sich in ihrem Mund ausbreiteten, ihr ins Blut schossen. Sie musste sich hinsetzen, um den Schock zu verarbeiten. Es war die beste Art, Schokolade zu essen – mit richtig großem Hunger. Aber sie würde sich zusammenreißen. Tony hatte nicht sie im Sinn gehabt, als er diese Tafel aus dem Regal genommen hatte. Dunkle Schokolade mit Chili. Erwachsenenschokolade. Das Beste, das sie seit ihrem allerletzten Drink je geschmeckt hatte.

Himmel – wo war der Gedanke plötzlich hergekommen?

Aus ihrem Herzen, aus ihrem Blut. Aus jeder einzelnen Zelle.

Aber es war okay. Es war weder Gin noch Heroin. Es war lediglich beschissene Schokolade.

Dann der wachsende Stapel Zeug auf dem Tisch. Erleichterung, ein altbekanntes Gefühl. Essen im Kühlschrank – was Gutes fürs Kind.

Sie stand auf und ging zurück in den Flur. Diesmal waren keine Dämonen da, keine Schatten. Sie stellte sich an die Treppe. Oben war nichts zu hören. Nicola schlief. Oder ruhte. Möglich, dass sie Tonys Stimme gehört hatte und die von Paula. Paulas Hin und Her gehört hatte. Wusste, dass sich jemand um sie kümmerte.

Charlo hatte ihr oft Schokolade geschenkt. Ein Päckchen Toblerone nach einer Tracht Prügel, und Paula hatte sie immer gegessen. Mit den Kindern geteilt. Oder versteckt, bis alle aus dem Haus waren oder schliefen.

Tony war nicht Charlo.

Sie hatte den Kühlschrank noch nicht aufgemacht. Sie stapelte immer noch Zeug auf dem Tisch. Absolvierte ihr Training. Die erste Tüte war leer. Der Unterschied zwischen dem, was sie normalerweise für sich kaufte, und dem, was Tony für Nicola gekauft hatte, lag nicht nur im Geld. Geschälte Brokkolistiele – die sahen aus, wie das, was bei ihr im Müll gelandet wäre, die hinteren Enden, die man abschnitt, um an den Brokkoli zu kommen. Ganze Maiskolben. Happy Pear Pesto mit sonnengetrockneten Tomaten. Aber es war nicht alles schlimm – bei dem Gedanken musste sie lächeln –, es war nicht alles gesund. Eine Packung Ben and Jerry's war auch dabei – mit irgendeinem dämlichen Namen – jedenfalls sah es aus wie Vanille, und eine große Packung Keogh's Chips – leicht gesalzen.

Nicola hatte sich in eine Angehörige der Mittelschicht verwandelt. Paula betrachtete die Dinge, die Tony ihnen gebracht hatte, und stellte fest, dass sie all das schon gesehen hatte – in den Küchen der Leute, bei denen sie früher geputzt hatte. Ob Nicola eine Putzfrau hatte? Paula wusste es nicht. Bei der Vorstellung wurde ihr schwummrig und ein bisschen schlecht. Irin oder Ausländerin? Jemand aus der

Gegend, vielleicht sogar eine Frau, die sie kannte? Das war verrückt.

Sie hatte immer gewusst, dass Nicola mehr aus sich machen würde, von Anfang an, seit dem Tag, als sie aus der Textilfabrik nach Hause gekommen war, der Tag, als sie die Fabrik geschlossen hatten – Nicola war damals siebzehn –, und sie zu Paula gesagt hatte, sie wolle etwas aus ihrem Leben machen. Paula hatte gewusst, dass es so sein würde und ihr zu jedem Schritt auf ihrem Weg applaudiert. Diese Lebensmittel waren jedoch der Beweis, dass es ihr bis jetzt nie wirklich aufgefallen war. Sie waren anders als die Lebensmittel, die Nicola für Paula gekauft hatte, wenn Paula etwas brauchte. Sowohl die Qualität als auch die Verpackung.

Wie witzig.

Aber Zutaten für einen Schmortopf gab es keine. Ein Beutel Karotten, aber keine Kartoffeln und auch kein Fleisch – kein Schmorfleisch, keine Hühnerflügel, keine Würstchen. Kein Schmorduft würde die Treppe rauf zu Nicola ins Zimmer ziehen.

Die zweite Tüte war voll mit Fertiggerichten. Sie war überrascht –, nicht enttäuscht. Löcher in den Deckel gepikt und ab damit in die Mikrowelle. Goldene Zeiten. Aber es erschreckte sie immer noch ein bisschen. Sie räumte gerade mindestens einen Wochenlohn Fertigfraß auf den Tisch. Sie musste Zeug beiseiteschieben, um für Chicken Korma und Lasagne Platz zu schaffen. Noch ein unerwarteter Einblick in Nicolas Leben, eine Faulheit, die sie sich Paula gegenüber nie hätte anmerken lassen. Dann kapierte sie, was los war – sie waren krank, sie hatten Corona. Tony hatte Fertigmahlzeiten gekauft, Sachen ohne Aufwand, Zeug, das sie essen konnten, ohne jeden Topf und jedes Messer im Haus zu benutzen.

Ganz unten in der Tüte lag eine weiße Papiertüte aus der Apotheke. Paula riss sie auf – Paracetamol, Grippostad-Heißgetränk. Und Labello – zwei Stück. Einer für Nicola und einer für Paula. Sie hielt ihren fest umschlossen und setzte sich wieder hin.

Tony war nicht Charlo. Hiermit war es amtlich.

Was hatte Nicola da oben zu suchen? Wieso war sie nicht zu Hause? Sie hatte einen Mann, der ihr Pesto und Grippostad vorbeibrachte und sich definitiv in einem Supermarkt auskannte. Sie hatte nicht ihren Vater geheiratet, so viel stand fest.

Sie riss die Labello-Verpackung auf, nahm die Kappe ab und hielt ihn an die Unterlippe.

Nicola stand an der Küchentür.

– Hallo, Süße – Liebes.

– Wo kommt das denn alles her?

– Von Tony.

– Tony war hier – war er im Haus?

– Nein, sagte Paula.

Sie hatte das Gefühl, ertappt worden zu sein, wusste aber weder wie noch weshalb.

– Er hat zwei Tüten vor die Tür gestellt, sagte sie. – Und mir eine Nachricht geschrieben.

– Oh.

– Er grüßt dich übrigens.

– Hast du dich mit ihm unterhalten?

– Nur an der Haustür, sagte Paula. – Er stand vorn am Tor. Ich hab so getan, als wäre ich ganz schwach, keine Sorge.

– Was?

– Wir haben beide Corona, schon vergessen?

– Oh, sagte Nicola. – Ach ja.

Es war kein Witz, kein bisschen lustig. Das konnte Paula Nicola ansehen. Sie steckten nicht unter einer Decke. Nicola sah benommen aus, halb tot. Vielleicht hatte sie tatsächlich Corona.

– Hast du Hunger, Liebes?

Nicola sah aus, als wäre ihr kalt.

– Nicola?

– Was?

– Hast du Hunger?

– Nein, sagte Nicola. – Ich meine ... vielleicht doch. Was gibt es denn?

– Es ist alles da. Schau dir das an. Es gibt einfach alles. Er verwöhnt uns. Lasagne, Chicken Korma – das sieht echt gut aus. Cottage Pie, Chicken Tikka Masala. Oder einfach nur Nudeln? Wie wär's damit?

– Gibt es Cornflakes?

– Ach, Scheiße, Süße, sagte Paula. – Ich glaube nicht.

Sie schaute sich auf dem Tisch um, musterte die Verpackungen, hoffte, Cornflakes zu entdecken, von denen sie wusste, dass sie nicht dabei waren.

– Nein.

Sie schaute sich sogar in der Küche um, als wäre sie irgendwo zu Besuch.

– Nein. Tut mir leid.

Sie könnte schnell zum Laden laufen. Niemand würde sie sehen, niemand Wichtiges jedenfalls. Irgendwer natürlich schon – alle würden sie sehen. Sie würde auffliegen. So eine Gelegenheit bekam sie nie wieder.

Sie grub ihr Telefon unter dem Chicken Tikka Masala aus. Mary hatte geschrieben.

ACH DU SCHEISSE! BRAUCHST DU WAS? XX

Paula hielt sich das Telefon vors Gesicht. In der Küche wurde es irgendwie dunkler.

CORNFLAKES. UND DANKE FÜR DIE JACKE. IST SUPER! XX

Sie zog den Bademantel aus und hob die Strickjacke vom Boden auf, die runtergeflogen war, als sie auf dem Tisch Platz für die Lebensmittel gemacht hatte. Paula hielt die Jacke bei den Schultern und schüttelte sie.

– Was ist das denn?, fragte Nicola.

– Ein Elefant, Nicola, sagte Paula. – Wonach sieht's denn aus?

– Oder ein Zirkuszelt.

– Halt die Klappe, Nicola.

Sie war froh, erleichtert – hinter der Attrappe lauerte doch die echte Nicola. Aber, Himmel, dieses ständige Auf und Ab.

Ihr Telefon vibrierte.

KEIN PROBLEM. SONST NOCH WAS? XX

Paula machte den Kühlschrank auf. Nahm den Milchkarton heraus, hielt ihn in der Hand, schüttelte ihn abschätzend. Stellte ihn zurück.

MILCH.

– Ist normale Milch okay, Nicola?

Nicola nickte. Einmal.

Paula überlegte. Brot? Sie würde Mary bitten, ihr einen Laib Brot in Scheiben zu besorgen. Doch dann sah sie etwas, das ihr nicht aufgefallen war, als sie das ganze Zeug auf den Tisch türmte. Ein hübscher, altmodischer Laib Weißbrot in durchsichtigem Plastikbeutel.

BUTTER SCHMORFLEISCH PAAR KARTOFFELN XX

Sie drückte auf Senden.

– In zwanzig Minuten hast du deine Cornflakes, Madame, sagte sie.

– Wie das denn?

– Mary besorgt sie, sagte Paula. – Sie hat mir die Jacke geschenkt.

Sie zog sich die Strickjacke über den Schlafanzug. Sie mochte kein Pink, aber sie wusste, dass die Farbe ihr stand. Hatten ihr Leute gesagt. Mehr als einmal. Joe hatte ihr das gesagt. Es war vielleicht das einzige Mal gewesen, dass er so etwas sagte, etwas über ihr Aussehen. Das stimmte schon wieder nicht – er machte ihr häufig Komplimente, und oft mochte sie seine Komplimente, und manchmal – nur sehr selten – machten sie ihr Angst. Jetzt fiel es ihr wieder ein, sie war mit Joe shoppen gewesen. Das hatte sie völlig vergessen – sie hatte so vieles vergessen. Im Einkaufszentrum, in Artaine Castle – sie waren bei Tesco gewesen –, und sie hatte ihn überredet, mit ihr zu Penneys zu gehen. Er hatte sich nicht geweigert, hatte nicht gesagt, er würde draußen warten. Er war ihr in den Laden gefolgt, hatte neben ihr gestanden, hatte weder geseufzt noch auf die Uhr geschaut, noch zum Telefon gegriffen. Und er hatte ihr gesagt, die pinkfarbene Jacke, die sie anprobiert hatte – jetzt fiel es ihr wieder ein, die Jacke war unter den Achseln zu eng gewesen –, er hatte ihr gesagt, sie würde ihr stehen und dass Pink – alle Jacken dort waren pink gewesen – ihre Farbe sei.

Sie hatte ihm vorhin geschrieben. Hatte sie ihm geschrieben? Sie war sich nicht sicher. Sie würde gleich kurz nachsehen, ob er geantwortet hatte oder ob sie ihm überhaupt geschrieben hatte.

– Ich hasse die Ärmel an diesen Dingern, sagte sie. – Die sind immer viel zu eng.

Sie hatte mit Nicola gesprochen, aber Nicola war nicht da.

Panik fuhr durch sie hindurch. Sie warf einen Blick zu dem Schrank, in dem sie vorhin den Wein versteckt hatte. Die Tür war zu, aber das hieß gar nichts. Zu sehr damit beschäftigt, Sexy in Pink zu spielen, hatte sie Nicola nicht bemerkt. Sie öffnete den Schrank. Die Flaschen standen noch, wo Paula sie hingestellt hatte – es ging nicht um Nicola, es ging um sie. Sie war diejenige, die sie kontrollierte. Paula schnüffelte hinter Paula her. Nicola war bestimmt oben auf dem Klo. Oder zurück in Jacks Bett.

Paula ließ kaltes Wasser laufen. Füllte eine Tasse. Trank sie in einem Zug leer. Das half. Spülte das Zittern weg, wässerte die Nervenenden.

Sie ging zur Küchentür.

– Nicola?

– Was denn?

Nicola war im Wohnzimmer.

– Bist du da drin?

– Ja.

– Möchtest du irgendwas?

Paula wusste nicht, warum sie an der Küchentür stehen blieb. Doch, sie wusste es, sie war nervös. Sie konnte nichts dagegen tun. Sie war in Gedanken die ganze Zeit dabei, was sie getan hätte – wie sie abgehauen wäre oder sich geholt hätte, was sie brauchte. Sie trat an die Wohnzimmertür. Nicolas Gesicht war vom Schein des Telefons beleuchtet.

– Ich lass dich mal machen, sagte Paula.

– Was denn machen?

– Was immer du tust.

– Ich tue gar nichts, sagte Nicola.

– Wunderbar, sagte Paula. – Möchtest du irgendwas, solange du auf deine Cornflakes wartest?

– Mir egal, sagte Nicola. – Dasselbe wie du.

– Kein Heißhunger?

– Heißhunger?

– Lust auf was Bestimmtes?

– Ich bin nicht schwanger, Mammy.

Paula lachte.

– Soll ich die Vorhänge öffnen?

– Es ist dein Haus – tu, was du willst.

Paula ging zum Fenster und griff nach den Vorhängen. Sie wollte sie von der Stange reißen und Nicola darunter begraben. Hier, du blöde Kuh – das will ich. Abrakadabra – verpiss dich. Sie rechnete fast damit, dass Gesichter am Fenster auftauchten – Tony, die Mädchen. Joe. Aber da waren nur der Garten und die Mauer und das Tor und die Häuser gegenüber.

– Im Westen nichts Neues, sagte sie.

Sie warf Nicola einen Blick zu. Sie wirkte blass, erschöpft –

vernachlässigt. Nicola sein, erforderte permanente Anstrengung – Paula wusste das. Die Frau, die jeden Tag vor ihre Haustür trat, war eine Marke. Das hatte sie Paula selbst erzählt. Sie hatte einen Witz gemacht, gelächelt und dabei umwerfend ausgesehen.

Wer immer da jetzt auf ihrer Couch lag, war keine Marke.

Nur Nicola.

– Wie wär's mit einem Sandwich?, fragte Paula.

Der Sandwichtoaster – noch ein Geschenk von Madam – stand im selben Schrank wie der Wein. Sie hatte ihn vor ein paar Minuten beim Öffnen des Schranks gesehen und nach hinten geschoben. Er steckte noch immer in seinem Karton, Paula hatte ihn noch nie benutzt. Er war aber nicht neu, es war ein alter von Nicola, auch wenn er nicht alt war.

Nicola hob den Blick vom Bildschirm.

– Okay, sagte sie.

– Du würdest also zu einem Sandwich nicht Nein sagen?

– Ja. Nein.

– Wunderbar, sagte Paula. – Schon unterwegs.

Sie sprang fast aus dem Zimmer. Auf dem Tisch lagen Tomaten, und Käse hatte sie auch irgendwo gesehen. Das wunderbare Weißbrot. Es war bestimmt noch genug Butter in der Dose, um das Brot zu beschmieren. Sie musste nicht auf Mary warten.

Paula brauchte einen Stuhl, um an den Sandwichtoaster ranzukommen.

Jetzt fragte sie sich, warum sie ihn so weit nach hinten geschoben hatte.

Weil sie das Teil hasste. Die Geste, die milde Gabe – leck mich, Nicola.

Sie nahm das Gerät aus dem Karton und stellte den Karton zurück in den Schrank. Sie wollte nicht, dass Nicola die Verpackung sah und sich fragte, warum Paula die immer noch hatte. Na ja, das Teil hatte in der dämlichen Packung gesteckt, als Nicola es ihr ins Haus geschleppt hatte. Nicola hatte die Verpackung behalten, wahrscheinlich, weil sie von vornherein vorhatte, Paula das Teil zu vererben.

Sie war wieder vom Stuhl runter und hatte den Toaster eingestöpselt. Sie hatte zwei Scheiben Brot abgeschnitten und mit Butter bestrichen. Sie hatte sich nicht geirrt – es hatte gerade eben gereicht. Sie musste beim Streichen aufpassen, das Brot war so frisch. Die Tomaten waren diese kleinen Dinger – Kirschtomaten. Sie warf sich eine in den Mund und biss drauf. Gott, wie herrlich, Paula hatte Tomaten schon immer gemocht. Es gab auch eine Packung Käse, in weichen Scheiben. Emmentaler. Em-MENTAL-er. Mentaler Käse. Du bist am richtigen Ort gelandet, Süße. Sie riss sich eine Ecke ab und schob sie sich in den Mund. Es schmeckte gut – ein bisschen fade vielleicht. Das war auch eins von Joes Worten – fade. Er war selbst ein bisschen fade. Das war unfair. Trotzdem irgendwie wahr.

Die Butter gehörte auf die Außenseite. Das hatte Paula nie wirklich verstanden, und es scherte sie nicht – die Nachhilfestunde in Hauswirtschaft konnte warten. Sie hatte das Gefühl, beobachtet zu werden – in ihrem Kopf, auf den Händen, auf der Haut. Sie hob den Blick und schaute zur Küchentür. Nicola war nicht da. Sie kam sich vor wie im Fernsehen, wie vor der Kamera. Jetzt kommt der mentale Käse – ich finde ja, die Fadheit bringt den Geschmack der Tomaten immer ganz besonders zur Geltung. Eine Scheibe sollte genügen, dachte sie. Wir wollen es mal nicht übertreiben.

Sie war kurz vor dem Durchdrehen. Es war offensichtlich, ihr zitterten die Hände. Ihre Gedanken sprangen wild durch die Gegend. Sie hatte vier Kirschtomaten und keine Ahnung mehr, was sie damit anfangen sollte. Sie wusste es, aber ihr Verstand rannte ihr ständig davon, vorwärts und rückwärts. Das Messer machte sie nervös.

Sie schnitt die Tomaten auf. Auftrag ausgeführt. Sie steckte sich zur Belohnung noch eine in den Mund. Sie legte die Tomatenhälften auf den Käse. *Als würden mich vier rote Augenpaare anschauen. Meine Kinder – haha.* Sie hob das Sandwich vom Teller. Sie hatte Glück – die untere Scheibe blieb nicht kleben. Das läuft ja heute wie am Schnürchen, meine Damen. Sie legte das Sandwich auf die heiße Platte – oder wie auch immer das hieß –, ließ die obere runter, den Deckel, und drückte zu, bis sie den Haken schließen konnte. Sie hörte es zischen. Roch bereits den Käse.

Sie nahm ihr Telefon.

Joe hatte geantwortet.

RUF MICH BITTE AN. JOE

Was war das denn für eine Antwort? Sie las sich ihre Nachricht an ihn noch einmal durch.

HALLO, JOE. WIE GEHT ES DIR? X

Was war los? *Er hat 'ne andere, Paula. Verpiss dich. Eine Jüngere, ein Model. Verpiss dich. Höchstens sechzig – 'ne Mieze, die weiß, was sie an ihm hat. Verpiss dich. 'Ne neue pinke Pussycat, das ist los.*

Nicola stand an der Küchentür.

– Hast du was gesagt?

– Nein!, sagte Paula. – Hoffe ich zumindest. Joe will, dass ich ihn anrufe.

Nicola kannte Joe – natürlich kannte sie ihn. Sie waren sich ein paarmal begegnet. Sie mochte ihn nicht. Da war Paula sich ziemlich sicher. Sie hatte zwar jedes Mal gelächelt, aber in ihrem Lächeln war nichts Warmes gewesen. Andererseits, dachte Paula jetzt – erst jetzt –, hatte sie noch nie gesehen, dass Nicola jemanden wirklich warm angesehen hatte. Abgesehen von ihren Töchtern.

Gott, das war fürchterlich. Unerträglich.

– Ich glaube, ich rufe ihn mal lieber an, sagte sie.

Sie hob den Deckel des Sandwichtoasters. Das war einfacher, als Nicola anzusehen.

– Sieht fertig aus, sagte sie.

Nicola stand direkt hinter ihr.

Kontrollierte sie. Die alte Nicola.

Aber das stimmte gar nicht. Sie schaute sich die Sachen an, die Tony ihnen vorbeigebracht hatte, und deshalb musste sie sich zwischen Paula und den Tisch quetschen.

Paula schob das Messer unter das Sandwich. Sie ließ es auf den Teller gleiten.

– Bitte sehr.

Bitte sehr! Guten Appetit. Bis nächste Woche.

In der Küche war nicht genug Raum für sie beide. Paula packte das nicht. Sie streckte Nicola den Teller hin und griff nach ihrem Telefon.

– Bin gleich wieder da, sagte sie.

An der Tür blieb sie stehen – sie wusste nicht mal, wohin.

– Ich muss ihn nur kurz anrufen, sagte sie. – Er hätte mir nicht geschrieben, wenn's nicht dringend wäre.

Dringend.

Scheiße noch mal – dringender als das, was sie vor sich hatte, als ihre suizidale Tochter.

Nicola setzte sich hin – ließ sich auf einen Stuhl plumpsen. Sie machte auf dem Tisch Platz für den Teller. Sie starrte das Sandwich an. Schaute sich um. Stand auf. Nahm das Messer vom Schneidebrett.

Paula hätte das Messer verstecken müssen. Genau das hätte Nicola getan – *hatte* sie getan. Die Messer, den Korkenzieher, die Flaschen. Versteckspiel im Hause Spencer – zum Totlachen.

Sie sah zu, wie Nicola sich wieder setzte.

– Bin gleich wieder da, Süße.

Nicola antwortete nicht – Paula hörte nichts, als sie rüber ins Wohnzimmer ans Fenster ging. Mit Joe zu sprechen wäre leichter, wenn sie was zu schauen hatte. Sie hatte die Favoriten geöffnet. Joe stand unter den Kindern und den Enkelkindern und ihrer Schwester und Mary.

Mary hatte sie völlig vergessen. Gleich kam sie mit den Cornflakes durchs Tor spaziert, und dann stand Paula am Fenster. Sie machte einen Schritt zurück. Setzte sich auf die Armlehne der Couch. Es war unbequem – ihr Rücken maulte sie an, befahl ihr, wieder aufzustehen und zurück zu Nicola in die Küche zu gehen. Paula stand auf. Tippte auf Joes Nummer, hielt das Telefon ans Ohr. Wollte er ihr sagen, dass er Corona hatte? Sie auch, würde sie ihm sagen, falls er wollte, dass sie ihm was vorbeibrachte. Aber dafür hatte Joe seine Kinder. Was auch immer er ihr zu sagen hatte, sie würde dafür sorgen, dass es ein kurzes Gespräch war.

– Joe?

– Ja.

– Ich bin's. Paula.

– Ja.

– Ich sollte dich anrufen, sagte sie.

– Ja, sagte er. – Ja, das stimmt.

Sie bekam es mit der Angst zu tun, hatte Angst, dass gleich was Schlimmes kam – gleich würde Joe ihr etwas Schlimmes sagen.

– Mary ist gestorben, sagte er.

– Was?

– Meine Frau.

Eine andere Mary – nicht ihre. Seine Ex-Frau. Joe war geschieden.

– Oh, Joe. Das tut mir leid.

– Ja.

– Etwa an Corona?

– Ja, sagte er. – Es gab Komplikationen.

– Das tut mir leid.

– Ja danke.

– Das ist schrecklich.

– Ja, ist es.

– Wann?

– Was?
– Wann ist sie gestorben, Joe?
– Letzte Woche, sagte er.
– Oh. Ach so.
– Vor zehn Tagen.
– Ach, als du mich gebeten hast, dich anzurufen, da …
– Ich wollte dir das nicht schreiben, sagte er.
– Nein.
– Das wäre falsch gewesen.
– Ich weiß, sagte Paula. – Du, hör mal, es tut mir wirklich leid.

Sie wusste so gut wie nichts über seine Mary. Sie war Lehrerin gewesen – Oberstufenlehrerin, Englisch und Geschichte, glaubte Paula. Vor der Trennung hatten sie seit Jahren nicht mehr im selben Bett geschlafen. Bei der Scheidung waren sie schon lange getrennt. Sie hatten vier Kinder, Paula hatte sie nie kennengelernt, und das ärgerte sie – jetzt.

– Wie alt war sie, Joe?
– Einundsiebzig.
– Ziemlich jung, sagte Paula.

Es klang böse, als würde sie der Frau unterstellen, mit Absicht zu früh gestorben zu sein.

– Tja, sagte Joe. – Wir haben uns auf dem College kennengelernt.
– Ja.
– Sie hatte eine Vorerkrankung.

Das war typisch Joe – Vorerkrankung anstatt Asthma oder Krebs oder irgendwas Konkretes. Vielleicht war er die Vorerkrankung gewesen. Charlo war auf alle Fälle eine.

– Ach, das ist hart, sagte Paula. – Warst du auf der Beerdigung?
– Nein.
– Nein? Warum nicht?
– Ich gehörte nicht zu den zehn.

– Und hast dich auch nicht heimlich reingeschlichen?

Sie spürte es. Er hatte sie nicht verstanden. Ihr liebevoller Scherz – sie fand ihn liebevoll – war direkt zu einem Hörgerät hinein und zum anderen wieder hinausgegangen. Eigentlich war es überhaupt kein Scherz gewesen. Wenn sie jemandem die letzte Ehre hätte erweisen wollen, jemandem, der ihr nahegestanden hatte, sie hätte sich auf die Beerdigung geschlichen. Wäre mitten reinmarschiert. Das war der Unterschied zwischen ihnen. Einer der Unterschiede. Joe konnte kein Stück Kuchen ohne Gabel essen – Paula brauchte dazu nicht mal die Hände. Es lag an ihrer Erziehung, daran, wie sie aufgewachsen waren. Sie hatte es gemocht. Und er auch, hatte sie jedenfalls geglaubt.

– Ich bin deine Portion Derbheit, hatte sie mal zu ihm gesagt. – Stimmt's?

– Paula, hatte er gesagt. – Du bist so was von nicht derbe – wie die Jungen vielleicht sagen würden.

– Außer an den Kanten, hatte sie gesagt. – Da schon. Na los, gib's zu.

– Nein.

– Es macht mir nichts aus. Mir gefällt das – na los, sag schon.

– Also gut, hatte er gesagt. – Aber es ist eine sehr attraktive Derbheit.

– Das ist schön.

– Sehr attraktiv.

Es hatte definitiv Zeiten gegeben, da hatte Joes Freundin zu sein mehr bedeutet, als Konzerte zu besuchen und Vogelnamen zu lernen.

– Ist jemand bei dir, Joe?, fragte sie ihn jetzt.

– Wer denn?

– Na ja, eins deiner Kinder.

– Nein, sagte er. – Nein.

– Soll ich zu dir kommen?

Was redete sie? Nicola hockte in ihrer Küche, sie würde nirgendwo hingehen. Sie wollte ihn nur Ja sagen hören. Sie wollte die

Wahl haben.

– Das geht nicht, sagte er.

– Nein, sagte sie. – Nein, ich dachte nur … Unter diesen Umständen …

– Mir geht es gut, sagte er. – Trotzdem danke.

– Nein. Du hast natürlich recht.

Dann fiel ihr etwas ein.

– Ach so, sagte sie. – Ich habe selbst Corona.

– Wirklich?

– Ja, sagte sie. – Aber nicht sehr schlimm.

– Gut.

– Ich glaube, das Schlimmste habe ich schon hinter mir.

– Paula, sagte er. – Pass auf dich auf.

Das war schrecklich. Sie jagte ihm Angst ein – die nächste Frau, die ihm wegstarb.

– Mache ich, sagte sie. – Mach dir keine Sorgen.

– Du klingst gut.

– Ja, mir geht's auch gut. Du hättest mich vor ein paar Tagen hören sollen. Ich habe mich angehört wie eine Ente mit Asthma.

– Ich wünschte, du wärst hier bei mir, Paula.

– Ich wünschte auch, ich wäre bei dir, Joe, sagte Paula.

Ihre Lüge – ihr Coronavirus-Schwindel – hatte erstaunliche Folgen.

– Du bringst mich zum Lachen, sagte Joe.

– Du lachst doch gar nicht, Joe.

Er lachte, und sie wünschte tatsächlich, sie wäre bei ihm.

– Hör zu, Joe, sagte sie. – Hör mal, es tut mir leid, aber ich muss Schluss machen. Nicola ist bei mir, und es geht ihr nicht gut.

– Wie, bei dir?, fragte er. – Im Haus?

– Ja, sagte Paula. – Sie wurde auch positiv getestet, und wir dachten, es wäre besser, wenn sie herkommt, weg von den Kindern und dem ganzen Rest.

– Und da hat sie dich angesteckt, oder was?

– Nein, sagte Paula. – Ich war schon positiv.

Sie hätte ihm das Maul verbieten sollen, so wie er mit ihr redete.

– Eigentlich ist es super, sagte sie. – So bin ich nicht allein. Und außerdem – unsere Kinder stecken uns nicht an. Andere vielleicht. Aber nicht unsere Kinder.

– Du hast recht, sagte er. – Wie geht es ihr?

Sie hatte immer das Gefühl, dass Joe Nicola nicht besonders gut leiden konnte. Er sah in Nicola das, was Paula in seinen Augen früher gewesen war – eine Frau, die ihn nicht mal mit dem Arsch angesehen hätte.

– Nicht so toll, sagte sie leise.

Sie stand an der Tür zum Flur und zog sie zu, aber nicht ganz. Sie hielt die Klinke umfasst.

– Das wird schon wieder, sagte sie. – Aber im Augenblick ist sie ziemlich im Eimer, die Ärmste.

– Das tut mir leid, sagte Joe. – Ich denk an sie.

– Danke.

– Und an dich, sagte er. – An dich denk ich auch, Paula.

– Das ist nett. Und das mit Mary tut mir wirklich leid.

Es war immer noch schräg – das mit den zwei Marys.

– Und du, ganz allein, sagte sie. – Das tut mir auch leid.

– Das geht vorbei.

– Wenn du meinst.

– Ja, tue ich. Ich ruf dich wieder an – wenn ich darf.

– Darfst du, sagte sie.

Irgendwie wusste sie, dass er lächelte. Er hatte »wenn ich darf« gesagt, um ihre Antwort zu hören. Jetzt gerade, in diesem Moment, vermisste sie ihn wirklich sehr.

– Paula, brauchst du was?, fragte er. – Gibt es irgendwas, das du möchtest?

– George Clooney wäre nett, Joe.

Sie hörte ihn lachen.

– Alles gut. Tony kümmert sich um uns.

– Tony?

– Nicolas Mann, sagte sie. – Du kennst ihn.

– Ah, ja, sagte er. – Tony.

Er hatte keine Ahnung, wer Tony war.

– Er hat uns Zeug vorbeigebracht, sagte sie.

– Das ist gut, und, noch mal, wenn du ...

Er sprach nicht weiter. Sie hörte etwas, es klang wie Schluchzen.

– Joe?

Sie hörte es noch einmal.

– Joe, weinst du?

Er weinte. Eindeutig – sie hatte es ausgesprochen, und er hatte zugelassen, dass sie es hörte.

– Ach, Joe ...

– Entschuldige.

Paula traten Tränen in die Augen.

– Danke. Jetzt fange ich auch noch an, sagte sie.

Er versuchte zu lachen. Sie konnte es hören.

– Ich bin sehr einsam, sagte er.

– Ich auch.

Sie wartete. Es kam nichts mehr. Sie war sich nicht sicher, ob er immer noch weinte. Sie war sich nicht sicher, ob er noch dran war. Sie hörte ihn schniefen.

– Ich muss Schluss machen, sagte sie.

– Ja.

– Ich muss nach Nicola sehen.

– Natürlich, sagte er. – Mach's gut, Paula.

– Tschüss – ruf mich morgen an.

– Mach ich.

– Wenn du willst.

– Mach ich.

Sie nahm das Telefon vom Ohr, ehe er auflegte. Sie legte das Telefon auf die Sofalehne und rieb sich mit dem Bademantelzipfel die Augen trocken. Langsam hasste sie das Ding. Sie schnüffelte daran – der Bademantel roch okay. Sie legte die Zeigefinger unter die Augen. Die Haut fühlte sich nicht allzu heiß an. Ihr ging es gleich wieder gut. Ihr *ging* es gut.

Dann fiel ihr doch noch etwas über Joes Mary ein. Sie hatte Joe für eine Frau verlassen. Wie hatte sie das vergessen können? Das war damals, am Anfang, mit Abstand das Interessanteste an ihm gewesen.

Während Paula am Telefon war, hatte Nicola die Sachen weggeräumt.

Der Toast lag noch zur Hälfte auf dem Teller.

– Ist das für mich?

– Wenn du es möchtest, sagte Nicola.

Sie saß am Tisch.

Paula setzte sich zu ihr. Nicola stand auf.

– Was ist los?

– Gar nichts.

– Setz dich hin, sagte Paula. – Oder hast du's eilig? Wir sind in Quarantäne, okay?

– Das war übrigens ziemlich schlau, sagte Nicola.

Sie setzte sich. Fläzte sich hin wie ein großes Kind, das Hinfläzen spielte. Sie trug ein graues Kapuzensweatshirt. Es musste ein altes von Jack sein, für was von Leanne war es zu groß.

– Danke, sagte Paula. – Das verschafft uns etwas Zeit.

– Zeit wofür?

– Es verschafft dir Zeit.

– Ich brauche keine Zeit, sagte Nicola. – Ich denke nicht mehr so.

– Wie meinst du das, Süße?

Nicola antwortete nicht.

Paula biss vom Toast ab, es schmeckte herrlich – die Tomaten waren gerade richtig, weich, aber nicht so heiß, wie sie manchmal wurden.

Sie hielt den Rest vor sich hin.

– Nicht schlecht, wenn ich das sagen darf.

– Ich wusste, dass das kommen würde.

– Halt den Mund, sagte Paula. – Ich habe es gemacht, ich darf es mögen.

– Eigenlob stinkt, sagte Nicola.

Sie kam wieder aus sich raus, ein bisschen. Richtete sich auf.

– Fragst du dich jemals, wo wir solche Sachen herhaben?, fragte Paula.

– Was für Sachen?

– Das, was du eben gesagt hast – Eigenlob stinkt. Wer sagt denn das? Weißt du, was ich meine? Warum dürfen wir uns nicht selbst loben? Die Schule?

– Was?

– Lernen wir solche Sprüche in der Schule? Eigenlob stinkt, niemand mag Schleimer. Entschuldigung? Hallo? Jeder mag Schleimer, und was, bitte, ist falsch daran, sich ab und zu selbst zu loben?

– Wofür denn?

– Himmel, Liebling, für alles. Alles, was du kannst. Das hier.

Sie schob sich den Rest Toast in den Mund.

– Das ist richtig gut, sagte sie. – Und? Was war daran jetzt falsch?

Ihr Telefon vibrierte. Es lag neben dem Teller. Sie schaute drauf.

– Mary, sagte sie. – Deine Cornflakes stehen vor der Tür.

Nicola wollte aufstehen.

– Nein, bleib hier. Ich hab allen erzählt, dass es dir schlecht geht.

– Warum?

– Um sie uns vom Hals zu halten, sagte Paula. – Und, um ganz ehrlich zu sein, Nicola, es hat mir Spaß gemacht.

Sie stand auf.

– Was hat dir Spaß gemacht?, fragte Nicola.

– Mir das auszudenken.

Sie stand an der Küchentür. Blieb stehen. Ging zurück zum Tisch.

– Bei uns beiden geht es immer rauf und runter. Wir sind wie zwei Jo-Jos. Du rauf, ich runter, ich rauf, du runter.

Sie wollte Mary dringend sehen, ihr wenigstens zuwinken, aber in Wirklichkeit wollte sie vor Nicola weglaufen, wieder mal.

Sie setzte sich hin.

– Außerdem, Nicola, sagte sie.

– Was?

– Es geht dir schlecht.

Nicola sagte nichts.

– Vielleicht geht es uns beiden schlecht, sagte Paula. – Was meinst du?

Nicola hielt den Blick gesenkt.

– Nicola?

– Was?

– Findest du das auch?

– Was denn?

– Dass es uns beiden schlecht geht, sagte Paula.

– Tja, Mammy, sagte Nicola. – Weißt du was? Das klingt wie ein Haufen Scheiße.

– Okay.

– Sentimentaler Bullshit, mehr nicht. So lautet meine Diagnose.

– Ich versuche, uns zum Reden zu kriegen, sagte Paula. – Das ist alles. Willst du jetzt die Cornflakes?

Nicola zuckte die Achseln.

– Die können warten, sagte Paula.

Sie griff zum Telefon, um sich bei Mary zu bedanken. Dann hielt sie inne. Sie schob das Telefon von sich, bis ans Tischende. Nicolas Telefon war nirgends zu sehen. Auf dem Tisch lagen nur noch die

Satsumas, die Nicola am Vorabend mitgebracht hatte, die Satsumas, Paulas Telefon und der Teller.

– Möchtest du eine Satsuma?, fragte Paula Nicola.

– Nein.

– Ich schon, sagte Paula. – Ich habe seit Ewigkeiten keine mehr gegessen.

Sie zerrte an dem orangenen Netz, bis das Loch groß genug war, um eine Frucht herauszupulen. Was sollte sie tun? Was sollte sie sagen? Die Satsuma half – sie hatte etwas in den Händen, etwas zu tun.

– Möchtest du Tee?

– Nein.

– Kaffee?

– Nein.

– Sicher?

– Nein.

– Nicola?

– Was?

– Manchmal kann ich es selbst nicht glauben. Dass ich immer noch hier wohne.

Jetzt sah Nicola sie richtig an, sah ihr ins Gesicht, interessiert, hörte zu.

– Du warst dabei, sagte Paula. – Du hast alles gesehen. Nicht alles, aber mehr, als ein Kind je sehen sollte. Und jetzt sitzen wir hier.

Sie zwang sich zu einem Lächeln. Das Telefon vibrierte. Sie zwang sich, nicht nachzuschauen.

– Ich glaube …, begann sie. – Ich glaube, ich dachte immer … ich dachte immer, dass alles, was damals passierte, mir passierte. Nur mir. Nur mir allein.

Sie sah nach oben.

– Ich glaube, an der Decke war nie Blut. Aber vielleicht kann ich mich auch nicht mehr daran erinnern.

– Da war nie welches, sagte Nicola.

– Ich glaube, das mag ich an Beyoncé da oben so gern.

– Was?

– Es ist so unschuldig, sagte Paula. – Einfach nur schön. Wenn ich daran denke, was hier alles passiert ist.

– Jack war zu jung.

– Wirklich?

– Ja.

– Kann sein, sagte Paula. – Hoffentlich. Aber ich kann mich daran erinnern.

Sie hatte die Satsuma geschält und steckte den Daumen in die Mitte, um sie zu teilen. Sie schob sich zwei Spalten in den Mund.

– Oh, ist das gut.

Sie beugte sich vor und legte eine Hälfte auf den Tisch, direkt vor Nicola.

– Bitte sehr, sagte sie.

Nicola nahm sie.

– Doch, ja, sagte sie. – Ich weiß noch, ich hatte Jack im Arm. Ich saß hier – Himmel, Nicola, ich saß hier, genau auf diesem Fleck. Und Jack blutete – er war voller Blut. Sein Kopf, das Gesicht und obendrauf. Und ich kapierte nicht, was los war – ich konnte nicht erkennen, wo das ganze Blut herkam.

– Von dir.

– Ja, sagte Paula. – Ja. Es war meins.

– Ich spiele dieses Spiel nicht mit, sagte Nicola.

– Was? Was denn für ein Spiel?

– Das »Stell dich nicht so an«-Spiel.

– Es gibt kein Spiel, Nicola.

– Ich spiel da nicht mit, sagte Nicola. – Ich mache da nicht mit.

– Entschuldige, Nicola, sagte Paula. – Ich habe keine Ahnung, was du meinst. Ehrlich. Ich … ich weiß nicht, wovon du sprichst.

Sie wollte aufstehen, gehen – weg von hier, zu Mary, irgendwohin, nur raus aus dem Haus.

– Du willst mir erzählen, dass du genau weißt, was ich durchmache, sagte Nicola. – Du hast mir quasi gesagt, dass du viel schlimmer dran warst – schließlich hab ich nie eins von meinen Kindern vollgeblutet. Eine Erfahrung, die mir erspart geblieben ist, Gott sei Dank, und jetzt willst du mir erzählen, dass alles wieder gut wird, weil du viel Schlimmeres durchgemacht hast und immer noch auf demselben beschissenen Stuhl hockst wie damals, als du deinen süßen kleinen blauäugigen Jungen vollgeblutet hast, und es dir schließlich auch wieder gut geht – logo, dazu muss man dich ja nur anschauen.

– Gott, sagte Paula. – Du hasst mich wirklich, oder?

– Ja.

– Okay, sagte Paula. – Danke für deine Ehrlichkeit, das weiß ich zu schätzen.

– Soll ich mich jetzt bei dir bedanken?

– Nicola, ich wollte mich bei dir bedanken.

Sie würde nicht anfangen zu weinen. Sie würde nicht über den Tisch springen und Nicola bei den Haaren packen.

– Ich will ehrlich sein, sagte sie. – Wenn du so fühlst, dann verpiss dich von hier. Und übrigens, ich zweifle nicht an dem, was du sagst. Und ich mache dir auch keine Vorwürfe. Aber ... ich weiß nicht, was ich sagen wollte. Ich hatte einfach gehofft, es würde leichter sein, das ist alles.

– Leichter?

Paula zuckte die Achseln.

– Ja.

Sie pulte noch eine Satsuma aus dem Netz. Fing an, sie zu schälen.

– Ich weiß, sagte sie. – Nein, ich weiß es nicht. Ich weiß es nicht. Alles, was ich sage – ich weiß nicht, was du durchmachst oder – oder durchgemacht hast. Ich weiß es nicht. Es macht mir nichts aus, das zuzugeben. Ich weiß, dass du mich hasst.

Sie hoffte auf eine Unterbrechung, auf Widerspruch, aber Nicola blieb stumm, schaute über Paulas Schulter in Richtung Spüle und Fenster.

– Ich weiß noch was, sagte Paula. – Ich weiß, dass es mit anderen Dingen vermischt ist – mit Gefühlen. Darf ich eine Sache sagen? Auch, wenn du's nicht gerne hörst?

Sie lächelte, sie konnte nicht anders. Sie tanzte auf einem Minenfeld.

– Na los, sagte Nicola.

– Ich habe meine Mutter gehasst, sagte Paula. – Ich liebte sie, aber gleichzeitig hasste ich sie.

Sie wartete – hoffte.

– Warum?, fragte Nicola.

– Weil sie mich nie gewarnt hat, sagte Paula. – Sie hat mich nie vor dem gewarnt, worauf ich mich einließ. Dabei wusste sie Bescheid. Glaub mir. Ich will nicht schlecht über die Toten sprechen – und ich liebe sie ja auch. Aber, Nicola, mein Vater war ein schrecklicher Mensch. Er war einfach schrecklich. Zwar nicht in der gleichen Liga wie dein Vater, aber – Himmel! Einer der Gründe, weshalb ich Charlo geheiratet habe, war, um von meinem Vater wegzukommen. Er hat mir nie was angetan – zumindest nicht das, was dein Vater dir angetan hat –, aber meine Mutter saß einfach da und schwieg. Wenn sie jetzt da säße, wo du sitzt, ich würde sie anschreien.

Sie stand auf und ging ans Spülbecken. Drehte das kalte Wasser auf. Es überraschte sie, wie einfach es ging – sie fühlte sich leicht.

– Möchtest du Wasser?, fragte sie. Sie hob die Stimme, um das Rauschen und das Wasser zu übertönen, das ins Spülbecken prasselte.

– Nein. Ja. Okay.

– Sonst irgendwas?

– Nein.

– Sicher? Wir haben so viel zu essen.

Nicola sagte nichts mehr. Paula nahm zwei saubere Tassen, ließ sie volllaufen und ging damit zurück zum Tisch. Sie setzte sich und stellte Nicola eine Tasse hin.

– Danke.

– Gerne.

Sie trank. Setzte die Tasse ab. Schaute auf ihre Hände. Sie zitterte nicht.

– Ich weiß, sagte sie. – Ich weiß, dass die Situation anders ist. Du hast nicht deinen Vater geheiratet.

Nicola hielt die Tasse fest, hob sie aber nicht vom Tisch.

– Oder?

– Nein, sagte Nicola. – Nein, habe ich nicht.

– Die Mädchen, Nicola, sagte Paula. – Sie werden nie tun, was ich getan habe. Deinetwegen.

Nicola schaute Paula an, schaute weg, schaute wieder hin.

– Wie kommst du darauf, das zu glauben?, sagte sie. – Was bringt dich dazu, zu glauben, du könntest einfach hier sitzen und ... und dir einreden, dass das, was du da sagst, wahr ist? Auch nur ein bisschen? Dass es nicht völliger Blödsinn ist?

– Weil ich alt bin, Süße.

– Hör auf, mich Süße zu nennen, bitte. Und auch sonst niemanden. Das ist peinlich.

– Ich bin alt, Nicola. Und – ja, ich bin ein bisschen klüger.

– Klüger als was? Der Kühlschrank? Als ich?

– Nein, nicht klüger als du, sagte Paula. – Aber ich bin deine Mutter ...

– Fang gar nicht ...

– Und ich rede mit dir und – lass mich ausreden, Nicola. Lass mich sagen, was ich zu sagen habe, und dann kannst du tun und lassen, was du willst. Ich weiß, es ist reichlich spät dafür, aber besser spät als nie.

Jetzt rede ich mit dir, und ich höre dir zu. Als deine Mutter.

Paula spürte den Schweiß auf der Stirn, auf ihrer Kopfhaut, sie fing an zu frösteln.

– Eines weiß ich, sagte sie. – Selbst wenn meine Mutter, Gott hab sie selig, versucht hätte, mich vor Charlo zu warnen, ich hätte nicht auf sie gehört. Es hätte mich nur noch entschlossener gemacht. Ich gebe meiner Mutter also nicht die Schuld für mein Leben. Ich war in deinen Vater verliebt, ob du's glaubst oder nicht. Er war nicht immer ein Monster.

– Ist das wahr?, fragte Nicola.

– Wahr?, wiederholte Paula. – Die Wahrheit? Als er mich zum ersten Mal schlug, war ich schwanger.

– Mit mir.

– Ja, sagte Paula. – Mit dir. Ganz genau. Es tut mir leid.

– O Gott.

Nicola weinte nicht und sah nicht aus, als würde sie anfangen zu weinen.

– Würdest du irgendwas anders machen?, fragte Nicola.

– Wenn ich die Zeit zurückdrehen könnte?

– Ja.

– Weißt du was?, sagte Paula. – Das ist eine schreckliche Frage.

Sie lachte.

– Entschuldige, sagte sie. – Himmel! Ich glaube ... Ich weiß nicht, was ich sagen soll. Nein – doch, weiß ich. Ich hätte ihn früher verlassen – ich hätte ihn früher rausgeworfen. Viel früher. Wenn ich bis zu dem Moment zurückgehen würde, als er mich zum Tanzen aufgefordert hat, und wenn ich das Richtige getan und Nein gesagt hätte ...

Sie lachte wieder. Wischte sich über die Augen.

– Dann würden wir jetzt nicht hier sitzen, sagte sie. – Dann hätte ich dich nie bekommen. Ich hätte vielleicht andere Kinder bekommen, aber die wären nicht du, und du bist das Beste, das ...

Sie konnte nicht weitersprechen. Sie konnte nichts sehen. Sie streckte die Hand über den Tisch aus. Nichts. Nichts. Nichts. Dann spürte sie es – Nicolas Hand.

Sie wischte sich mit der freien Hand übers Gesicht, über die Augen.

– Jetzt hab ich mir Satsumasaft in die Augen gewischt.

Sie lachte – sie musste lachen. Obwohl sie das Gefühl hatte, sich wieder übergeben zu müssen. Sie konnte ihre Hand nicht in der von Nicola lassen. Sie konnte nicht sitzen bleiben. Nicola ließ als Erste los. Paula stand auf und ging blind die paar Schritte bis zur Spüle. Sie brauchte nichts zu sehen. Sie wusste genau, wo sie hingreifen musste. Sie ließ kaltes Wasser in ihre Hände laufen und beugte das Gesicht nach unten. Noch einmal.

Nicola stand neben ihr.

– Ist alles in Ordnung?

– Mir geht's gut, sagte Paula.

Sie drehte den Wasserhahn zu. Ihr Gesicht war nass. Sie hob den Bademantelsaum – schon wieder – und trocknete sich das Gesicht ab.

Nicola war immer noch da, neben ihr.

– Ich will Tee, sagte Paula.

– Ich mache einen.

– Machst du nicht, sagte Paula. – Willst du auch eine Tasse?

– Ja, na gut.

Paula füllte den Wasserkocher und hörte, wie Nicola sich wieder hinsetzte. Sie stellte den Wasserkocher auf den Sockel und drückte den Kippschalter nach unten. Sie wartete, bis sie hörte, dass der Kessel anfing zu arbeiten. Dann drehte sie sich um und setzte sich hin.

– Sind meine Augen rot?, fragte sie.

– Nicht wirklich.

– Nicht wirklich?

Nicola zuckte mit den Schultern.

– Du siehst gut aus, sagte sie.

– Wenn ich irgendwas tun könnte, sagte Paula. – Egal was, Nicola. Ich würde es tun. Ich würde es tun.

Nicola nickte. Einmal nur – schon wieder.

– Okay.

– Und außerdem, Nicola, sagte Paula.

– Was?

– Du bist hier, sagte Paula. – Hier bei mir. Du bist hierhergekommen, freiwillig.

– Ich hatte keine Wahl, sagte Nicola.

– Du hättest überall hingehen können. Wohin du wolltest. Aber du bist hierhergekommen.

Paula stand auf. Der Wasserkocher hatte sich abgeschaltet.

– Kann schon sein, dass du mich hasst, Süße – und übrigens sag ich Süße zu dir, wenn es mir passt. Jedenfalls, kann sein, dass du mich hasst, aber ich bin deine Mutter. Ich halte das aus.

Sie wusste nicht, ob das stimmte. Sie hatte keinen blassen Schimmer.

– Waren in Tonys Tüte irgendwelche Kekse?, fragte sie.

– Nein.

– Nein?

– Nein.

– Gott, der Typ ist zu nichts zu gebrauchen.

Gut möglich, dass Mary ihnen ein oder zwei Packungen vor die Tür gelegt hatte, zusammen mit den Cornflakes. Eine Familienpackung Club Milks – Paula hätte die Hälfte auf einmal in sich reingestopft.

Sie brachte die Tassen zum Tisch.

– Bitte sehr, der Rosie Lee.

Sie setzte sich.

Nicola stand auf, holte den Zucker von der Anrichte, öffnete den

Kühlschrank, nahm die Milch raus. Sie stellte den Karton vor Paula auf den Tisch.

– Ich weiß nicht, was ich tun soll.

– Tu gar nichts, sagte Paula. – Tu das, was du willst.

– Hast du das getan?

– Hab ich was getan?

– Getan, was du wolltest, sagte Nicola. – Jemals?

– Himmel, sagte Paula. – Na ja … Ich habe deinen Vater geheiratet.

– Und das war's?

– Und ich habe ihn rausgeworfen.

Sie lächelte.

– Bitte sehr, da hast du's, sagte Paula. – Der Anfang und das Ende – sozusagen.

– Okay.

– Nur die Jahre dazwischen waren scheiße, sagte Paula. – Aber ich hab dich bekommen. Und die anderen drei. Und, Nicola?

– Was?

– Ohne dich wäre ich nicht hier, sagte Paula. – Wortwörtlich. Das war es, was ich vorhin sagen wollte. Mach damit, was du willst. Schreib's dir auf die Fahnen oder mach es dir zum Vorwurf.

Sie wollte wieder aufs Klo, dringend, aber sie musste weiterreden.

– Aber weißt du? Jetzt musst du mich deine Mutter sein lassen. Du warst lange genug meine. Jetzt bin ich an der Reihe.

Es war ihr Ernst. Sie konnte es fühlen, es war fast, als würde ihr Körper sich verändern – sie verwandelte sich. Der Kühlschrank, ihr Telefon, die Rechnungen, der Fernseher, ihr Lieblingshemd oben im Schrank, alles, was je erneuert oder repariert werden musste – all das stammte von Nicola. Aber es ging nicht um Geld oder um diese Art von Unabhängigkeit.

– Tu, was du willst, sagte sie wieder.

– Ich gehe nicht wieder zurück, sagte Nicola.

– Na ja, du bist sowieso die nächsten zehn Tage hier gefangen, sagte Paula. – So lange soll man doch in Quarantäne, oder? Ich glaube schon.

– Nein, sagte Nicola. – Ich meine, ich gehe nie wieder zurück.

– Okay, sagte Paula. – Das ist ein ziemlicher Hammer. Warum? Weil du glaubst, du hättest Lily im Stich gelassen? Weil …

– Weil ich sie nicht will, sagte Nicola.

– Okay.

Es war, als hätte Nicola sich ein Messer reingerammt, direkt vor Paulas Augen. Als hätte sie sich das Messer ans Gesicht gesetzt und sich bis zum Knochen aufgeschlitzt, und Paula durfte zuschauen.

Sie würde nichts sagen – sie würde nichts dazu sagen. Das war der Test, so viel war ihr klar. Sie wusste noch, dass sie ihre Kinder gehasst hatte, die kleinen Körper, die ihr ständig in die Quere kamen, ihr Weinen, ihre Fragen, ihr Schweigen, ihre Blicke.

– Ich will nichts mit ihnen zu tun haben, sagte Nicola.

– Okay.

– Oder mit ihm.

– Hast du ihm das gesagt?, fragte Paula.

– Nein. Ich habe ihm gar nichts gesagt. Warum sollte ich?

– Ich weiß nicht, sagte Paula. – Für den Seelenfrieden.

– Wessen?

– Ganz ehrlich?, sagte Paula. – Für meinen.

– Du willst mich loswerden.

– Nein, sagte Paula. – Das stimmt nicht. Mit dir gibt's immer was zu lachen.

Nicola lächelte nicht.

– Nein, wiederholte Paula. – Ich will dich nicht loswerden – im Ernst. Ich hab es schon mal gesagt, du kannst so lange bleiben, wie du willst.

– Aber …

– Ohne aber, sagte Paula. – Ohne jedes Wenn und Aber. Bleib hier.

Krieg deinen Arsch hoch, du verzogene klimakterische Kuh, und verschwinde endlich nach Hause zu deinem Ehemann. Paula hörte sich selbst – es war ihre Stimme. Dieses launische Frauenzimmer, war einfach abgehauen, weil ihr perfekt arrangiertes Leben ein bisschen aus dem Lot geraten war, nur weil irgendein dämlicher Wichser auf einer Beerdigung irgendwas gesagt hatte. Verpiss dich.

Aber genau darum ging es – das perfekt arrangierte Leben. Damit hatte Nicola es geschafft, damit hatte sie Charlo von sich ferngehalten – und Paula. Damit hatte sie es hingekriegt. Dreißig Jahre lang. Sie musste völlig ausgelaugt sein – sie *war* ausgelaugt.

– Willst du wieder zurück ins Bett?, fragte Paula.

Nicola antwortete nicht.

– Hast du Hunger?

– Nein!

– Auch gut, ich aber, sagte Paula. – Außerdem muss ich dringend aufs Klo.

Sie stand auf.

– Ich hatte gehofft, wir würden alles geregelt kriegen, ehe ich nach oben gehe, aber ich glaube, das war ein bisschen naiv.

Nicola lächelte – Paula sah es.

– Es lächelt, sagte sie.

Sie widerstand der Versuchung, auf dem Weg nach dem Telefon auf dem Tisch zu greifen. Ihr war klar, dass Nicola ein paar von den Fertigmahlzeiten aus dem Kühlschrank holen würde, sobald Paula weg war. Wenn sie wieder runterkäme, wären die Dinger längst in der Mikrowelle. Nicola würde niemals zulassen, dass jemand sich um sie kümmerte. Sie würde sich niemals unterwerfen, und wenn es nur darum ging, etwas in die Mikrowelle zu stecken – auch das würde sie selbst tun, für sich und für Paula gleich mit.

Paula wusch sich die Hände und warf einen kurzen Blick in den

Spiegel. Es ging schon. Jacks Zimmertür stand weit offen. Die Sonne schien durchs Fenster. Es war längst Nachmittag, und noch immer kein Kind im Haus die Zähne geputzt. Einer der Sprüche ihrer Mutter – Paulas Kopf war voll damit.

Nicola saß immer noch am selben Fleck – keine Lasagne, die in der Mikrowelle Ringelreihen tanzte.

Paula griff nach dem Netz mit Satsumas.

– Wir essen noch eins von den Dingern, ja? Möchtest du auch eine, Nicola?

– Nein.

– Vitamin C hat man nie genug, sagte sie.

Sie nahm eine Frucht aus dem Netz. Fing an, sie zu schälen.

– Okay, sagte sie. – Du bleibst also.

– Wenn ich darf.

– Darfst du, sagte Paula.

– Nur eine Zeit lang.

– Gut.

– Ich finde was.

– Okay.

– Du glaubst mir nicht.

– Doch.

– Tust du nicht.

– Hör mal, Süße, sagte Paula. – Ich glaube dir. Aber es zu glauben, fällt mir schwer. Macht das Sinn?

– Ja, okay.

– Ich muss da erst mitkommen.

– Geht mir genauso.

– Wie meinst du das?, fragte Paula sie.

Sie steckte sich einen Spalt Satsuma in den Mund und kaute.

– Weiß ich nicht, sagte Nicola.

– Weißt du nicht?

Paula machte den Mund ein wenig auf und ließ zwei, drei, vier Kerne in ihre Hand fallen.

– In dieser sind Kerne drin, sagte sie. – Wie kann das sein? Sie sah genauso aus wie die anderen, und die hatten keine Kerne.

Sie musterte die Kerne in ihrer Hand.

– Ich mag keine Kerne, sagte sie. – Weißt du, woran mich der Anblick erinnert?

Nicola reagierte nicht.

– An Eier, sagte Paula. – Winzige Eier. Wie Welpenhoden oder so. Nach der Kastration.

Nicola lachte.

Paula ließ die Kerne auf den Tisch rieseln.

Nicola stupste einen mit dem Finger an.

– Du bist verrückt, sagte sie.

– Wenn ich's dir sage, sagte Paula. – Überall dasselbe. Obst und Gemüse – alles voll mit Minieiern.

Sie hatte sich mit Mary darüber unterhalten – keine Unterhaltung, sie hatten einen Witz gerissen –, als Mary eine Avocado mit zur Arbeit gebracht und aufgeschnitten hatte. Ach du Scheiße, hatte sie gesagt, Bruce Willis war schneller. Paula erinnerte sich, wie sie später Leanne davon erzählte und sie sich hysterisch lachend aneinander festhalten mussten.

– Ich weiß nicht, was ich tun soll, sagte Nicola. – Doch ich weiß es, aber eigentlich erst seit jetzt gerade.

– Dass du gehst?

– Ja.

– Eine große Entscheidung.

– Das ist mir bewusst, danke.

– Ich will damit nur sagen, ich könnte das nicht.

– Du bist eine Heilige.

– So war das nicht gemeint, sagte Paula. – Es ist schlicht eine

Tatsache – ich konnte es nicht. Ich habe es versucht.

– Ich erinnere mich daran.

– Wirklich?

– Du hast zu uns gesagt, wir sollen Anziehsachen in die Schulranzen packen. Wir standen an der Haustür und haben darauf gewartet, dass du sie aufmachst. Du hast gesagt, wir würden zu Carmel gehen.

– Aber ich habe die Tür nicht aufgemacht.

– Nein.

– Ich hatte zu viel Angst.

– Ich wollte sie aufmachen, sagte Nicola. – Und du hast meine Hand weggeschlagen.

– Echt?

– Ja.

– O Gott, Nicola, sagte Paula. – Ich bin ... Ich hatte solche Angst. Ich stand ... ich stand öfter an dieser Tür, allein, bereit zu gehen. Wusstest du das?

– Manchmal habe ich dich an der Haustür gesehen, sagte Nicola. – Du standest einfach nur da.

– War es dir klar?

– Nein, das war mir nicht klar, sagte Nicola. – Aber ich weiß noch, dass es mir Angst gemacht hat.

Paula wischte sich über die Augen.

– Ich brauche was zum Naseputzen, sagte sie.

Sie schaute sich um.

– An Klopapier hat Tony offensichtlich nicht gedacht.

– Hier, sagte Nicola.

Sie hielt Paula einen Streifen Klopapier hin.

– Wo kommt das denn plötzlich her?

– Das steckte hier in der Tasche, sagte Nicola.

Paula putzte sich die Nase, wischte sie ab, steckte sich das Papier in die Bademanteltasche. Sie sah zu Nicola rüber. Ihre Augen waren trocken. Das Klopapier war nicht für sie gewesen, um sich selbst die Augen abzuwischen. Sie hatte es in der Bauchtasche gefunden. Paula holte das Papier wieder raus und wischte sich noch mal die Nase sauber.

– Wie kannst du nur so kalt sein?, fragte sie.

– Weiß ich nicht.

– Tut mir leid, das wollte ich nicht sagen. Entschuldige.

– Macht mir nichts aus, sagte Nicola.

– Es war falsch.

– Ehrlich, es macht mir nichts.

– Himmel, Nicola.

– Das habe ich schon hinter mir.

– Das kann ich verstehen, sagte Paula.

– Tja, ich nicht, sagte Nicola. – Verstehen, meine ich. Also wage es nicht, mir zu erzählen, dass du es verstehen würdest.

– Kann ich dich was fragen?, sagte Paula.

– Was?

– Lily ...

– Das war keine Frage.

– Dass dieser Drecksack ...

– Keith.

– Dass dieser Drecksack Lily angegafft hat, hat sie nicht mitbekommen.

– Nein.

– Aber irgendwann wird sie es sehen, sagte Paula. – Sie wird ihn sehen und all die anderen Keiths. Das wissen wir beide.

– Okay, sagte Nicola.

– Das geht jetzt nicht gegen dich, okay?

Nicola nickte.

– Okay.

– Du wirst nicht da sein, sagte Paula. – Und ... und wer bringt es ihr dann bei?

– Wer hat es mir denn beigebracht?

– Ich, sagte Paula.

Es kam aus ihr heraus, ehe sie darüber nachgedacht hatte. Es war ein Schock – aber es stimmte.

– Ich, sagte sie noch einmal. – Ich habe zur Bratpfanne gegriffen und sie ihm über den Schädel gezogen.

– Das ist wahr, sagte Nicola.

Sie lehnte sich zurück.

– Nachdem ich wie viele Jahre zugeschaut hatte, wie du an den Haaren durch die Gegend geschleift wurdest?

Das war auch wahr.

Es drangen keine Geräusche herein, von nirgendwo. Nicht von draußen, nicht von nebenan. Die Kinder da drüben und ihre Mutter, die hatten die Ohren an die Wand gepresst und lauschten.

– Bist du?

– Was?

– Bist du je an den Haaren geschleift worden?

– Genau darum geht es, sagte Nicola.

– Um was?

– Genauso denkst du, sagte Nicola. – Wenn ich nicht geschlagen oder durch die Gegend geschleift oder mit einer Zigarette verbrannt wurde – vergiss nicht, auch das habe ich mitbekommen –, dann habe ich nicht gelebt. Ich habe keinen Grund mich zu beschweren. Ich habe einen guten Ehemann, weil er mich nicht misshandelt.

– Das ist schon mal ein Anfang.

– Halt den Mund.

– Entschuldige, sagte Paula.

Sie wollte Nicola ohrfeigen. Schon wieder.

– Was für eine Skala, sagte Nicola. – Was für ein Maßstab! Oder? Verprügelt er dich?

– Ich weiß.

– Was ist mit: Langweilt er dich? Oder nervt er dich? Erfüllt dich die Vorstellung, den Rest deines Lebens mit ihm zu verbringen, mit Grauen?

– Ist es das, was du fühlst?

– Ich weiß nicht, was ich fühle, sagte Nicola. – Ich weiß nicht, ob ich fühle. Ich weiß es nicht. Und ich weiß nicht, warum es hier nur um Tony geht. Was an Tony falsch ist, was an Tony richtig ist. Da ist gar nichts falsch oder richtig. Ich will keine Ehefrau sein. Ich glaube, zumindest das weiß ich.

– Hast du mit Tony darüber gesprochen, dass …?

– Ich rede nicht von Tony, sagte Nicola. – Das hab dir schon mal gesagt. Es geht nicht um Tony, und – verstehst du? – es geht hier auch nicht um dich.

– Es geht um dich.

– Ja!

– Verstanden.

– Na prima! Das ist ja wirklich prima!

– Okay, sagte Paula. – Du regst dich auf, ich rege dich auf. Es reicht.

Sie griff zur Tasse und hoffte, dass noch ein Schluck Wasser übrig war. Ja – sie spürte das Gewicht, noch bevor sie hineinschaute und die Tasse zum Mund führte.

Sie trank.

Sie setzte die Tasse ab.

– Ich verrate dir jetzt, was ich dachte, sagte sie. – Was ich glaubte, wie es laufen würde. Was ich gehofft habe. Okay? Nicola?

Nicola nickte.

– Okay, sagte Paula. – Gut. Ich dachte, du würdest eine Zeit lang hierbleiben, bis du dich wieder beruhigt hast und dich wieder besser fühlst.

– Mich nicht mehr so frauenmäßig aufführe.

– Okay, sagte Paula. – Bis du dich nicht mehr so frauenmäßig aufführst – hysterisch und klimakterisch und der ganze andere Mist, stimmt. Ich finde übrigens, du hattest recht, dich aufzuregen – über das, was du gesehen hast. Ganz ehrlich, ich weiß nicht, was ich gemacht hätte, wenn ich dieses Arschloch gesehen hätte. Ich weiß es nicht. Vielleicht gar nichts. Gott weiß, ich habe jahrelang nichts getan. Aber – ich will ehrlich sein. Ich kam mir überlegen vor, nur ein kleines bisschen. Ich fühlte mich besser als du, weil ich deinen Vater in der Sekunde aus dem Haus gejagt hatte, als ich mitbekommen hatte, wie er dich anschaute. Na ja.

Sie sprach normal, ruhig, ein Wort folgte dem anderen – sie sagte Sachen, die sie selbst überraschten.

– Ich dachte, du würdest hier bei mir ein bisschen zur Ruhe kommen. Ich dachte, vielleicht hätten wir's sogar ganz nett zusammen. Und ich dachte, du würdest das wieder hinkriegen. Du würdest ein bisschen hierbleiben und dann wieder nach Hause gehen. Ich konnte mir nicht vorstellen, dass du etwas anderes wollen könntest. Du hast das perfekte Leben. Was du alles getan hast – was du alles geschafft hast. Himmel, Nicola, du bist unglaublich – ich versuche nicht, dich dazu zu kriegen, die Dinge mit anderen Augen zu sehen, ich sage nur, was ich dachte. Was ich denke.

Es war immer noch ein bisschen Wasser in der Tasse. Sie trank den Rest. Ihr Magen knurrte.

– Hör dir das an, sagte sie.

– Was denn?

– Gar nichts, sagte Paula. – Spielt keine Rolle. Mein Magen.

Sie streckte sich nach dem Bündel Bananen auf der Anrichte.

– Komm schon her.

Sie riss eine ab.

– Ich habe seit Ewigkeiten keine Banane mehr gegessen, sagte sie. – Tony muss gewusst haben, dass wir zu beschäftigt sind, um irgendwas zu kochen.

– Hör endlich auf damit.

– Mit was denn?

– Es geht hier nicht um Tony, sagte Nicola.

– Ich hab doch gar nicht …, sagte Paula. – Oder?

– Ich mag Bananen, sagte Nicola. – Tony weiß, dass ich Bananen mag. Und jetzt?

– Gar nichts.

– Soll ich mich zurück in seine Arme werfen, weil er weiß, dass ich Bananen mag?, sagte Nicola. – Mein Gott!

Paula hatte die Banane geschält.

– Jetzt habe ich Angst, sie zu essen, sagte sie.

– Iss das Ding, na los, aber lass Tony aus dem Spiel – es ist nur eine Scheißbanane.

– Ich hab also deine Erlaubnis, ja?

– Damals, als ich Lily fast verloren hätte, begann Nicola. – Da waren Bananen das Einzige, was ich essen konnte, was ich bei mir behalten konnte. Und Toast.

– Das weiß ich noch, sagte Paula.

– Monatelang, sagte Nicola. – Man sollte meinen, ich hätte danach für immer genug davon gehabt, aber so war es nicht.

– Das ist irgendwie schön, sagte Paula. – Finde ich. Er hat es nicht vergessen. Die Bananen sind eine Art Liebesbrief.

– Die sind eine Drohung, sagte Nicola.

– Herrgott, Nicola. Das sind nur Bananen.

– Eben waren es noch Liebesbriefe.

– Das ist doch verrückt, sagte Paula. – Eigentlich sollten wir beide jetzt lachen. Warum lachen wir nicht?

Nicola nahm sich eine Banane. Sie lächelte nicht. Sie schälte sie.

Paula biss von ihrer ab.

– Vanessa und Gillian sind beide groß, sagte Nicola. – Erwachsen.

– Aber was ist mit der Kleinen?

– Was für eine Kleine?, sagte Nicola. – Lily? Die ist größer als ich.

– Sie ist immer noch ein Kind.

– Das ist mir egal.

– Ist es nicht, Süße, sagte Paula. – Das sagst du nur. Es ist dir nicht egal.

Der Schrei fetzte Paula das Fleisch von den Knochen. Es war kein menschlicher Schrei. Nicolas Mund war weit aufgerissen, klaffend, aber dieses Geräusch konnte unmöglich von Nicola gekommen sein. Nichts hatte Paula darauf vorbereitet. Das war nicht Nicola. Auch keine Doppelgängerin – keine Betrügerin, nicht irgendein Wesen, das aussah wie Nicola. Nicola war nicht da – nichts war da.

Die Stille war noch schlimmer. Es war keine Stille. Es war etwas Unerträgliches – Qual.

Das war die Prüfung.

– Okay, sagte Paula.

Nicola schrie wieder.

Paula blieb, wo sie war. Das Telefon lag neben ihr. Sie könnte danach greifen, Hilfe rufen oder selbst schreien.

Sie tat es nicht.

Sie schaute es nicht an.

Sie schaute Nicola an. Es war wieder Nicola. Nur Nicola.

– Ich weiß es nicht, sagte Nicola. – Ich weiß es nicht.

– Okay.

– Ich weiß es nicht, wiederholte Nicola. – Ich habe Angst.

– Du bist hier, sagte Paula.

– Ich habe Angst, sagte Nicola noch einmal.

– Ich weiß.

– Ich weiß nicht, was ich tun soll.

– Was immer du tust, sagte Paula. – Was immer du entscheidest. Es wird das Richtige sein. Nicola ...? Nicola?

Sie war sich nicht sicher, sie glaubte, dass Nicola sie ansah.

– Davon bin ich überzeugt, sagte Paula.

Es stimmte. Sie konnte fühlen, wie die Wahrheit dessen, was sie gesagt hatte, durch sie hindurchsickerte. Sie einfärbte.

– Was ich gerade meinte, sagte Paula. – Ich glaube daran. Du entscheidest. Und es wird richtig sein.

Nicola nickte.

Paula sah, wie Nicola an einem der Pulloverärmel zerrte, ihn über ihre Faust zog, die Hand ans Gesicht hob und sich damit über die Wangen und Augen rieb.

– Nicola?

– Was?

– Alles wird gut, sagte Paula. – Was immer du tust. Es wird alles gut.

– Ich weiß es nicht.

– Doch. Wird es.

– Ich fühle mich so schlecht, sagte Nicola.

– Ich weiß.

Nicola wischte sich wieder übers Gesicht.

– Wie lange müssen wir in Quarantäne bleiben?, fragte sie. – Zehn Tage?

– Ja, sagte Paula. – Ich glaube schon. Oder acht?

– Wir hängen zusammen hier fest, sagte Nicola.

Paula lächelte – glaubte sie jedenfalls.

– Tun wir.

DANKSAGUNG

Ich danke Lucy Luck, Dan Franklin, Nick Skidmore,
Deirdre Molina, Paul Slovak, Lynda Myles,
Sarah-Jane Forder, Graeme Hall und danke auch, Jay Green,
für die Katze und das Springsteen-Ticket.

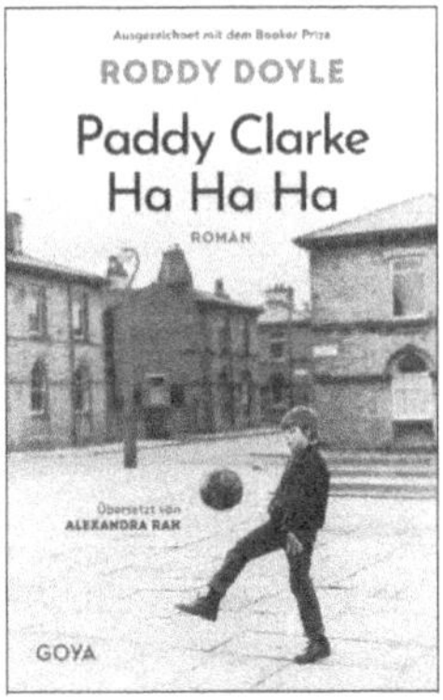

Hardcover ISBN 978-3-8337-4843-1
E-Book ISBN 978-3-8337-4844-8
Hörbuch ISBN 978-3-8337-4860-8

Roddy Doyle

Paddy Clarke Ha Ha Ha

Aus dem Englischen von Alexandra Rak

Ausgezeichnet mit dem Booker Prize

»Ohne den humorvollen Ton zu verlieren, erzählt Roddy Doyle von den schmerzlichen und verwirrenden Veränderungen, die mit dem Aufwachsen einhergehen. ... die lebendigen Dialoge und die glaubwürdige kindliche Perspektive machen den Roman ... eindrucksvoll und lesenswert.«
Buchkultur Magazin, Alexandra Höfle

Hier geht es zu
unseren Leseproben

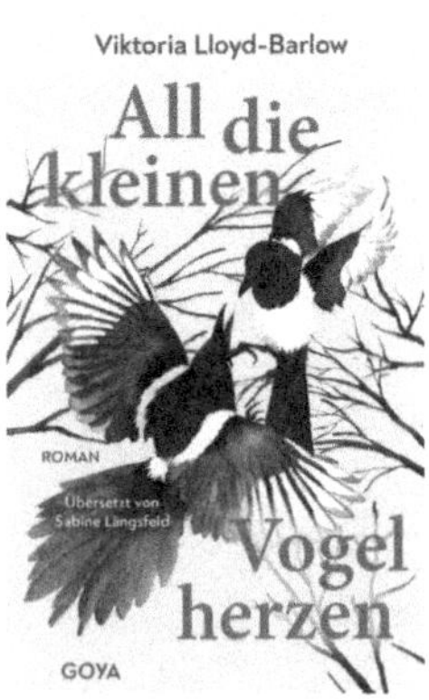

Hardcover ISBN 978-3-8337-4796-0
E-Book ISBN 978-3-8337-4797-7
Hörbuch ISBN 978-3-8337-4836-3

Viktoria Lloyd-Barlow

All die kleinen Vogelherzen

Aus dem Englischen von Sabine Längsfeld

Eine Mutter, ein Ratgeber und eine charismatische Nachbarin, die jede Regel bricht: *All die kleinen Vogelherzen* ist eine authentische Auseinandersetzung mit dem Leben als Autistin. Der Own-Voice-Roman einer neuen literarischen Stimme aus England war für den Booker Prize 2023 nominiert und wurde von Sabine Längsfeld ins Deutsche übersetzt.

»Lloyd-Barlows Sprache fließt ...
ein wunderschönes, bittersüßes Debüt.«
The Telegraph, Catherine Lough